21天增肌燃脂計畫！

啟動生酮與改造體態攻略

The Keto Reset Diet：打造9%體脂！

Reboot Your Metabolism in
21 Days and Burn Fat Forever 從低醣開始，搭配間歇斷食，立刻重啟超狂燃脂代謝

Mark Sisson　Brad Kearns
馬克‧西森、布萊德‧柯恩／著　游卉庭／譯

PART 1 《　把身體打造成 超級燃脂機器！

PART 2 《　21 天重置代謝、 啓動生酮的全面計畫

PART 3 《 邁向生酮人生

〔 附錄 〕

關於生酮的基本原理：

改變代謝、優化身體的
生酮奇蹟

鄭匡寓

生酮運動員／動一動運動媒體編輯／酮好社團管理員

　　最近「生物駭客」、「身體駭客」等名詞用得非常普及，在台灣也越來越多人拿自己做實驗，找出身心最優化狀態，包含腦袋、身體、心理狀態及健康。如果談起駭進自身健康這件事，曾經出版《原始藍圖》的馬克・西森可以說是前驅者。

　　在 2016 年閱讀馬克的《原始藍圖》，書中的原始人飲食法則與健康概念對我來說非常受用。最早期的馬克・西森是鐵人三項運動員及馬拉松跑者，曾經在鐵人世錦賽、美國奧運馬拉松選拔賽名列前茅。如今的他已經67 歲，是即將步入老年的年齡，但不管是健康指數、甚至是體態，都完全不輸給年輕小夥子。健康身體與體態，首重飲食與生活模式，你不會為此好奇嗎？

　　起初的馬克遵循原始人飲食法，雖然書中提過生酮，卻沒有特別大書

特書。後來的馬克‧西森深入調查許多科學研究、與許多專家討論過後，在飲食方法上也有所調整，逐漸邁向生酮飲食。馬克在 2017 年出版了這本書，當時在亞馬遜書店、健康飲食相關網站都備受好評。幸運的是，我們也有緣看見這本《啟動生酮與改造體態攻略》的中文版在台灣上市。

我樂於推薦這本書有很多理由，一是這本書通俗易懂，馬克‧西森結合了許多專家的論述與經驗，用簡單易懂的方式成就這本書。二是這本書適用於各年齡層，從年輕人到中老年人都適用。第三則是這本書解開了某些謬誤，從原理與根本出發，發展出一種不勉強的飲食哲學。我在閱讀時，看見〈還沒改變代謝前，大吃培根和五花肉是沒用的〉這條專欄標題，不禁會心一笑。我在網路上看到相關討論，有許多人嘗試生酮飲食之後竟然沒有多大成效，我光看討論，就能明白是因為對方的代謝體質還沒養成。光是這個專欄，就值得專門拿出來討論。

知識就是力量，書中傳遞的不只是養成燃脂體質的知識。更有二十一天可依循實作的方法論，讓讀者可以效仿、操作。儘管東西方的飲食模式不甚相同，但讓讀者有可依循的方向與烹飪作法相當有幫助。擁有好的知識是成就健康身體的起點，養成好的烹飪方式與手藝，是成就自我之外，也可以成就家人、朋友的健康。

這是個邁入基因解密的時代，成為生物、身體駭客，每個人都必須為自己健康負責。我期許自己在六十多歲時還能像馬克‧西森一樣擁有健康的身心狀態，也希望透過這本馬克集大成的書，能影響你、你的朋友，找到前往整體健康的源頭。我推薦給你《啟動生酮與改造體態攻略》這本書。

那麼，翻過這一頁，讓我們開始改變的旅程吧！

生酮，邁向長壽、健康、快樂人生的終極飲食法

$\times$

　　這本《啟動生酮與改造體態攻略》能幫各位重新調整基因，使身體回歸最初能吸收脂肪、酮類的「人類飲食的原廠設定」（這個概念會不斷地出現在本書中，為了方便讀者快速了解，就姑且暱稱它為「生酮」）。

　　「生酮」指的是高代謝效率的狀態，在此狀態下，體內會燃燒身體脂肪和酮類形態的能源，為此，不需要依賴定時攝取高醣飲食，就能維持體能、穩定情緒和認知專注力（cognitive focus）。換言之，在執行 21 天生酮飲食計畫時，各位不用再依賴碳水化合物，執行生酮時，飢餓荷爾蒙（appetite hormones）會恢復正常，讓你幾乎感覺不到飢餓感。

　　相信我，這一切會發生得非常快，你會感覺非常驚奇；這好比是發掘了能讓體能、心情和大腦功能全天候穩定下來的「超能力」，就算你沒有按時「正常飲食」，也不會感到飢餓，因為你的體內早已儲備了許多燃燒不盡的能量。你可以無後顧之憂的享受美味營養的餐點和點心，這些都是渴求碳水化合物時無法比擬的滿足感。這也表示，你將永遠都不需要擔心是否會增加過多體脂肪、反覆「減肥、復胖」，或是日後因為減肥而引發的疾病所困擾。最終，你會成為我所謂的「燃脂怪獸」，終其一生的不斷

燃燒脂肪，永不復胖。

　　我迫不及待想與各位分享這趟生酮之旅，因為我自己一路走來，這旅程足以代表我在健康營養專業上的累積，以及我一直很想宣導大眾「何謂人類飲食原廠設定」的長期任務。雖然個人偏好和飲食調整，確實勝於任何嚴格的飲食法配套方案，但當中最重要的是要知道，**生酮其實是人類固有的代謝狀態，這是人類在演化期間，熬過物競天擇壓力的唯一方式。**

　　我由衷相信，我們即將一起開始的「生酮計畫」是一個最佳的解決方法，可以成功幫助長期處在減脂和體重管理的人們，而這個方法，亦足以代表營養科學史以及（終於有）飲食史上最大的突破。

回歸人類飲食的原廠設定，所有病痛不藥而癒

　　我對營養、健身和健全生活的熱忱，源自於我的青少年時期。沒錯，我就是那種有時在暴風雪（雖然大家都認為我在馬里布生活，但其實我生長於緬因州）還會來回到學校裡準備高中長跑的人。我喜歡鑽研營養資料，而非漫畫書。大學之後，我放棄進醫學院的計畫，決定參加全美奧運馬拉松隊的訓練。十年來我每一週都會跑超過一百公里，更曾經奪下全美冠軍賽（USA natonal champtionships）的第五名。而在我因為激烈跑步而徹底把膝蓋搞壞後，我便轉向鐵人三項，在知名的夏威夷鐵人競賽（Hawaii Ironman competition）中拿下第四名。

　　然而，除了能展現出驚人的肌耐力，以及精瘦、古銅色的身材之外，其實我的健康狀況非常差：罹患慢性炎症、關節炎、骨關節炎（osteoarthritis）和腸躁症，還有現在我們已知的腸漏症。每一年我會犯六

次上支氣管感染，除了往前走之外，我無法持續數小時做其他事情。我以為嚴格的低脂、高碳水化合物飲食可以讓我變得健康，但是這樣的飲食方法加上長期體能訓練之下，反而嚴重加速體內老化。在我滿三十歲以前，我便因為菁英競賽而耗盡體能，於是我便轉移注意力，成為教練和訓練員來幫助其他人。成功的運動員生涯確實讓我很有成就感，也養成我堅定的性格；但其實現在所擁有的一切，是經歷過艱難和失敗，才真正形塑我的終生志業：幫助他人在不感到疼痛、痛苦，來享受健康、窈窕、快樂而長壽。

當前，表觀遺傳學和演化生物學上的科學突破發展，有效驗證一項簡單的假設：身體健全長壽的祕密，就是模擬我們以狩獵採集維生的先祖的生活方式行為。這種原始人的生活方式，能促進最適宜的基因表現，抵銷許多現代因為生活步調快速、充斥速食而造成的不良健康影響。充分執行原始／先祖的健康飲食行為，加上現今每天都在挑戰先人的傳統智慧，我們終於走上能有效管理彷彿傳染病般的代謝症候群、第二型糖尿病、癌症和心臟疾病，而這些病徵都與逆向操作的飲食與生活行為有關。不過，想透過原始飲食生活方式、特別是「生酮」來轉變人生，光是不吃穀類、糖分和工業食用油，以及避免長期運動，都只是起頭而已。

生酮飲食能預防會引發身體功能退化和疾病的發炎症狀，大幅改善免疫和認知功能，降低罹患現今常見心臟疾病、癌症和認知退化的風險，還能有效突破得以展現體能和身體復原力的耐力、肌力和體能。我知道，這些都是大家說的優勢，但已有研究和案例證實，如果你遵照正確的方法實行生酮飲食（我們即將會這樣做），最後你就能獲得前所未有的成果。

生酮既然是轉變健康的關鍵，越來越受歡迎的生酮也就成了時下最新的減肥方法。然而搭配行銷策略、精簡化、錯誤的資訊，不肖商人散播錯誤的觀念和方針，導致許多想執行生酮飲食的人無所適從。為此，我想要

幫助各位避免這種狂熱飲食法中的危險，這也是我想在本書中分享我的獨門訓練的原因。《啟動生酮與改造體態攻略》能幫助你不受眾多相似但有疑義飲食法的負面影響；換言之，本書所介紹的方法不僅面面俱到，還是經過實際科學驗證的兩階段方法，同時靈活度高，能依照每一個人的身體狀況進行調整，是有效且合乎本能而非刻意規範的飲食法。

執行本書的飲食方法，就能重新調整體內基因，將脂肪和酮類變成消耗的能源，而非現代人因不當飲食而依賴成性的碳水化合物，以及壓力過大的運動和生活習慣。《啟動生酮與改造體態攻略》可以整頓調校最深層的基因，讓你永保健康。除此之外，我也會詳細比較說明，一般速效卻容易復胖的飲食法和生酮飲食的最大差異。我會結合眾多研究和臨床專家的最新研究資訊，以及講究健康的一般人和幾位世界級菁英運動員執行生酮飲食後的經驗，讓這些內容更具有說服力與價值；我也會分享一些突破性的科學研究和專家建議，避免常見錯誤，確保成功執行生酮飲食。

只要兩步驟，成功喚醒生酮體質

我設計的兩階段生酮飲食計畫，最終目標是要打造出所謂的「有效代謝（efficiency）」或「代謝適應性（metabolic flexibility）」的體質；簡而言之，就是讓身體去適應燃燒儲藏的脂肪和酮類，而非平日三餐所攝取的碳水化合物來作為能量。

因此，第一步是「21 天重置代謝飲食」計畫，主要是讓身體停止依賴膳食碳水化合物（也就是代謝「不適應」的重點），刺激燃脂代謝機制。第一週的重置計畫，各位將學會如何捨棄穀物、糖類和精製植物油的最佳

方法，也將發現如何以富含營養、高脂、低醣的主食／原始食物來取代它們。第二週則是專注在為了讓飲食轉型成功必要的支持性生活行為上，包括運動模式最佳化、整合睡眠、實行有效的壓力管理方法。這項計畫的最後階段，則是要把前兩週的重點整合在一起；也就是完全停止依賴碳水化合物，全心投入脂肪調整的世界中。

「21 天重置代謝飲食」，其實也類似改變餘生健康的人生轉型計畫。在戒除依賴碳水化合物之時，不僅能遠離許多普遍的代謝症候群疾病（例如：肥胖症、第二型糖尿病和心臟病），也能在保持正常飲食與運動的情況下，免於擔心多餘的脂肪會重新找上身。與此同時，你也會發現體重迅速減少，因為這時身體發炎和水腫（因攝取大量碳水化合物而引起發炎所導致）的情況已大幅減少，且身體也已經開始習慣以儲藏於體內的脂肪為能量的緣故。在計畫執行期間，通常減肥狂熱者會因此減掉 10 至 15 磅重（約 4.5 至 7 公斤），其中包含 3 至 6 磅重（約 1 至 2.7 公斤）的體脂肪。

讓身體適應燃脂與生酮作用的旅程，將持續前進至本書的最後一部分。

首先，你得做一些最終啟動的準備工序，才能將代謝適能完整調理好；這段期間或許還要來個期中考，確認自己是否已經準備好預備工作，能執行「進階生酮飲食」了。之後，你就會轉變為生酮體質：攝取的碳水化合物分量將減少成一天不超過 50 克，還可能降低以往攝取的蛋白質量，但同時也能加強攝取充滿營養、天然性脂肪為主要的熱量來源。

進階生酮飲食的階段應該持續執行至少六週，在你剛適應脂肪與生酮作為能量來源時，你就能開始思考、實驗我們設想到的長期方案，包括未來隨時可以返回生酮飲食以消除多餘脂肪、預防罹患疾病、強化身體認知和運動表現。

養成適應脂肪的生酮體質，代表你可以輕鬆的改變飲食方法，例如暫

時放下理想的食物選擇，但又不會陷入整個月嗜吃醣類的困境。在你具備優良的代謝適應性後，就算你曾在海邊愜意吃蛋糕，甚至在為期一週的遊輪之旅上大吃大喝後，還是能在隔天睡醒之後恢復原來的生酮飲食模式，只要透過禁食、連續性攝取生酮餐點，或是有策略的服用生酮補給品，就能立刻恢復生酮體質。

與此相對，你可以想像習慣依賴醣類、代謝不適應的人是如何實行限制熱量的淨化飲食：因缺少平時攝取的膳食碳水化合物（無法有效燃燒身體脂肪為能量）和糖類而感到疲乏，最後終究難以抵抗，加上因為體質並未適應脂肪而攝取熱量受限的飲食，激發出過多「打或逃」反應 *（Fight-or-flight response），最終全身耗弱。

最完整、最有效的「改變代謝」飲食計畫

如果擔心生酮轉型成功的機率，那就想想看，這種飲食法不是比你的前一餐（或上週、上個月攝取的食物）好，就是差不多爛。不論是誰，想開始改變的因素是什麼（即便你是為了因應肥胖症或第二型糖尿病），你都能如嬰兒學步，每天一步一步邁向正道，感受迅速且一目瞭然的優勢。

若你在完成「21 天重置代謝飲食」後就拋開這本書，你的人生還是能成功轉型。你會感覺工作時更有效率、比較不會有飢餓感、運動之後比較不會有累得要死的感覺、忙碌的一天結束時也不會覺得筋疲力盡。然而之所以有這些優點，是因為你終於讓自己的身體從度日如年、充斥壓力的高醣、高胰島素飲食的雲霄飛車下來，好好放假。這種可怕的雲霄飛車不僅會促進發炎，還會讓全身上下因氧化受傷。

---

* 又稱為應急反應、戰鬥或逃跑反應。當面對壓力或威脅時，通常會激發交感神經系統，從而引發打鬥或逃跑。

「把飲食中的垃圾除掉」，這一點非常重要！不過要成功轉變成具備燃脂、適應生酮的體質，這一步驟只是冰山一角。這正是本書的核心：果斷、正向的向前邁進，永遠不回頭，這次你將一次到位。然而，你要有截然不同的全新心態，不能心想這就是一帖靈丹妙藥、一用就能立刻轉變成生酮體質、立刻就能擁有纖瘦體態並穿上比基尼去度假，或是參加伴娘聚會；開始執行後，你會先發現自己不需擔心復胖（就算你運動量減少），這是因為身體已經開始以儲藏的體脂肪作為燃燒能源。

　　這本《啟動生酮與改造體態攻略》會一步步以適當的節奏正確引導各位，途中絕對不會讓你感到艱難、痛苦，或是像那些沒準備齊全、引用錯誤資訊的減重狂熱份子那樣沒有任何效果。你會完全了解要從飲食中剔除哪些食物以及原因，還能知道有哪些美味的生酮料理可以選擇；你也會知道如何將運動、生活方式和壓力管理充分結合。我會提供「21 天重置代謝飲食」的專門菜單，和轉為生酮體質時的運動安排；以及在你努力攝取營養性生酮食物的期間，可以跟著做或是參考應用的「21 天生酮飲食計畫」。我也會提供超過一百種餐點的食譜，幫助各位邁向不只是代謝轉型，還能享受美食的「生酮人生」。

PART 1

〈〈

把身體打造成
超級燃脂機器！

第1章

完全解答！
生酮飲食 Q&A

✕

　　我熟習原始飲食的生酮概念已有近二十年，但起初我依舊認為生酮飲食是一種極端且暫時性的方法，可能只適合搭配短時間禁食來加速減脂；或是對肥胖者來說是破釜沈舟的策略，讓他們能重新回到飲食正軌，預防罹患疾病。然而過去這幾年，人們對生酮重拾興趣，不論是科學家還是那些研究古代人類健康活動的人們，他們都視生酮為可以廣泛應用來達成「代謝靈活性」（metabolic flexibility）的方法。

　　受到本書後續會提到的思想家們鼓舞，數年前我開始重新研究、認識生酮。我發現它確實具備一些立竿見影的優點，特別是改善心性和抑制饑餓上。我和寫作伙伴布萊德在研究、書寫本書期間，為了維持營養性酮症（Nutritional Ketosis），我們都感受到自己的健康和運動表現有重大突破。

　　《啟動生酮與改造體態攻略》這本書果然有得到生酮的加持啊！我將在本書中詳述這過程，以少量熱量調節胃口和發展出活躍的生存力——這正是將健康狀態最佳化、達到長壽的關鍵。不過儘管有如此思維，心態仍舊要有重大轉變，也就是從傳統飲食和運動方法中最具破壞力的錯誤概念「爐子會燃燒」（furnace will burn）轉念（將在第二章詳述）。

生酮就是：讓身體改為燃燒脂肪當能量

「生酮」其實是廣泛的簡稱，指任何帶有酮類的新陳代謝、燃燒酮類（生酮體質），或是可促進養成此代謝狀態的所有飲食法營養組成（例如超低碳水化合物、適量蛋白質、高脂）。酮類（Ketones）是人體熱量來源的一種，應用方式就如大腦、心臟和肌肉使用醣類（糖）一樣，它們是在肝臟裡隨著脂肪代謝而生成的附帶產物——因為嚴格限制了膳食醣類攝取，為此胰島素、血糖和肝糖都非常少，所以要代謝脂肪。

大部分的人終其一生可能都不會面臨這種狀況，也從來未曾體驗到這種天然能源帶來的神奇影響。酮類和脂肪（這兩種熱量能源被燃燒時，都會手拉手相伴）有助於降低現代以穀物為主的高醣飲食而產生的身體發炎和氧化受損。從原始／舊石器／低醣飲食運動而來的生酮意識，在過去十年來越來越盛行，但事實上，執行生酮飲食時需要注意的，是所需飲食法三大營養素的比例，比起標準的低醣飲食，可以更有效的達到減重、預防疾病，並達到絕佳的認知專注和運動表現。

與標準美式飲食（Standard American Diet，簡稱 SAD）相比，現代的生酮飲食富含營養的天然脂肪、適量的蛋白質，以及非常低量的碳水化合物。市面上（我的意思是網路上），「酮類」、「燃酮」、「生酮（ketogenic）」和「酮性（ketotic）」這類的詞彙，都泛指燃燒酮類作為能量、追求（維持）適應脂肪和酮類飲食的狀態。然而，你將在本書陸續學到這些詞彙的差異，其中最重要的是要了解「酮症（ketosis）」（藉由血液或呼吸器數值加以量化的代謝狀態）與「酮酸中毒（ketoacidosis）」的區別。後者是會危及性命的病況，也就是在身體無法製造胰島素的第一型糖尿病患者，或是肝臟功能低弱的酗酒者（體內的胰島素會立刻關閉酮類生成，藉由高醣飲食可

以成功避免酮症）身上，經常出現。

　　不幸的是，「酮酸中毒」很容易與「酮症」混淆，就連本該知道兩者差異的營養學家和醫學專家，對於肝臟內酮類生成的知識也了解甚少。正因為有這種常見的謬誤，你可能會在網路上看到營養學家，甚至是醫生提供的錯誤資訊文章，他們大多因為酮酸中毒的嚴重性，而對「生酮」感冒。

　　「酮症」的明確定義，是指體內「血液中累積酮類的速度，遠比燃燒酮類還要快」的新陳代謝狀態。不過有「酮症」並不代表體內具有燃燒酮類的能力，患有急性病症或正在實行限制熱量極端飲食、但又依賴碳水化合物的人，可能在數天之內就轉變成「酮症」，但他們根本不可能是以燃燒酮類補充體能。相反地，他們可能會將這些優質的能量來源囤積在尿液和呼吸中，然後繼續大吃碳水化合物。

　　如果你曾為了不再依賴碳水化合物、嘗試燃脂而努力，你還是有可能會為了製造、燃燒酮類來補充體能而出現酮症狀態。我認為「適應脂肪與酮類」，終究還是享受燃脂生酮為主要能量來源成果的最佳生活描寫。當你完全適應後，肌肉就會燃燒大多數的脂肪作為能量來源，同時肝臟也能生成酮類，讓大腦率先利用。大腦是龐大的能源消耗器官（大腦佔身體總重量的 2％，但需要燃燒的能量是每日熱量的 20 ～ 25％），但它無法燃燒脂肪，必須燃燒葡萄糖或酮類作為能量來源。

　　專家指出，**要維持有足夠營養的生酮狀態，在飲食法方面的營養組成，大約需要 60 ～ 75％的脂肪、15 ～ 25％的蛋白質，以及 5 ～ 10％的碳水化合物。**專家並建議，在碳水化合物的攝取上，有積極運動的人每天一定要攝取 50 克，而不太運動的人每天則是 20 克。要恪守嚴謹的生酮碳水化合物攝取量，獲取最大優勢，那就得完全去除所有形態的醣、含糖飲料，飲食法裡的所有穀類，甚至連蕃薯這類優質澱粉也不能吃。即便吃能量棒

或是享受現榨果汁（即便只是一小杯 250ml 的分量）都可能讓你離開生酮狀態達二十四小時甚至更長的時間。

　　實際上，每日 50 克的碳水化合物可以藉由大量攝取蔬菜、少量的堅果、種籽和種籽奶、高可可含量的黑巧克力，以及偶一為之的新鮮時令莓果取得。如果你是燃燒高熱量的運動員，或是隨時謹慎小心地攝取碳水化合物不超過 10 ～ 15 克（約 40 ～ 60 大卡）的人，專家認為你或許能每天攝取超過 50 公克，還能維持在營養性酮症的代謝狀態。順帶一提，這裡的碳水化合物量，是指「淨碳水化合物」，而不是一般在營養標示上看到的「碳水化合物量」，這兩者的差異，我們會在第六章繼續討論。

　　如果你相當熟悉像是阿特金斯飲食法（Atkins diet）這類嚴格限制碳水化合物攝取量的減重飲食模式，那本書所提倡的生酮飲食便是能達到獲取最多營養、還能享有減少胰島素來調整體內儲藏脂肪燃燒作為能量的優點。然而，**生酮飲食更強調選擇營養含量高的脂肪、蛋白質與碳水化合物，同時避免攝取不健康的加工食品，即便這些食品符合生酮最多營養標準亦然。至於碳水化合物，即便是在最嚴謹的生酮階段，生酮飲食仍允許並鼓勵攝取豐富多元的新鮮彩色蔬果。**因此，生酮飲食應該被當成是一種健全、長期的飲食策略，而非只是一種能成功減重的短暫飲食法。

╱ 除了機器檢測「入酮」，也可以這樣做 ╱

酮症的代謝狀態，可以透過血液、呼吸或尿液檢測後量化。其中，尿液檢測由於檢測試紙多半相當便宜而非常不精準（千萬別相信這些試紙）；為此，若因尿液試紙顏色變暗（表示生酮顏色 ketosis color）而感到歡喜的人，其實很有可能是耗費而非燃燒大量的酮類。

至於呼吸檢測技術，則是於二〇一七年初問世。這項技術是利用昂貴（瑞士製造的 Ketonix 牌要價三百美元）、可攜式且能重複使用的裝置來取得精確的結果。另外，手持式血液檢測機也是很精準的方法；此裝置的使用方法如同（糖尿病患常用）血糖測試機，只要刺一下手指，將一小滴血滴在試紙上即可檢測。Precision Xtra 出產的血酮計是不錯的品牌，網路上訂購大約不超過美金三十元，但拋棄式試紙每一片則要美金二至四元，這可不便宜！

【生酮有沒有作用，身體最知道】

當血酮值達到每公升 0.5 毫摩爾（mmol/L）時，就代表開始進入營養性酮症，而酮類燃燒的效果可以讓血酮值改善至 3.0 mmol/L；雖然大部分的生酮愛好者只要介於 0.5 ～ 1.5 mmol/L 的範圍內就很滿意了。事實上，要維持高於 3.0 mmol/L 相當困難（你必須長期採行熱量限制／禁食或額外補充大量酮類），且數值更高其實也沒有什麼其他益處。（請注意！「酮酸中毒」是在血酮值超過 10 mmol/L 時發生；然而也不用過於擔心，如果肝臟功能正常，基本上不可

能達到這狀態）關於檢測數值的判讀，包括數字並非彰顯生酮健全精確指標的概念等，會在後續章節中更詳盡說明。

事實上比起數值，若能自行透過「身體」評估採行空腹或調整成「適量蛋白質、低碳」生酮飲食後；或者，在停止一般常規的高碳水化的飲食之後，身體感覺變好，這就表示你的身體已經慢慢適應高脂生酮的模式，而這也是本書希望每位讀者能達成的最終目標。

不節食、不挨餓，打造健康的燃脂好代謝

生酮飲食能使你在不需要挨餓的情況下，獲得傑出且經科學驗證的代謝效率，以及執行斷食時的長效健康好處。當你肚子餓時，可以採行目的性斷食，或遵照生酮飲食模式，就能讓體內細胞偏向燃燒脂肪和酮類。為什麼脂肪與酮類能在體內有效快速燃燒？就我們以採集捕獵維生的早期先祖來說，其實這才是人體內最常應用的能量來源。

另外，高碳水且容易增加大量胰島素分泌的美式標準飲食，會讓身體燃燒葡萄糖，也就是醣類——這是約一萬年前人類文明逐漸發展、懂得栽種穀物後所取得的主要能量來源。葡萄糖可以輕易快速燃燒，但也會因為產生過量自由基而燃燒不全。**自由基是造成發炎、癌症與加速老化的動力，更是許多生物反應下難以避免的副產品**，例如燃燒熱量、呼吸或吸收陽光，你很難真的完全避免它們。但如果自由基生成過量就得注意了，這會伴隨壓力源，如高熱量飲食、運動過度或不好的生活習慣，像是抽菸、喝酒或

吸毒，或者是有壓力的情感關係時出現。

葡萄糖燃燒後之所以會產生更多自由基，是因為葡萄糖與脂肪、酮類不同，不需要氧氣就能燃燒。沒有氧氣時燃燒葡萄糖，就無法獲得粒線體的防護優勢，而粒線體是每個細胞內能大量產能的電力廠。擁有越多的粒線體、且它們若能運作得宜，那就能在燃燒熱量時獲得更多保護，抵禦自由基。

把脂肪和酮類當作營火堆裡的大塊木材、謹慎燒熱（沒有太多的煙，就能保溫數小時），反之，葡萄糖就像是引火物，能快速燃燒，卻有大量的濃煙；如果身體代謝系統是依賴碳水化合物來產能（消耗太多碳水化合物，產生過多胰島素，就會把身體的脂肪儲藏起來），那就沒有能燃燒的柴火，反而是一直用短枝殘根來起火；也就是經常性攝取高碳水化合物的主食和點心，以此支持血糖過低的狀態。

討論身體在斷食、空腹或執行生酮飲食之下運作得更有效的概念，在出現越來越多慢性過量飲食和高胰島素血症（hyperinsulinemia，血液中的胰島素量慢性增加）患者的今日，顯得愈來愈重要且迫切。

成為貪吃者可能會很滿足（沒有冒犯的意思，但每天有吃早餐、午餐和晚餐的人，就演化觀點來看就是貪吃的人），可是飲食過量會加速老化，增加疾病風險。長期下來，身體囤積大量熱量時，我們不只（多數時候）會變胖，身體的細胞分裂也會加速，使細胞無法更有效率、節制運作。既然每數小時就會有更多熱量（可製造新細胞）進入體內血管，那又何必有效率地運作（修復、再利用現有細胞）呢？

細胞分裂加速，對需要在一年內增長體重的嬰孩、想再長高的成人或是想鍛鍊肌肉的健身者來說很理想。但對大部分的一般人來說，**細胞分裂加速，其實就是加速老化的關鍵**。即便是基因良好、體質本來就不會積累過多脂肪的人來說，依賴碳水化合物飲食仍然有可能讓體內出現不好的東

西。若你喜歡炫耀自己身材纖瘦，就認為自己不會因此加速老化，那最好做個血液檢測，檢查是否代謝功能異常，或是有罹患某些疾病的風險，例如三酸甘油酯與高密度脂蛋白膽固醇（HDL）比例（理想上是 1：1；若為 3.5：1 那就很危險），炎症指標如 C 反應蛋白質（C-reaction protein）和 Lp2A，還有代謝指標如空腹血糖（fasting blood glucose）和空腹胰島素（fasting blood insulin）。

在耐力運動員的世界裡，經常會發生菁英運動員儘管運動表現驚人，但其實本身心血管系統功能異常或有相關疾病。這些都是因為過度訓練、過度攝取碳水化合物而引發氧化和發炎造成的身體損害。

與過量飲食和發炎相比，有效率的代謝（低碳水化合物的飲食，特別是間歇性斷食和營養性生酮）可以調整「自噬（autophagy）」，也就是細胞本身自然排毒，回收、修復或摧毀細胞材料（「自噬」即是「自我反噬」）的過程。《誤導醫學》（*Misguided Medicine*）的作者科林‧前浦博士（Dr. Colin Champ）曾解釋：「『自噬』能讓我們成為更有效率的機器，進而剔除壞零件、阻止癌症發展、停止如肥胖症和糖尿病等代謝功能異常。」換言之，斷食和生酮飲食對於促進大腦自噬特別有益，因此能有效預防現代越來越多常見的認知性障礙與疾病。

總的來說，**過量飲食是加速老化的關鍵，而代謝高效率則是長壽的要素**。正在採行生酮飲食的科學家、醫學專家和運動員可以開心了，有研究持續證實生酮飲食法確實有大好益處，不僅能減去過多脂肪，還能強化神經功能，預防認知性退化相關疾病，減緩發炎和造成老化過程的氧化損傷，並可預防癌症發病，阻止腫瘤生長，加強運動員在體能／力量以及耐力上的運動表現。

效果顯著，未來絕不復胖的關鍵

透過生酮飲食非常嚴謹的方法，可以輕鬆達到快速減重的成效，但本書中所介紹的是更精細的飲食過程，目標是要確保不會在三天、三十天、三個月或三十個月之後失敗或復胖。**邁向完全生酮的進展速度，取決於當下個人的健康和體態，以及身體對於這些飲食法和生活調整建議的反應。**不過值得肯定的是，你不會因為沒有準備充分而失敗。如果你還沒準備好，也會知道理由，然後再學習要準備好什麼東西，我們會在這艘船上一起攜手同行；就像是在生酮旅程上有一位理解、支持、耐心且專注的教練，伴隨一旁。

更甚者，這裡將不會有任何痛苦的過程，因為痛苦就註定會失敗。與其他想要一蹴可及、還無視「這樣有趣嗎？」的飲食法相比，生酮飲食不但有趣而且合理正當，任何時候執行都可以。要成功完成長期飲食和生活轉型，最重要的是享受每一個轉變；不要為了健康之名而掙扎或受苦。「痛苦」的感受對心理有害，就像垃圾食物對身體造成的影響。

這是其中一個本書與其他受歡迎的「快速減重」法不同之處，本書可以輕鬆引導你進入有助於讓身體自然轉型的有效方法。若你是在經歷那些準備不充分、設計不良的生酮便捷飲食法後成功瘦身，那大多是因為過分重度刺激「打或逃」荷爾蒙而造成的成果。鞭策、挑戰自己（可能是因為憤怒、沮喪、絕望、自負或其他微不足道的外在動因引起），確實可以限制熱量攝取，用強大的意志力控制總熱量，就像那些早晨六點去健身的人一樣，然後你就會像是喝下強勁調適腎上腺素的荷爾蒙雞尾酒（宛如健身和代謝效益）般，特別是皮質醇，暫時感覺自己更有活力。

你可以像冠軍選手那樣達到極致的要求，如果你特別堅強，且很幸運

地沒有暈倒的話，還能「看著脂肪自動溶解」數週或數個月。然而當有一天這些感覺消失，你醒過來後發現「天哪，怎麼變這麼糟」，那些你曾經異常濫用的「打或逃」荷爾蒙會變得筋疲力盡，自己也會感到筋疲力竭。

不論你是否意志力超強大，還是有固定健身房的會員卡，身體會開始生產出比基本重要內分泌荷爾蒙還要差的荷爾蒙，最後你就會發現自己掉入創傷後壓力症候群（PTSD）般的迷霧中：食欲大亂，而所有減去的體脂體重會快速回復。起床時有氣無力、打瞌睡，還想大吃甜食，上床睡覺前也有同樣感覺。這些正是自然法則、平衡和因果回報身體的結果。

這些令人熟悉又困擾的故事，正是所有減肥與健身產業的黑暗祕辛。淨食和積極生活，是當前最受歡迎的趨勢，但如果你仔細斟酌，就會發現健身房會員制、個人健身教練客戶群還有耐力課程，其基本要求中有大幅的損耗和流動率。各種飲食減肥和減重遊戲中那些混亂、迷失且不得其要領的感受，經常出現在一般健身狂熱份子家中滿佈灰塵的書架上，最終也成為希望與願景破滅的墓地。

可是，這些問題都不會出現在生酮飲食中，我們所訴求的並非快速淨腸或排毒，而是更深層的轉變：**重設基因，使食欲和代謝荷爾蒙能恢復應有的狀態並長期維持，邁向燃脂生酮的道路，不再依賴碳水化合物。**

要重新打造身體代謝機器，並非一件小事，需要全面的方法，而非只是調整飲食中某些營養成分。要成為燃脂生酮的怪獸（這趟旅程的終點，就是這個！）需要更長遠的規劃，包含適當的飲食、訓練、運動、睡眠和壓力管理；關於這些，本書也會提出許多支持性的生活方針，並搭配飲食法調整加強這些部分。

此飲食法之所以與其他主打「速瘦、快瘦」的便捷方式不同，是因為其中重要且關鍵的原因，就在於打造出代謝機器，讓身體轉型成調適脂肪、

酮類的體質。雖然其他同樣訴求生酮的飲食法，可能會讓你得以快速進入生酮狀態，但卻無法提供適應脂肪、酮類之後的長期優勢，甚至最後還增加「打或逃」耗竭的風險。跟著這本書的內容走，我們會陸續討論到飲食法、運動和生活要素時探討皮質醇和壓力反應，也請留意隨著正文會出現的專欄文字。

·專欄·

／ 打造生酮體質，有助於應對充滿壓力的生活 ／

皮質醇（最普遍的「打或逃」荷爾蒙）儲藏在腎上腺內，會針對大腦接收到的環境刺激（亦即壓力）做反應；這類壓力來源之一就是低血糖，此為無法適應脂肪、酮類體質的人，經常出現的根本問題。渴望甜食時，大腦會發狂地刺激腎上腺儲藏皮質醇，瘦肉組織會因此轉化成葡萄糖，讓你足以支撐到吃下大量碳水化合物為止。皮質醇在調節血糖上扮演重要的角色，但這只是它其中一項重要功能。皮質醇會影響 20% 的人體基因組，其中包括會嚴重影響到免疫功能、發炎過程、代謝和認知功能；而適量的皮質醇生成，有助於調適所有前述提到的機制。

然而，若長期因壓力大而過量生成皮質醇，包括：嗜甜、長期訓練模式、睡眠不足、忙碌、充滿壓力的個人或工作關係，那身體就會走向現代人獨有的「耗竭危機」。在你濫用脆弱但強大的「打或逃」機制後，腎上腺就無法有效維持最低限度的體能和代謝需求。

當「打或逃」反應不再有效時，身體就會出現以下反應：起床時感到疲憊、難以控制血糖、心情和體力不佳、運動和免疫功能感到力不從心、系統性發炎、認知功能減退、增加認知退化的風險、食欲不佳、體內還會儲藏脂肪的荷爾蒙，以及對於生活上的各種壓力也會出現無法耐受的情形。你將從數週或數月因為皮質醇使用疲乏而感到困倦，最後變成經常性出現暴躁的疲憊感。事實上，在試圖擺脫疾病或是運動員想提升表現時，這種耗竭會經常出現且令人不適；但這也是現今壓力過大、依賴碳水化合物的現代人，經常出現加速老化的根本原因。

話雖如此，當身體轉變成能調適脂肪和酮類的體質後，需持續維持血糖均衡的壓力就不在了。屆時身體便能生成適量的皮質醇，維持主要的體能，還能有儲存好的皮質醇來應付簡短的「打或逃」尖峰時刻，使基因表現出應有的正常功能。

大步邁向正確的生酮體質

不論目前的起始點有多不理想，你一定可以邁向生酮體質，而如果從一開始就採取正確的方法，改變的速度會非常快。你可能有聽說過執行生酮飲食很嚴格、很困難，也聽過有許多人嘗試後失敗。但值得欣喜的，是這些埋怨和挫敗，大都是因為沒有準備好就採取錯誤的方法的人。很多人失敗，是因為他們在努力不依賴碳水化合物的過程中，操之過急；他們並沒能成功減去碳水化合物並生成酮類，而且在還沒調適成適應脂肪體質時，

就直接採行慢性運動，用光體力；又或者是他們沒能攝取足夠的水、鈉和其他重要的礦物質和電解質（因為嚴格說來，邁向生酮體質就不容易脹氣或發炎，這之後會再詳述）。由於這些常見的錯誤，導致有很多人無法穩定體能、心情、專注力和食欲，結果就在真正生酮代謝適應優點開始作用前退縮。

事實上，**從依賴碳水化合物轉型成適應脂肪和酮類體質時，身體鮮少會感到飢餓，這就是養成生酮體質能改變人生的最大好處。**雖然調整成適應脂肪、酮類體質的好處能改變人生，但更重要的，還是要尊重身體數十年以來依賴碳水化合物造成的後果。這是從你不再喝母奶（人類史上最健康的食物，但這也含有大量脂肪喔！）到實行標準飲食開始，高碳水化合物和大量生成胰島素的飲食，會阻止脂肪燃燒，開始對經常性攝取碳水合物來補充體能造成依賴。在嘗試生酮飲食或其他飲食法前，你必須拋棄所有含有穀物（對，全穀也算！）、糖分和精製植物油的食物。

要捨棄穀物、糖類和精製植物油並不容易，因為數十年下來所謂的「標準飲食」已經深根蒂固在身體內，造成嚴重的代謝損害，特別是如果你曾體驗過重複瘦下來又復胖的「溜溜球節食」、激烈的健身訓練，或是家族性遺傳導致容易囤積脂肪。想知道自己的身體是否已經「代謝損害」，可從這些狀況來評估：即便減少攝取熱量但減脂效果不彰、腸漏症和相關消化與自主免疫性病症（與穀物的攝取有絕對相關）、甲狀腺或腎上腺功能異常、代謝症候群血液檢查（特別是高三酸甘油酯）、其他糖尿病或心血管有關之血液風險因子，或者是經常感到飢餓、情緒起伏大、疲累或平時經常感到疲憊不堪。如果這些症狀確實嚴重，那麼戒掉碳水化合物、調整適應脂肪和酮類的「21天代謝重置計畫」，可能會需要超過21天才能完成，需要更多的耐心和延長實行時間。另外，年紀越大，要調整成適應脂肪和

酮類體質也會比較困難，因為高碳水化合物攝取造成的負面影響會隨年紀增長而惡化。

如果你因為數十年高碳水化合物飲食而代謝受損，那開始時要戒掉碳水化合物，調整成適應脂肪和酮類的 21 天轉型方法，可能需要花更長的時間。

如果你本身體型就纖瘦，攝取的是營養豐富的低卡飲食，或是願意努力在 21 天代謝重置期間調整能適量飲食、運動、睡眠和壓力管理，在轉型生酮過程會較為平穩順暢。生酮飲食最棒的地方，就是每一步都會受前一步驟成功而有所影響。你會知道自己何時準備好要繼續下去（沒錯，會有一個名副其實的「期中考」），不會在沒有準備好的狀態下嘗試下一步。此外，你永遠不需要為了要適應生酮體質而痛苦掙扎，不需要吃任何自己不喜歡的食物，還能吃更多自己最喜歡的食物——當然，前提是要符合適應脂肪和酮類的食物。

我特別感謝生酮飲食的多變化性，因為我是個愛吃、熱愛享受生活，而且討厭自己在忙碌時就得變成食物或按時進食的奴隸。我根本也懶得去遵照嚴格飲食，也從來不吃絕對不喜歡的食物（我是認真的！）如果我在旅行，眼前是機場或是路邊的垃圾食物，我寧願採間歇斷食（Intermittent Fasting，簡稱 IF），這可以讓我有機會校準自己適應脂肪和酮類的代謝機器。此外，空腹和燃燒酮類能幫我完全消除因為旅行造成的時差，我經常東跑西跑，不開玩笑，這真的有用——只要你有正確的代謝機器就可以。

不論你在邁向健康飲食和健康生活的路途上曾遇過多少次危難、或繞了多少路，你都不需要再害怕，可以充滿熱忱、全心全意地轉向生酮飲食。這真的是最原始的人類飲食方法，你的身體自出生以來本來就該燃燒脂肪和酮類，一次就成功與醣類道別。雖然減少攝取碳水化合物需要自律，且

不是什麼輕鬆的事，但你會在每一餐生酮餐點、每一次空腹和每次展現出健康均衡的生活方式行為裡打造出動力。

　　這個動力，將會以能即刻且可識別出適應脂肪與酮類體質的型態出現。你主要會先留意到時時警惕的規律食欲規律，營養滿分，鮮少感到飢餓──而且不太容易為嚴格的生酮標準感到困擾。如果擔心自己能否有足夠堅定的意志力來遵守生酮，這樣來看也能比較安心。老實說，如果能忘掉這種胡說亂傳的事最好！

　　琳賽・泰勒博士是一位行為心理學家兼生酮愛好者，她為本書的內容提供許多食譜料理和測試；她提醒我們，意志力是非常脆弱且容易竭盡的來源：「越是利用意志力來調整行為，你就更有可能會耗盡心力，容易被誘惑驅使。」這個概念在許多行為心理學的相關研究上獲得極大的認可。除此之外，要全面檢視飲食法要價不菲（通常還伴隨很多心理負擔，比如過去失敗傷痕累累、負面的自我對話、同儕壓力和評判，以及出乎意料的原因），因此「意志力」絕對不是打贏此場勝仗最強大的武器。

　　然而藉由生酮飲食的幫助，只需要收割適應脂肪、酮類飲食所獲得的荷爾蒙、認知性、代謝益處，就能自然而然成功。這些聽起來似乎太美好了些，但在你為此覺得心慌以前，我們得承認這種生酮訓練確實不是什麼輕鬆的任務。對初學者而言，「生酮」這概念已經引起狂熱，還有不少負評、困難重重。如果你上 Google 網站查生酮飲食，會得到一大堆眼花撩亂的多媒體資訊，有些非常棒（稍後我們就會介紹幾位業界最敬重的專家），但也有些引人疑竇。

　　在超載的資訊轟炸下，會使你感到有壓力、焦慮，甚至當中還可能有陷阱。我出版本書的最終目標，就是想以個人教練的模式來協助並引導讀者。我本身對健康科學有充分的理解，也曾從頭開始親身經歷許多演化性

的醫學轉變，我也曾向世界頂尖的科學家和醫學專家做全面性諮詢來準備這本書的內容，我自己不僅是運動員出身也是教練。事實上，沒有人能比高水準的運動員還能察覺到哪裡奇怪或有人糊弄；運動員深知要深耕才能收穫，沒有捷徑，迂腐的心理戰術只適合裝模作樣的人。

我會引導各位如何遠離資訊錯誤的老把戲和捷徑，在那些內容迫害你之前，指出哪裡可能危險，我還會鼓勵你們要信任自己、相信自己，對自己好一點，在成功時，不只是代謝和身體組成可以獲益，還能學習、成長，從面對挑戰的經驗、成功做出必要的努力，讓身心都健康轉型。

不勉強自己，才能長久維持

投身「21 天重置代謝計畫」前，我希望你能全面了解關於生酮的科學和演化方面的知識，並明白使我們人體基因工廠錯誤百出、面臨危險的正是所謂的「標準飲食」。我希望你能對自己願意努力完成這趟旅程感到雀躍，你將會學到各種生酮能改變人生的優勢，包括：減重、大腦功能、免疫功能、疾病預防和運動表現。我們會在之後兩章中討論這些主題，接著才會在第四、五、六和第七章著手實行「21 天重置代謝計畫」。當你花 21 天重置代謝完成後，就能擁有重新開始的人生，在本書最後一部分，也會介紹邁向生酮人生的終極目標。

無論是健身、事業或是個人生活目標，我注重的是有所行動和成果。不過在我回頭看看自己至今的人生，是採行自然、歡樂且容易延續的方法（我一定要跟我的好友強尼說這句話，他設計了室內飛輪課程並創造這個定義，並努力實踐），我現在才完成真正的自我滿足——只有這樣才是成

功。不論什麼樣的情況，你的生酮之旅都不該是高壓、急就章，更不該感到任何掙扎或痛苦。

　　如果你迫不及待地只想成功，認為自己可以透過某種方式的專注和訓練來強迫進步，最後的成功可能是曇花一現（就如那數百萬命運多舛的減肥者），但你可能還會因為體能、胃口和心情起伏不定而過度耗竭體力，痛苦不堪。長久下來，這就會耗損你的決心，更不用說能否享受生活了。最後不用多久，你就會面臨復胖的高度風險；我無法一一計算有多少位我曾輔導過的登山運動員，他們都很有野心，也有非常好的體能跟熱情實行飲食調整，也維持了幾天或數週。一段時間之後，我有一段時間都沒收到他們的電子郵件、簡訊和 Instagram 上的美食照片，最後當我主動聯繫他們時，他們又開始吃熱巧克力奶油聖代、墨西哥捲了。

　　我希望你們能把這段「生酮之旅」。當作永續運作的生活模式調整和基因重置訓練，這樣就能確保自己在一路都保有耐心。如果你有確實量測代謝適性，那在 21 天重置代謝一開始，就會感受到偌大進步，不論是把這飲食法當成偶一為之、有目標的方法，或是要把生酮當作長期飲食基準，你都能從營養生酮上體驗到生活轉變的突破。

　　如果你得花上比 21 天還要久的時間來修復代謝受損，真正革除依賴碳水化合物的習慣，也請對自己每一天的進步感到欣喜，儘管這需要的時間比你所預想的還要久。如果碰上幾次停滯或甚至復胖，也請同情自己一下，我是說認真的感同身受，這會比那些已經用過的藉口和強辯還要有用。接受自己的不完美，發生過了就讓它過去吧！不要擔憂未來。每一天盡你所能，努力享受這趟旅程帶來的美好。

〖 *第2章* 〗

高代謝效率：
減重、健康與長壽的終極目標

在採取積極、漸進的步伐，邁向能調適脂肪的生酮體質前，最重要的是了解生酮的基本科學和演化知識，以及探索各種與之相關的優點。特別是與燃燒便宜、不乾淨能源（即葡萄糖），導致危害健康的差異。深入討論上述問題之前，想請各位「轉念」食物在生活中所扮演的角色；以下這兩點，可以說是全書最重要的生活表現轉變：

（1）生酮體質能確實消除飢餓，使原本在每天忙碌時難以調適的體能、心情和專注力，變得平穩。

（2）生酮體質能提升代謝效率，讓你在低熱量中也能保有活力。比起其他健康飲食法，還能讓你更長壽。

現在你可能會想，一輩子禁食、空腹和不吃甜點、加糖飲料，甚至是斷絕以穀物為主等等當今全世界各種文化都主打的暖心美食，似乎會讓人生變得無趣；或者認為少吃一點其實無法讓你更健康、更享受食物。畢竟，我們一直以來都被灌輸這個觀點：藉著瘋狂運動、按時吃飯和經常性補充點心，打造快速代謝才是體重控制、高體能生活的關鍵。現在，是時候完全重新調整食物之於你體內代謝功能的信念，開始思考如何從更少資源（總

熱量，特別是更少的碳水化合物熱量）享受更多的新哲學思考。

　　「打造快速代謝系統」作為健康目標是完全錯誤的，加速代謝功能就等於加速老化。嚴格的運動訓練者一直以來都有此觀念：「只要爐火夠熱，任何東西都能燃燒。」如果你跑得很努力或跑了數小時，那自助餐桌上你大可以想吃什麼就吃什麼。相信我，以前我也很信這一套！在我寫完第一本訓練書籍過了十幾年後，我還是一如既往的用豐富的晚餐來補足我隔天要進行的馬拉松比賽：三罐啤酒、一包冷凍青豆，加上半加侖（將近2公升）的巧克力碎片冰淇淋……噢！我還另外吃了甜點。這些都是我還住在單身公寓裡常見的食物。

運動越多越胖？身體補償作用機制

　　今天，在「爐火會燃燒」的心理觀點上，我們其實沒能進步多少，就連每週都訓練十至二十小時的嚴謹運動員，身上都還有4至9公斤重的身體脂肪。某項研究甚至糟糕的指出，南非開普敦馬拉松賽中有三成的參賽者被歸類為超重或肥胖。這數據其實與全世界肥胖者人口的數字差不多。也就是說，馬拉松跑者和觀賽者在外表上基本上沒有什麼差異：都是肥胖者。這種研究結果真的令人不敢置信！

　　運動其實對於減重沒有什麼直接影響，這種看似背道而馳的觀點其實已經經過科學驗證，也就是所謂的「補償理論（compensation theory）」。運動期間燃燒的熱量，會刺激食欲使我們胃口大開，接著還會增加懶散的感覺，因而讓一整天運動下來減少飲食的自律跟著被破壞。如果你曾經在做完四十分鐘飛輪課程（大概能燃燒快六百大卡熱量）後經過 Jamba Juice

果昔店，買了一杯大杯的香蕉莓果果昔和小份的 Kind 水果堅果棒（全部大約 600 大卡，還包括超過 100 克的碳水化合物），這就完成了補償理論。

「補償作用」會在有意識和無意識下發生——今天早上跑了十六公里，所以晚上來份熱巧克力奶油聖代吧！這種作用效果會猶如電梯而非樓梯，若反覆出現，你就會不斷投向冰淇淋桶的懷抱，直到吃光為止，或是因為運動太累、而把所有空閒時間都賴在沙發上。由此可以見，**若以高強度、長時間的訓練持久下去，你可能會吃更多，且在沒有運動的時候會更更加懶散。反觀生酮體質，它能讓你能在低熱量下繼續活動**，比起其他方法這或許還能讓你更長壽。

身體天生喜歡燃燒脂肪

減去多餘體重，並非只是透過燃燒熱量達到均衡，還得包括接下來要提到的「代謝效率」、「代謝適應力」或「荷爾蒙優化（hormone optimization）」。這些文雅的詞彙都在說明你將重新設定基因為燃燒脂肪和酮類，而非把糖當作主要的能量來源，並調適飢餓荷爾蒙和飽足荷爾蒙。因此，你將能減少飢餓感，還能在空腹期間適應良好。此外，在排除那些沒多少營養的穀物、糖分和不好的油脂時（有些估測指出，標準美式飲食內有三分之二的總熱量是來自作者麥可・波蘭所說的「可食用的仿食物質」），改用飽含營養的主要粗食（肉類、魚類、禽肉、雞蛋、蔬菜、水果、堅果和種籽，還有適量的高脂乳品和高可可成分黑巧克力），那你的主餐和點心便能為你在荷爾蒙和細胞部分提供最大的滿足感。**完整、充滿營養的食物，可以讓大腦的「食欲中心」找到它終其一生需要的東西！**

依賴碳水化合物，等於你在漫長人生中必須吃下大量熱量，因為你的身體無法燃燒儲藏起來的能源。此外，也需要恪守進食時間來維持體能，促進前述提到的加速細胞分裂、氧化、發炎，並大幅加快我們現今視為正常的老化過程（例如，我們有機生物原本可以活到一百二十歲，但現在只能活到八十歲）。然而，在依照 21 天重置代謝飲食計畫之後，就能重新校準代謝機器，完全適應脂肪和酮類，達到充分的營養性生酮狀態；如此，你就能在需要時游刃有餘地燃燒體內儲藏的能量，幾乎不會感到飢餓，還可避免因葡萄糖─胰島素波動而情緒起伏和體力不濟，以及因為過量飲食而招致的疾病和退化現象。

在身體因調適成適應脂肪和酮類狀態而提高代謝時，你的人生會變得更好，因為食物終於真正成為本來該有的人生享受。你將能養成在「真的很餓」時才進食的習慣，確實享受有豐富營養和飽足感的食物與點心（可翻到第十二章快速瀏覽超過一百道的美味生酮料理）。此外，還可以逃脫因為情緒、體力不濟而影響到的可怕心理、情緒後果，好好期待飲食所帶來的樂趣。這對所有因為熱量控制、意志力短缺或甚至體態形象而苦的人來說非常重要。如果你認為自己沒有這方面的困擾，我敢說在某種程度上我們每一個人與食物之間都有不太健全的關係。除此之外，培養不靠食物而產生維持體能的能力，都能讓任何人因而強大、解放。

成為生酮體質的好處不只如此，它還能提高燃燒能量的效率（使自由基的生成降到最少），自噬作用也能讓細胞處於安全和高功能的狀態，只產生最少量但必要的胰島素，好讓營養成分運輸到全身上下的肌肉和器官。

◆ 專欄 ◆

/ 你的身體，真的需要那片起司蛋糕嗎？ /

　　比起全食物能提供密集且深層滿足的細胞營養，加工食品和甜食會先提供大量的愉悅滿足感，但以僅此而已。因為接踵而來的，是葡萄糖激增、胰島素潰堤、氧化壓力、發炎和自主免疫回應，將會粗魯無禮地把你踢出生物恆定之外的狀態。你的身體系統確實會為了恢復秩序而反應，可是「狼來了」喊太多次最後難免筋疲力竭。時間一久，身體便會開始出現如代謝症候群、第二型糖尿病、癌症和認知性疾病等，這些疾病如今被普遍證實，是和攝取垃圾食物高度相關的病徵。換言之，你越是對甜食著迷，就越不可能留意到這種可怕飲食帶來的危險，進而對於碳水化合物感到麻木，宛如菸癮者或酒癮者。基本上，你會討厭這種現況但卻無能為力，因為你知道的情況就是如此。

　　相信我，我跟其他人一樣都知道熱巧克力聖代、起司蛋糕、法式吐司或其他美味的點心有多麼誘人，而且這類美食可以調節日常生活上所面臨的壓力。以我個人為例，我在二〇〇二年開始執行淨腸飲食，重新調整基因，遠離本來重度依賴醣類的生活；因此，我今天吃到檸檬起司蛋糕時，身體帶來的不只有「美味」，還有可怕的脹氣、頭痛、心跳加速，以及難以入睡等生理反應。

　　雖然要完全永久斷絕舒壓美食似乎有點可怕，但在執行淨化飲食時會有好事發生的。首先，美食招致不幸的聯想會增幅，在衝動地決定要吃下穀物、異國風味含糖飲料和甜點時，你會多了一點理性和審慎。再者，時間到的時候，你就會在攝取食物之時

全面思考，發現只要一丁點的食物，就可以讓你撐很久。最後，
因為你對攝取飲食的標準提高，也更加敏感，因此甜點吃起來會
更甜，所以只要吃幾小口就足夠了。

你能活多久，和身體曲線有關

　　代謝效率，對於關乎健康及長壽的空腹和調適脂肪與生酮體質非常重要；這是在聖地牙哥和紐約市執業、研究長壽的彼得・阿提亞醫師（Peter Attia, M.D.）所推廣的重要概念，他同時也是成功的極限泳者和自我實驗終極代謝的自行車手，其時程經過都詳述在 eatingacademy.com 網站上。

　　阿提亞實行嚴謹的營養生酮飲食超過三年（他已經測量數百次，指數平均為每公升 1.8 毫摩爾），證明了飲食確實能在耐力運動期間改變體內能量基質的應用（醣類與脂肪消耗比）。阿提亞說明，他夢想中的長壽策略是體內產生最少的適量胰島素，讓細胞藉由能量取得營養。這樣一來就能讓身體系統免於因為高胰島素血症而氧化、發炎和加速細胞分裂。阿提亞所提倡的適量但最少量的胰島素概念適用於所有物種：體內產生最少量胰島素的人或動物，通常能活得更長久。

　　胰島素分泌模式必然得靠長期住院來量測，但也可以做葡萄糖耐受度檢測得知自己的胰島素健全狀態，這種檢驗通常是讓糖尿病患者或該病的高風險族群檢測。檢測時，要先量空腹血糖值，再喝下一杯噁心黏稠的純葡萄糖，然後按時紀錄葡萄糖數據。平日時，你需要適中空腹血糖值（fasting glucose），以及餐後有穩定的葡萄糖調節。阿提亞藉由手術在腹中裝置了連續性的葡萄糖監測器，可以隨時將葡萄糖數據傳送到智慧手機內。他維持基準的空腹血糖值 80 幾，以及標準差約 10，參考範例來說，空腹血糖基準值 100 還可以，但超過 125 就不理想，就算餐後超過也不行。若不能在體內裝設高科技裝置，或是得由醫師指定檢測，你可以在網路上找到可攜帶的手持葡萄糖與酮類測量儀追蹤這些數據，就能量化成功後明顯能獲得的益處：鮮少感到飢餓、未按時進食仍然感覺身心狀況很不錯等等，〈附錄〉中會詳述該如何追蹤和檢測這些數值。

　　總的來說，長壽的關鍵便是要在荷爾蒙均衡且代謝均衡下充滿活力，只需要一些熱量即可，更不會感到飢餓；而長期性過量飲食和超量的胰島素生成，則是加速老化的重點。

　　若想要長壽且健康快樂的生活，就必須重新調整自己的觀念，從「每天可以吃多少熱量但不會變胖？」改成「我要如何在最少熱量之下達到高代謝效率，好讓自己能活力十足，成就完整的飲食法滿足感？」生酮飲食可以非常飽足，因為它含有高脂肪，並能調節飢餓荷爾蒙，讓你不容易餓，確實達到所謂「荷爾蒙均衡且代謝均衡下充滿活力；只需要一些熱量即可，更不會感到飢餓」。這便是身體健全、體能穩定、低體脂、享樂人牛和長壽的關鍵；完全不需要犧牲或感到痛苦。

　　你可能會想人生苦短，所以要盡可能地在死之前享用美食、玩樂和歡笑？但是你有想過嗎？生酮能延長壽命，所以讓你有更長的時間能盡情玩樂！可是，當你不斷地吃得很好或大吃大喝（記得，因為身體不擅長燃燒儲藏的能量，所以會重度依賴定時定餐，以持續燃燒能量），而且長期下來刺激生成過多的胰島素時（因為正常攝取的食物都富含碳水化合物，也就是傳統上建議「飽足健康」、「高能量」的飲食方式），這就變成加速

老化、增加疾病風險的關鍵。

　　當身體變成適應高葡萄糖和胰島素時，會促進「系統性發炎（systemic inflammation）」的狀態。醫學專家發現此病徵幾乎是所有疾病與身體機能失常，以及部分自主性免疫、心臟疾病和癌症的主因。另外，高葡萄糖與高胰島素的飲食模式也會使粒線體萎縮和或失能，使你更容易因自由基而受到氧化性損害（oxidative damage），刺激「糖化反應（glycation）」的化學作用，導致過多的葡萄糖分子與全身重要的結構性蛋白質結合，造成長期損傷。**人體最長也使用最久的細胞：大腦、心血管系統、眼睛、腎臟和皮膚，最容易受糖化反應影響**。這也是為什麼糖尿病患（無法調節葡萄糖）經常會有視力和腎臟問題，出現皺紋反映出老化的原因。另外，冠狀血管硬化和老人斑（senile plaques），以及阿茲海默症裡神經纖維糾結（neuro-fibrallary tangles）也是因為糖化反應所反映出來的受損徵兆。

◆ 專欄 ◆

╱ 小心綠拿鐵的高糖陷阱 ╱

　　當你了解空腹和生酮高代謝效率的好處時，或許就會對於現在「綠色」果汁和果昔受歡迎的程度，感到難以置信。

　　榨取新鮮蔬果，確實能得到非常豐富的抗氧化素、植物性營養素和維生素，但同時也會得到非常多的糖，導致胰島素大量分泌。正如你所知，葡萄糖與胰島素會使飢餓荷爾蒙和儲藏脂肪荷

爾蒙開始失調。如果你習慣每天喝杯綠色飲料，那本來其微量營養素豐富的優勢，會因為「習慣性」填塞身體太多葡萄糖，造成的糖化反應、氧化和發炎等，而功虧一簣。

雖然待在家裡默默進行空腹，可能不比經過活力果汁吧就來杯健康狂熱者熱愛的果昔來得時尚，但空腹可以降低發炎，增加體內抗氧化素的生成，並慢慢幫助燃燒卡路里卻不會生成太多自由基。為此，與綠色糖食炸彈相比，嘗試從全食食材中獲取植物性營養素吧！這樣可以讓葡萄糖激增降到最低，也可以在咀嚼美食時，享受益生菌纖維帶來的好處，刺激更多消化酵素運作。若真的想要獲得密集的綠色營養，可以準備一杯大量營養均衡的果昔，而非果昔店家提供的飲料。例如：以全脂椰奶作為基底，在攪拌機裡放入羽衣甘藍、菠菜或其他喜愛的綠色蔬菜，加一些些乳清蛋白粉，還可以放入一顆高脂肪酪梨（反正是綠色的！）。這樣搭配的飲品不僅營養更均衡，也能滿足美食的體驗。

另外，也可以選擇生酮補充品來取代有豐富營養的綠色飲料。只要在一天開始時，以一杯溫水或冷水中拌入相關的粉類產品之一（生酮補充品概述將在〈附錄〉提供），就能享受到有效抗炎和改善神經系統的效果。

生酮飲食的沿革

不需費力製造、燃燒體內能量來源的能力，是人類演化二百五十萬年以來得已生存下來的關鍵。我們的先祖缺少持續性飲食補充熱量的生活條件（當時經常如此），因此他們能輕易以燃燒儲藏體內的脂肪作為主要能量來源，用生酮而非葡萄糖來為大腦補充燃料，並將胺基酸回收打造或維繫肌肉健康，甚至能在緊急需要能量時，藉由「糖質新生（gluconeogenesis）」將特定胺基酸轉化成葡萄糖使用。

「gluconeogenesis」，拉丁文意思為「製造新的糖」，是一種大多在肝臟發生的代謝過程，使消化或儲藏的胺基酸可以生成葡萄糖。這種作用是「打或逃」反應（以及整合其他會暫時提升身體系統功能的壓力荷爾蒙）很重要的基本要素，會在我們必須逃跑求生──或任何現代生活中需要極致表現等的活動時啟動（例如在老闆面前做簡報、與摯愛的人爭吵、讓你無法及時趕上球賽的塞車、嬰兒在睡前大哭等其他在庸碌繁忙生活中的長期狀況）。

除了「糖質新生」會因應生活壓力事件而啟動，我們也會因為無法有效燃脂而經常製造更多糖分。我們碰上體力／專注力／心情低落、每（高醣）餐之間出現食欲大增，而脂肪卻因高胰島素血症被藏匿起來時，我們就會尋求能快速增加能量的食物，或是啟動「糖質新生」來為飢餓的大腦和肌肉補充能量；真的是如此，因為胰島素太多，無法接觸儲藏的身體脂肪或讓肝臟生成酮類。

「打或逃反應」顯然是為了因應緊急狀況而生，但身為稀少又胡亂燃燒的能源葡萄糖，本來就不該是我們人類每天的主要能量來源。濫用精巧的「打或逃」生存機制，接著又因為一整天血糖不穩定而受苦，在各種層

面上都對健康造成壓力和危險，最後出現你我熟悉的狀況：筋疲力盡。長期下來，重度依賴醣類的燃糖者都會出現嚴重發炎、氧化、分解代謝（catabolic）、抑制自主系統、加速老化等現象。

我們的祖先並不知道這些依賴醣類帶來的困擾，因為如果他們是燃糖者，那根本不可能熬得過普遍或嚴重飢荒。試想，在原始時代膳食碳水化合物（dietary carbs）的取得和攝取，與當今人類生活相比少之又少；事實上，我們的肝臟和肌肉只能儲藏 400 至 600 公克的糖原（glycogen，為葡萄糖儲藏下來的型態），反觀脂肪，就連最瘦的人，其體內都可能儲藏了有數公斤多的脂肪和數萬脂肪熱量；且燃燒糖所帶來的身體危害，不計其數。由此可見，我們的祖先智人（Homo sapiens）的基因，原本就是設計成利用「尚未經過糖質新生」的葡萄糖作為「打或逃」的緊急能量，或偶爾為了膳食碳水化合物（例如非時令水果）而狂歡一下。是的，我們確實演化成愛吃甜食，將醣類轉化成脂肪予以儲藏的有效系統——這些能讓我們在寒冬時可能缺少熱量而做好準備，讓我們得以盡可能地燃燒儲藏能源（例如脂肪和酮類）所用。

人類生存不需要碳水化合物已經是科學實據：人類能在甚少進食或不吃碳水化合物的情況下生存很久。攝取有營養的碳水化合物當然有很多益處——也就是大量攝取新鮮、色彩繽紛的高抗氧化蔬菜；適量攝取時令水果和植物性澱粉，例如地瓜；以及合理攝取營養食物中附帶的碳水化合物，例如堅果和種籽、高脂乳製品和含有高可可比例的黑巧克力。

我們的祖先不幸無法獲取足夠營養的碳水化合物，但他們依舊有穩定的葡萄糖提供，為緊急認知功能所用（也就是原始時代生死交關之際）；最後我們演化出可靠且有效、類似葡萄糖的大腦能源，這種燃料是以「生酮」型態存在，專門在我們缺少膳食碳水化合物且低胰島素時製造並燃燒。

由此可見，我們偏好燃脂與燃酮的特性早就存在基因中，且隨時都派得上用場，但我們不知不覺地拒絕了來自先祖的習性，反而喜歡依賴碳水化合物——以及所有與之相關的健康和肥胖併發症狀。燃脂與燃酮不再盛行，伴隨而來的還有緩慢發展以穀物為主食的文明，此文明開始於約七千年前的現代埃及，漸漸在全世界各地獨立發展，直到四千五百年前全北美洲完全開化為止。

　　人類身為狩獵採集者的生活方式持續了數百萬年，之後我們卻突然轉型成以穀物栽種以及養殖牲畜為主的文明生活。農業的開始，讓人類得以有長期穩定的熱量來源，因此我們也開始定居，發展出專業勞力，不為所動地進展為更進步的社會，這項轉變是人類史上最戲劇化的生活模式變革。

　　當「文明」與原始時代相比，前者象徵「進步」，於是原始採集狩獵者不再存在，實際上這大幅犧牲了人類健康。過去七千年以來，人類一直以依賴碳水化合物維生，其實這對我們原本設置為燃脂狩獵採集者的基因工廠來說，是很嚴重的侮辱。穀物為主的高碳水化合物飲食方式，徹底推翻了祖先原來優雅又高效能的適應脂肪與酮類體質，迫使我們依賴外在熱量作為能量來源。

　　以上這種說法可能會遭受批評，但各位不得不「承認」這件事：攝取碳水化合物，特別是現代飲食中重要的精製穀物和精製糖，會讓血糖激升、體能短暫瞬間提升；接著，因為攝取過多葡萄糖造成高血糖，胰島素氾濫，帶走你無法即時燃燒的葡萄糖，將之儲存為糖原（存在肝臟或肌肉組織），或是作為三酸甘油酯（triglyceride）存在脂肪細胞內（即脂肪的儲藏型態）。當胰島素將血液中的葡萄糖帶走儲藏起來時，你會感受到熟悉的嗜甜感，渴望能快速吃碳水化合物來補充能量。身體可以儲存大量的脂肪能量，但容易生成大量胰島素的飲食方式，讓你無法取得這些能量，反而會

依賴下一次的點心或正餐來取得能量，就此成為依賴碳水化合物的飲食型態。

高碳水化合物、大量生成胰島素的飲食模式，會使每天的體力、胃口和心情起伏不定，不知不覺間累積過多的身體脂肪（因為長期胰島素生成過量，身體會變得無法好好燃燒脂肪，但卻非常會儲藏脂肪）；身體出現慢性發炎，加上因為糖原而造成普遍性細胞受損。而**慢性發炎、糖原和氧化性損害是現代人生活中普遍有的病徵，且會加速老化。**

好消息是，就算你已有數十年依賴碳水化合物，還是能重新校準自己身體的代謝機器，在相對較短的時間內養成適應脂肪和酮類的體質。只需要仔細、耐心的遵照本書的方法，且這個方法每一個階段都能針對每個人不同的狀況客製（特別是變成生酮體質期間的速度），這樣你將不只能成功達到重大的飲食轉型，還能時時刻刻享受進食的快樂。

想護肝，比起少喝酒、更該減醣飲食！

在閱讀本書之時，我敢肯定你將對「燃脂生酮」與「依賴碳水化合物」這兩方面的科學原理和代謝流程有深入了解，特別是肝臟（分配、處理全身能量的重要器官）發生了什麼事。

肝臟會儲蓄膽汁，有助於分解小腸內的脂肪，排解血液中的酒精、藥物或其他有害物質，將攝取過多的碳水化合物轉化成脂肪，並把過多的蛋白質處理成葡萄糖作為能量，或是變成廢物形成尿液，還能在特別的空腹條件或生酮飲食下，製造酮類。

彼得・阿提亞醫師稱肝臟為「打造食欲的器官（ergostat appetite

organ）」，也就是說肝臟能感知血液需要何種營養素，並輸送適當的分量。這種比喻很精準，明確說明出肝臟能隨時在緊要關頭時準確調節血糖。我們體內適當的葡萄糖循環量約 5.5 公升，而血量內只能有 5 公克，因此如果肝臟搞錯，輸出太少或太多的葡萄糖，你很快就會因低血糖或高血糖所引起的糖尿症而休克、昏倒。另外，肝臟亦可在生死交關之際有所表現，讓你在攝取過量碳水化合物或酒精時再三思量，因為這些媒介均證實會長期耗竭肝臟。

　　一般而言，就現代人依賴碳水化合物的飲食模式來看，肝臟會勇於反抗對身體不利的東西，以維持能量均衡，直到最後屈服於胰島素阻抗（因為長期下來胰島素過量，於是細胞開始反抗胰島素發出的信號），而罹患第二型糖尿病。在適應脂肪酮類的飲食模式中，肝臟能繼續發光發熱，不僅隨時輸送充足能量到大腦和身體，也不會有浪費能量或因為過量攝取熱量，而導致荷爾蒙失衡的發炎問題。

　　以下我們來比較看看，依賴碳水化合物的飲食生活模式，與適應脂肪酮類的飲食生活模式中，肝臟會發生什麼事。沒錯，「生活」也是一大要因，長期運動、睡眠不足和高壓的日常例行事務，會使你更容易變得依賴碳水化合物，因而攝取更多食物。

一般碳水飲食和生酮飲食，對肝臟的影響 **1**

依賴碳水化合物的肝臟，常常負荷過重

每天肝臟會因為過量吸收葡萄糖（通常還有過量蛋白質）而負荷過重，進而刺激過量胰島素生成（也對胰臟造成負擔）。以下是因此引發的連鎖代謝反應：

❶ 一般而言，肝糖儲藏量會呈飽和狀態（約 100 公克），肌糖原（muscle glycogen）儲藏量亦會呈現飽和狀態（約 500 公克）；若在耗盡氣力運動之後，肝醣和肌糖原沒有被存滿，就會透過補充大量碳水化合物品或點心，獲得滿足。

❷ 部分的碳水化合物能被大腦和肌肉利用，快速燃燒，但大部分會被快速帶出血液，轉化成三酸甘油酯儲存在肝臟，或傳輸到脂肪細胞中。

❸ 過多的蛋白質也會被轉化成葡萄糖或排除體外，對肝臟、腎臟造成壓力，以及過度刺激的生長因子（細節後述）。

❹ 低血糖值（記得嗎？就是胰島素將所有醣類從血中帶走）會引發飢餓感，導致特別想吃甜食。同時，升高的胰島素值則能防止三酸甘油酯被調動，跑進游離脂肪酸（free fatty acid）中。

❺ 這種循環會在快速燃燒、低葡萄糖時宛如上廁所般重複發生，過多的葡萄糖會被鎖在脂肪細胞內無法應用。至於生酮？五十年代的時候不是流行過嗎？

適應脂肪酮類的肝臟，身體不發炎、不生病

空腹或攝取高脂、適量蛋白質和低碳水化合物的飲食模式，能讓葡萄糖、胰島素和肝糖維持穩定數值。以下是因此引發的連鎖代謝反應：

❶ 與上述依賴碳水化合物的飲食模式相比，因攝取的碳水化合物分量非常低，蛋白質攝取適量，足以維持體內均衡（homeostasis）與去脂體重（lean body mass）即可，完全不過量。

❷ 脂肪成為最主要的代謝燃料（不論是攝取而來或者從儲藏量取得），肝臟會製造出酮體（和少許葡萄糖），其為脂肪氧化（燃脂取得能量）後的副產品。酮體和葡萄糖會補足大腦的高能量需求，肌肉則會（從儲藏的肌糖原）燃燒大部分脂肪酸、些許酮體和一些葡萄糖。

人類的原廠設定，本來就不需要碳水化合物

二〇〇六年，我開始在網站 MarksDailyApple.com 上撰寫部落格，原始／舊石器／低醣飲食完全是邊緣且乖僻的概念，醫學專家和減肥專家都直接表明這是非常危險的做法。在十幾年深植於傳統飲食智慧之後，不論是孩童或註冊營養師，甚至是私人健身教練、家庭醫師，每個人秉持的信念

就是：「脂肪和膽固醇是我們最大的敵人，以穀物為主、高碳水化合物的飲食法才是最佳體能表現、體重控制和長壽、健康快樂人生的關鍵」。

醫學變革的前驅者如博伊德・伊頓醫師（Dr. Boyd Eaton，一九八八年《原始人飲食配方》*The Paleolithic Prescription* 的作者）、羅倫・柯爾登博士（Loren Cordain，二〇〇二年《原始飲食法》*The Paleo Diet* 作者），以及亞特・迪瓦尼博士（Dr. Art DeVany，二〇〇〇年代的早期部落客與二〇一一年《新演化飲食》*The New Evolution Diet* 作者），都非常興奮的揭發、交流我們遠古先祖狩獵採集者的祕密，以及人類基因的「原廠設定」本來就是燃脂怪獸；但當時聽進去的只有少數人。好在我們當中心胸開放的多數人，以及可能真的迫在眉梢的人（對於吃麩質、糖和精製多元不飽和植物油會有何健康影響而特別敏感的人），開始成功拒絕實行標準美式飲食，選擇以演化為基礎的飲食法——也就是吃大量的植物（蔬菜、水果、堅果和種籽）和動物，包括我們以往避而遠之的高脂、高膽固醇的動物性食品（即高脂肉品，包括內臟、蛋、奶油和培根）。

許多實行原始／舊石器飲食法的人開始大量發出照片、影片和社群媒體內容，進而使「原始／舊石器飲食法」這個「詞」變成主流，也有越來越多科學與醫學證據出現（比如弗拉明罕心臟研究〔Framingham Heart Study〕、護理師健康研究還有許多以大規模、萬無一失證據佐證的研究）。精製醣類和精製高多元不飽和植物油均成為現代社會的敵人，更可能是肥胖、心臟病和其他普通或嚴重病症的致因。

腸漏症原本不被主流醫學承認，如今成為研討的主要課題之一。對過敏的人來說，攝取麩質和其他有毒的凝集蛋白（lectin proteins）會損害小腸裡細緻的絨毛（microvilli），如此一來就會讓大型且無法消化的蛋白質分子進入血中（透過「腸漏」，也就是小腸滲透的意思），引起發炎的自主

性免疫反應，進而經常出現消化問題，如：排氣、脹氣、腸躁症、結腸炎（colitis）、便祕、克隆氏症和乳糜瀉，以及全身出現發炎性自主免疫症狀，如關節炎、氣喘、粉刺和多囊性卵巢症候群（polycystic ovarian syndrome）等，甚至是自閉症和注意力不足過動症（ADHD）。然而，上述這些人在不吃穀物（特別是含麩穀物）後，便立刻感受到自己長期的健康問題，有了奇蹟般的緩解。

雖然緩慢，但過去十年以來，以穀物為主、高醣並拒絕脂肪的傳統飲食論調已經崩潰，全新的飲食運動氣勢高漲。大致上，演化醫學的基本原則已經被廣泛接受獲得驗證——至少高知識且心胸開放的健康狂熱者和醫學專家認同了。即便如此，要全面檢討修正政府的飲食法方針、改變那些因人們依賴碳水化合物而維生，或協助播放速食和加工食品廣告資訊的人們的想法，我們還有很長一段路要走。

未來幾年將是重要的決戰時刻。一方面我們有價值數十億的財團企業，在持續、惱人地堅守它們的糖、麵包和人造奶油的營收；另一方面，我們有知識豐富、啟迪民智的群眾，這些人受夠因為肥胖、病症和碳水化合物成癮，失去大筆財富和生產力；**事實上，光是糖尿病就影響了三千萬美國人，有八千六百萬人確診有糖尿病前期，這些加總起來，每年就耗費美國三千二百二十億美元。**

所幸，如今這個資訊發達的世代，無論好新聞或壞新聞都能快速流傳，帶來正面的影響力，因此這種演化為主的飲食和生活法則漸漸發展成龐大的堅實基礎，邁向主流社會。終於，專家們在花了數十年抵抗時勢後，開始有所回報了。

透過生酮，調校健康又長壽的基因

第一位推廣燃脂耐力的教練兼《耐力訓練與跑步大全》（*The Big Book of Endurance Training and Racing*）作者菲爾‧馬費東博士（Dr. Phil Maffetone），其實早在一九七〇年代就在推廣適應脂肪的耐力訓練。如今他的訓練與飲食法方法，包括他重要的計算法「MAF 心率」（即最大有氧心率，但用了簡稱以表彰其名）均成為耐力訓練的語彙。

多明尼克‧達古斯提諾博士（Dr. Dominic D'Agostino，個人網站：ketonutrition.org）是一位南佛羅里達州立大學的研究員，同時也是一位擁有世界紀錄的舉重選手，他已經發表許多關於燃酮（透過營養生酮與補充營養品）能對認知性和神經性病症、癌症保護、運動表現有療效的突破性研究，更可以特別應用在維護神經上，適用在美國海豹部隊軍人（Navy SEAL）和準備要執行飛越低軌道（LEO）任務的 NASA 太空員身上。

彼得‧阿提亞博士（Dr. Peter Attia，個人網站：eatingcademy.com）是聖地牙哥的醫師，他應用多面向方法，在第一線打擊肥胖與糖尿病，也是研究長壽與運動員極佳表現的領導專家，更是知名的極限自我實驗者；他長期謹慎紀錄自行車實驗，證實燃脂生酮對於耐力表現有非常大的益處。

凱特‧莎納漢醫師（Dr. Cate Shanahan）是康乃狄克州的家庭醫師，她也是知名著作《深度營養：基因決定你需要傳統飲食》（*Deep Nutrition*）的作者，更是洛杉磯湖人隊的營養指導，擅長以醫學方法並透過演化為主的傳統飲食，來監控減重；她更受人讚揚的其中一點，是堅持抵制精製高多元不飽和植物油與精製糖。她曾協助一般病患和專業運動員的治療成果，以及能在傳統醫療和發展性演化醫學兩界的能力，讓她成為被許多人認可的專業領袖。

路易·維亞先諾（Luis Villasenor）是墨西哥市的一位私人健身教練、健美先生和健力員，他已經實行生酮飲食長達十六年，還正在維持中！他已經完成許多高階的爆發性運動，幫助數千名客戶成功減去過量的體脂肪，利用原形食物和適時調整的生酮飲食方法幫他們更健康、更強壯。他所經營的熱門網站 ketogains.com 提供許多結合科學知識說明和使用者的經驗介紹。

　　儘管生酮是目前最熱門的飲食方法，但其實生酮飲食早就存在近一百年之久。這種飲食法是在一九二四年由梅約診所（Mayo Clinic）的羅素·懷爾德醫生（Dr. Russell Wilder）研發，他發現若患者能恪守低醣和適量蛋白質飲食模式，便能有效管理藥物阻抗性的發病狀況。近年來，生酮飲食因為有了更深遠、普遍的健康、運動表現和預防疾病效果證明，而逐漸成為主流。

　　多虧了物競天擇的演化過程，「智人」的「工廠配置」設定之一便是代謝適應性（metabolic flexibility），但我們目前的生活方式和飲食習慣已經讓我們變得依賴碳水化合物，因此自然而然出現許多普遍的健康問題，例如肥胖和第二型糖尿病。**在實行生酮飲食時，你是在矯正基因設定，以求最剛好的健康和長壽**；這可能需要一些時間，甚至十幾年的時間，因為以穀物為主的高醣飲食模式，已經造成深遠的代謝損害，不是這麼容易就被翻轉的。

〖 第 3 章 〗

預防疾病、促進健康的最佳解方

×

　　自我在十五年前覺醒，開始執行原始飲食以來，很快地便發現人類並不需要以穀物為主的高醣飲食；而大約十年前，尚未如今日大規模提倡原始／舊石器／祖先飲食，阿特金斯飲食法就已經有傑出的減重成果，它讓人們成功拋棄碳水化合物，強調脂肪對於進入生酮體質的重要性。不幸的是，阿特金斯飲食法因為飲食方法設計有誤，加上資訊謬誤和減肥業界的無常變化，最終曇花一現。雖然阿特金斯法並非完全消失，但此法被棄置一旁、被陷入依賴高醣模式的主流醫學、營養學專家和醫師徹底嘲諷，視為危險的方法。

　　阿特金斯飲食法及其相似的飲食法退守，短暫的宣導利用生酮減重的概念，皆是很好的社會學範例，表現出傳統智慧的文化力如何把有用的東西都拋棄掉。發展尚未完備的阿特金斯飲食法確實值得批判，**因為它捨遠求近，只關注最大營養含量比例，進而使人忽略營養的品質**；只顧著追求達到設定的脂肪、蛋白質和醣類比例目標，甚至允許攝取高度加工、充滿化學和有毒植物油製成的豬油渣。不過，阿特金斯的基礎生物化學概念是對的，包含減少醣類攝取、減少胰島素和減掉多餘身體脂肪。這些早期運

動中的思想家們深知這一點，也很熟悉生酮代謝過程，但這個概念卻像埋葬珍寶，被遺忘好幾年。事實上，生酮飲食可以說是「原始飲食智慧」與「現代人改以穀物為主飲食」之間戰爭後的衍生物。早在我於二〇〇九年出版的《原始藍圖》一書中，我便有簡短地提到生酮，當時我認為這是一個當你偶爾想要「快速減脂」的方法。

回顧當今西方世界中令人擔憂的肥胖率，我認為光是生酮的其中一項優點「快速減脂」，就是它值得被討論和審視的原因。不僅如此，今日已有越來越多科學證明，生酮其表觀遺傳發送信號效果、與處方用藥匹敵的抗炎效果，以及運動員透過生酮出乎意料地提升運動表現等優點；因此，我認為生酮飲食是任何心胸開闊、高瞻遠矚的健康狂熱者應該採用的飲食策略。

並不是說你一定要永久維持酮症狀態（雖然有些人會認為這是最好的選擇），但專注執行特定的營養生酮，攝取符合生酮條件的飲食，整體來說就是能減脂、促進運動員運動表現、降低疾病風險的最佳方法。我的好朋友道格・麥格夫醫師（Dr. Doug McGuff）——急診室醫師、同時也是《原始處方籤》（*The Primal Prescription*）和《科學上的人體》（*Body by Science*）的作者，就曾向我保證，祖先的健康法則終有一天會被所有人接受，不過這可能要花大概二十年的時間。對此，道格也說過「我個人來說可不想等這麼久」。那你呢？現在就讓我們來認識生酮飲食的各種好處吧！

讓身體習慣用「燃燒脂肪」作爲能量

或許，生酮飲食最即時且特別的優點，就是能快速、有效地減去多餘脂肪、長期維持理想身體結構的機會。生酮飲食能穩定飢餓荷爾蒙、調整代謝

過程，使其優先燃脂；而符合生酮的餐點都有高脂組成，因此能提供大幅的飽足感。生酮飲食可以讓你成為高效的燃脂機器，在你完全處於酮症狀態時，你能享受到完整的飲食滿足，鮮少感覺飢餓（即便沒有準時進食！），而且永遠都不用痛苦的限制熱量，或是強迫自己為了燃燒更多熱量而奮力運動。

反之，你可以將自己的基因設置成燃脂怪獸，自然而然地調整成健康的身體結構；你也能適當應用像是間歇斷食、營養生酮和生酮補充品等工具，在任何時候都不必痛苦掙扎、直接減去過多的身體脂肪。

雖然熱力學定律是千真萬確的，要燃燒掉比儲藏量更多的熱量，才能減去多餘身體脂肪；但這祕辛並非是透過「運動」同時痛苦的「限制飲食」就能燃燒多餘熱量。**科學上已驗證，運動期間燃燒熱量會導致食欲增加，減少一般運動量**，這些變化特別會出現在許多絕望減肥者投入的長期運動模式中。要減去身體脂肪的祕訣在荷爾蒙優化（hormone opitimization）——成為燃脂生酮者，而非燃醣或燃糖者。而在攝取生酮飲食時，你就能矯正標準美式飲食特徵（生成過量的胰島素），因為脂肪會成為隨時準備好可以運用的能量來源。

與之相比，會生成大量胰島素的飲食模式會中斷燃脂過程，強迫你依賴攝取的熱量作為主要的能量來源。這一切悲劇就從早餐開始，凱特・莎納漢醫師就曾說這是「一天裡最重要的一餐，別搞砸了」。當你在麗思卡頓酒店享受浮誇奢華的美食時，「健康早餐」自助吧裡有新鮮莓果、低脂希臘優格、自製烤脆穀、低脂香蕉堅果麵包佐蘋果醬、葡萄乾麥麩瑪芬、愛爾蘭燕麥粒（含有紅糖、葡萄乾和胡桃）、柳橙汁或蔓越莓汁、還有咖啡。如果你很謹慎，只拿取適當分量，但依舊攝取了至少 100 公克的碳水化合物，甚至還可能多達 200 公克——這比我們祖先連續幾天吃的還要多；而且你還要花上超過千元，值得嗎？

這些能量將會馬上燃燒掉（過程中還會產生發炎和自由基），並促使一大堆胰島素進入血流中，只要有任何無法被馬上燃燒的葡萄糖，就會被轉化成脂肪儲存起來（以三酸甘油酯的形式）。在你享用「健康早餐」的幾小時之後，胰島素就會從血流中帶走葡萄糖，進而使身體感到愛睏，開始為午餐而感到飢餓。你將會再一次大吃醣類（沒錯，大吃！因為低血糖會引起「打或逃」反應，讓你大吃大喝，而荷爾蒙則可能會讓這些多餘的熱量再度成為脂肪儲藏；這些都是為了以防再次出現低血糖的「生死之際」）。而你終生日復一日重複這種高醣、大量生成胰島素的飲食模式時，你就也成了這樣的統計數據之一：美國人平均每年會增胖約 0.6 公斤，二十五歲至五十五歲期間，每年會流失約 0.3 公斤的肌肉。反之，只要你採取空腹，或是早餐時吃符合生酮的餐點，上述這些狀況都不可能發生，反而能繼續燃燒乾淨的脂肪（而非從餐點或從身體的儲藏而來）和酮類，以及適量的最低葡萄糖。

除了減脂不減肌，生酮飲食的七個驚人優點

當透過生酮飲食終於達到並維持理想的身體組成時，感覺當然很棒。但大部分的人生轉變效益，都是來自全身生酮影響基因表現和細胞功能的重大影響力。特別是生酮或許能幫助你預防越來越多的認知性疾病，以及與飲食越來越相關的癌症。

❶ 抗發炎效果：預防免疫疾病和大腦認知疾病

三十多年前就開始研究適應脂肪耐力訓練的史蒂芬・菲尼博士（Dr.

Steven Phinney）和傑夫・沃樂克博士（Dr. Jeff Volek），他們共同執筆的《低醣生活的藝術與科學》（*The Art and Science of Low Carbohydrate Living*）研究指出，生酮能提供比處方用藥更有效的抗炎效果，這種抗炎效果對於老化相關的慢性疾病、自體免疫性病症和大腸癌特別有效。急性發炎是身體因應壓力出現的生理反應，例如運動需求（肌肉得繃緊，才能舉起重物或衝刺抵達終點線），而慢性系統性炎症則代表身體正在與不好的生活模式抗衡，例如營養不良、壓力過大的運動模式，或是睡眠不足。你可以把每一種生活模式行為或所吃的食物都予以分類，判斷是否會導致不好的發炎，還是能幫助你控制發炎。

你可能已經聽過 omega-3 脂肪酸的抗炎特性。身體在產生乙醯乙酸鹽時，會同時生成 β - 羥基丁酸（Beta-hydroxybutyrate）──酮的組成成分之一（以上兩種成分都會分解成丙酮〔acetone〕，因此實際上酮類有三種），它會干擾細胞發炎過程，可以在炎症有機會引發全身不適之前就能消除。此外，生酮對大腦特別有益，因為大腦最容易受發炎破壞的影響所害，諸如阿茲海默症、失智症、ADHD、自閉症等認知退化病徵，都與發炎有關，以及氧氣無法順利輸送至大腦的狀況（後續會詳細說明）。

❷ 抗氧化和免疫功能： 強化免疫系統、延緩老化和身體退化

透過燃燒酮類，可以調節體內的抗氧化酵素，如過氧化氫酶（catalase）、穀胱甘肽（glutathione）和超氧化物岐化（superoxide dismutase，簡稱 SOD）的生成。這些酵素在體內會有非常強大且廣泛的效果。它們能有效預防因為密集運動、吃進不好食物，甚至因簡單呼吸、燃燒熱量而產生的發炎和氧化壓力。擁有強大的內在抗氧化系統，就能強化免疫、延遲老化，並預防癌症、神經元退化，以及其他退化性疾病。SOD

在維持肌膚健康年輕上特別有效，它能直接與膠原蛋白結合，維護其彈性，並保護膠原蛋白不受自由基（它是我們皮膚皺紋下垂的主因！）所害。有大量的穀胱甘肽就能延年益壽，因為這種成分能保護細胞，不讓細胞退化而導致各種疾病出現，特別是認知相關的疾病。

生酮飲食能從各方面改善免疫功能，像是之前提到過的自噬作用（細胞本身自然的修復和抗氧化過程）和加強粒線體功能（在燃燒能量時產生較少自由基），也能在你從依賴碳水化合物飲食轉型成適應脂肪時強化免疫功能，因為你讓「打或逃」反應之一，也就是緊急糖質新生作用減到最低，這個過程經常在採取依賴碳水化合物、大量生成胰島素的人血糖過低時出現。當你每次感受到體力不濟，且沒有立刻大吃含醣類食物時，身體就會啟動「打或逃」反應，此時會嚴重影響免疫功能和其他健康方面的功能。採取生酮飲食，免疫系統會在體能低下（例如深沈睡眠期間）時盡其所能地運作。

當在你面臨血糖如雲霄飛車般忽高忽低的飲食模式，或其他壓力生活行為發生時，那免疫系統也會同樣力不從心。相對的，若養成適應脂肪與酮類的體質，身體便能少擔心是否要緊急將胺基酸轉化成葡萄糖，全身的能量系統就能在體內均衡的狀態下，穩定生存下去。

❸ 提升大腦功能：減少腦霧機率並預防認知疾病，思緒更清晰

就如多明尼克‧達古斯提諾醫師所說，「生酮已經超越血液大腦的界線，成為能為大腦所用的高效能量來源。生酮能促進神經傳導物質的加速和酵素功能提升。如此，傳輸大腦神經元的能力就會增加，便能透過更有效的氧氣輸送、減緩發炎，以及產生更少的活性氧，進而維持這樣的能力。」而熱心執行的體驗者們，也回報自己在遵照長期營養生酮飲食模式

下，心理狀態更沉著，較少大腦疲憊的感覺。

在大腦因為燃酮而運作更有效率時，它也能獲得升級的保護，預防今日越來越多常見的認知退化疾病的特徵，而這些疾病也漸漸與不好的飲食習慣有關。

β- 羥基丁酸已證實能提供保護神經的諸多好處：它能調節細胞膜接受器「hca2」，調節發炎狀況；也有助於保存 GABA 與穀胱甘肽的比例，維持大腦均衡；更能預防粒線體發生「死亡轉換」，導致大腦細胞死亡。這種細胞的程序性死亡稱作「細胞凋亡（apoptosis）」，我們並不樂見這種狀況，例如前文提到的大腦細胞死亡，不過也可能是好的結果，因為如此一來失能或惡性細胞就能被扼殺掉。β- 羥基丁酸也有預防疾病發作的效果，它能讓粒線體不容易因缺乏氧氣而紊亂，而紊亂就是會引發疾病發作。這也是為何將近一世紀以來，生酮飲食皆是應付抗藥物性疾病發作的驚人高代謝療法。

請記住，你的大腦無法燃燒脂肪，除非你很誠懇的提供它酮類作為更乾淨、健康的能量選擇，不然它就必須完全依賴燃燒不乾淨的葡萄糖。事實上，**損壞的葡萄糖代謝，就是大腦功能受損的標記**。這也是為什麼酮類**對大腦功能而言，有特別重大效益的原因**。就算你不太在乎運動表現，或生酮的減重效果，保護大腦不受疾病風險，這個原因也足夠讓你推翻舊有飲食法和對食物的觀念了。

普遍認知性受損、失智症、阿茲海默症、帕金森氏症、自閉症和 ADHD 會造成生活品質大幅受損，這似乎被視為是必然又隨機會發生的事，可是並非一定得演變至此。只要採取生酮飲食，就能在現實生活裡好好思考、表現更好，還能獲得宛如藥物般的神經元保護效果，預防許多大腦認知性疾病。

下次當你頭痛時，與其服用一顆「安舒疼（Advil）」，不如大膽嘗試酮類補充品吧！根據達古斯提諾醫師所述，酮類的強化氧氣輸送效果，或許能讓你即刻舒緩疼痛。此外，生酮甚至能穿透胎盤，幫助提供胎兒大腦發展的碳原子基礎。達古斯提諾醫師是這樣說的：「大腦在燃燒酮類時，排氣管會產生較少的碳原子，有更多的馬力發動引擎。」

❹ 抗癌功效：餓死癌細胞並減緩擴散

養成生酮狀態有助於抑制各層面的癌細胞成長，最著名的論點是生酮狀態會讓癌細胞毫無葡萄糖補充。比起一般細胞，癌細胞會以更快的速率汲取葡萄糖，藉此活躍分裂、成長。這種獨特的代謝行為稱為「瓦氏效應（*Warburg Effect*）」，是一百多年前由科學家奧圖・瓦博格（Otto Warburg）發現。很多人早就知道空腹、限制熱量和生酮飲食，是能讓特定癌細胞缺少葡萄糖的有效代謝療法，同時更是抗癌時傳統化療和放射性療法的組成要素。一直到近幾年，才有研究開始表明，空腹／生酮效益的積累，不只從限制葡萄糖、從酮類生成也可以取得。例如，β-羥基丁酸便是已知的表觀遺傳學調節因子（可以影響全身基因表現的樣貌），也能預防促進癌症基因的表觀樣貌。

此外，當你藉由生酮飲食減少胰島素生成時，其實會產生最合宜的顯著成長因子數量，像是胰島素成長因子（IGF-1）和哺乳動物雷帕黴素標靶蛋白（mammalian target of rapamycin，簡稱 mTOR）。成長因子刺激數量減少，可以支撐全身細胞的健全功能、修復和能動性（motility），以達到有效的蛋白質合成與基因轉錄（gene transcription）。相對的，當 IGF-1 和 mTOR 長時間下來因為攝取過多醣類和蛋白質而增加時，就會無來由的加速例常細胞功能，這會引起系統性發炎、糖化（glycation）、氧化受損、胰

島素阻抗，最終還會加速老化。**當成長因子慢性增加，就更可能使細胞活動失調，引發癌症，也更容易使癌症滋長，加速擴散到身體其他部位。**大量醣類和高蛋白質昔似乎是打造身體強健武器的預設策略，但如果想要活得長壽、健康、有效對抗癌症，或甚至不要罹患癌症，這些其實不是好東西。除此之外，比起傳統健身的「過量餵養」法，生酮飲食可以更有效打造肌肉，增加體力。

有些癌症患者成功從標準的高醣飲食，轉型至嚴格的營養生酮飲食模式，他們體內的代謝環境便有了徹底轉變，會使依賴葡萄糖的癌症細胞非常不高興。誠如前面所提，酮類可以被心臟、大腦和骨骼肌有效（且優先的）應用，但大部分的癌症細胞無法把酮類當作燃料，這是因為酮類需要有粒線體才能燃燒（所以酮類燃燒時才能如此乾淨，它們利用了充足的氧氣），且大多數癌症細胞都是失能的粒腺體，這也是它們之所以是癌症細胞的原因！也因此為何它們大多是燃燒葡萄糖，不需要氧氣。

酮類除了無法被癌症細胞當作燃料應用之外，也能提供其他的抗癌優點。酮類能抑制癌症細胞糖化（葡萄糖燃燒），當癌症細胞無法燃燒酮類，就會因此挨餓。酮類能協助全身的自由基生成降到最少，而癌症細胞會因為活性氧存在而更加活躍；**酮類也可以刺激癌症腫瘤周邊的健康細胞內的抗氧化素生成**──科學家認為這能預防癌症細胞生長擴散。此外亦發現，酮類有助於緩和傳統癌症治療的放射性治療與化學治療影響。這些療程會刺激腫瘤裡的自由基生成，但這過程中會破壞周邊的健康組織。身體處於燃酮狀態時，就可能得以保護健康組織在不破壞放射性和化學治療效果下，不被這些侵入性療程所害。

不幸的是，人類癌症患者太慢採納空腹、熱量限制和生酮飲食來抗癌，儘管已經在許多動物研究上有顯著成果。要讓人類從傳統飲食徹底轉變的

建議，很難讓聽從醫生指示依靠放射性化學治療抵禦嚴重疾病的患者接受。除了減醣、嘗試減重之外，或許還得反抗腫瘤科醫師的建議（他們可能沒有營養方面的專業知識或訓練，但仍傾向於所謂的傳統標準飲食，通常與高度建議保持一致，就是 USDA 飲食指南）。近年出現的體外生酮補充品，或許是生酮療法得已在傳統癌症治療上立足的大好機會，特別是搭配生酮飲食法，效果更好。

❺ 提升細胞和代謝功能：增加血氧量，讓細胞更健康

β-羥基丁酸，其實就是能乾淨燃燒的能量來源；這是一個發送信號的分子，能調節全身細胞處理過程和發炎過程。β-羥基丁酸強大到足以視為表觀遺傳上的扭轉，和厲害的處方用藥一樣，能真正啟動和關閉一組基因。β-羥基丁酸可以直接調整克氏循環（Kreb's cycle function）功能，讓你能在較少自由基、較佳細胞氧化作用下產生細胞能量。稍早曾討論過，強化氧氣輸送到大腦特別重要。事實上，許多疾病的發作就是因為大腦在氧氣輸送不足之下而面臨爆發點所致。

氧化壓力降低與心血管系統關係密切，源自因燃燒髒污能源和現代生活中其他高壓影響（包括長期習慣的運動模式）的氧化受損，非常容易破壞心臟和精細的冠狀血管壁。根據彼得・阿提亞醫師和其他專家所述，心臟似乎比較喜歡燃燒酮類遠超過其他能量。達古斯提諾醫師也引述研究表示，酮類能改善心臟的液壓效率，使心臟能在一定的氧氣量而非燃燒劣質能源葡萄糖下生成更多 ATP。大腦無法燃燒脂肪酸，但卻會如燃燒葡萄糖般燃燒酮類。有趣的是，在你處於完全飢餓的狀態下，大腦會從葡萄糖獲取三分之一的能量，從酮類獲取三分之二的能量。

這是一個推廣大眾健康目標的好機會：在努力運動、用餐時間點或高

科技補充品之時發展出「空腹代謝」，但其實這些資訊是謬誤的。加速代謝功能，會透過空腹代謝導致自由基大量生成，刺激功能失調和疾病發展。瘋狂訓練、一天六餐都大嗑蛋白質的健身狂，確實會增加肌肉量，但他們追求大肌肉其實會阻礙長壽。**過度訓練、過量飲食和壓力過大（會大量產生壓力荷爾蒙，促使糖質新生來為繁忙的高壓日常生活模式補充能量）會造成代謝無效。**

雖然不希望加快新陳代謝的功能，但是新陳代謝的功能也不會降低，從而無法充分滿足細胞的能量需求，大量生成胰島素的飲食法就會發生這種現象；它會抑制燃脂，迫使你依賴持續性補足外來熱量，讓你回到代謝無效的狀態，終生會不斷積累過多體脂肪，提高癌症、心臟病還有其他因氧化和發炎引起的病症的風險。

燃酮對粒線體健康特別有效，《防彈腦力》（*Headstrong*）和《防彈飲食》（*The Bulletproof Diet*）作者戴夫·亞斯普雷（Dave Asprey）便引述一份研究，指出年滿四十歲以上的人，有 46％ 會出現粒線體功能衰退，從他們消耗氧氣速率不高可以驗證。記住，葡萄糖可以在不需氧氣或粒線體的狀態上被燃燒，因此依賴碳水化合物的飲食模式會使粒線體萎縮（atrophy）。如果你沒有運動或儘可能多動，或者是流入長期習慣的運動模式，那粒線體健康就會每況愈下。

相比之下，燃脂生酮可以讓粒線體保持活躍，空腹和耐力訓練或高強度訓練也是。在這些需要有的細胞刺激活動之下，細胞就能透過稱為「粒線體生物合成（mitochondrial biogenesis）」的過程，發展出更多且功能更強大的粒線體。就如前面提到，若把燃脂生酮設想成營火，你需要時間搭建一個能乾淨燃燒、為時長久的木柴堆（會讓粒線體參與的燃脂生酮柴火），而非得持續一直丟木條和報紙才能弄出的臨時營火，也就是依賴碳

水化合物模式裡，能量得依靠持續攝取高醣餐點和點心而來。在你認為自己在年輕時可以靠著引火方式的飲食暫且逃過這一切，可一旦過了四十歲，就該從運動、空腹和生酮飲食來照顧自己體內的粒線體。

還有一個可以評估自己細胞氧化作用的健康，就是買一台迷你、方便攜帶的脈搏血氧濃度計（pulse oximeter，網路上能買到的便宜機種是美金二十五元，好一點像是 Massimo Mighty Sat，四百美金），測試自己的血液氧化速率。只需要把手指放入機器，就能有即時解讀數據。這與量測血糖和血酮值不同，完全不需要沾到血！這在許多醫院住院患者和想追蹤恢復情形的精英運動員中，相當受歡迎。當血氧濃度值達到 97％以上，就代表你的氧氣消耗情況不錯，粒線體的功能應該也不差。

❻ 穩定情緒：減緩糖上癮造成的焦慮症狀

碳水化合物成癮者，除了營養嚴重不足和代謝死板之外，還有其他深遠影響。當身體無法有效燃脂，只能依賴定時攝取高醣餐點和點心補充能量時，就表示已經對碳水化合物這種強大藥物成癮了。當你從這種癮頭解放，讓身體能製造、燃燒內在的能量後，便能穩住心情、專注，也不需要定時定餐來保持能量，情緒穩定性也大幅提升。生酮飲食因為能提升氧化和神經元活動，經證實能減少 30％的焦慮症狀。

❼ 加速粒線體合成：讓每個細胞健康有活力

雖然「快速有效減重」聽起來不太那麼誘人，那麼粒線體合成或許是正在執行生酮者能改變人生的另一優點之一。什麼是粒線體？它是每個細胞中的能量生成器，功能越強，身體就越健康。粒線體能保護細胞不受燃燒能量、呼吸和生活在現代高壓生活中的「氧化損害」所苦。擁有的粒線

體越多，它們就能運作得更好、更持久，就能讓你活得更健康。

粒線體合成其實是指生成新的粒線體。細胞更強大、有高效能量時——不論是打造新粒線體或改善現有粒線體的功能，就會回應壓力或需求。如何產生高效的粒線體細胞？有些壓力源是耐力訓練、高強度的肌力或短跑訓練（比起耐力訓練，此訓練會在不同的能量路線上刺激線體，因此才說最好同時做兩種訓練）、空腹（使細胞挨餓，迫使細胞變得更有效）或生酮飲食（把燃燒不完全的葡萄糖降到最少，招募更多粒線體來燃脂生酮）。若把經常性斷食、符合生酮飲食和合理的運動訓練結合在一起，就能讓粒線體保持最佳狀態，享受最大的防護優點，避免因為運動和其他現代生活各種壓力引發的氧化損害。

提升運動表現並增加恢復速度

即使你不是專業運動員，但在了解生酮提升運動表現的驚人優點之後，或許你也會想成為運動員了。

我有將近半世紀的時間都是耐力運動員，我可以告訴你，我們從來沒看過有任何飲食策略或靈丹，可以像生酮這般提升運動表現和加快恢復速度。事實上，如今已經有生酮補充品，這樣也就更有趣了。先前已討論過，生酮如何成為高辛烷能量來源，幫助肌肉和大腦運作更有效率，比起燃燒葡萄糖，產生更少的發炎和氧化壓力。當你坐在辦公桌前或睡覺時，這對你的整體健康和疾病防護是一大要事，但若你的中樞神經系統有更好的氧氣輸送，產生更多的生物能學（bioenergetic）成分（大腦因此竭盡全力運作），這就對極致生理表現有了深遠影響。

對耐力運動員來說，隨著訓練運動強度提高，有效燃燒脂肪的能力也能提高；這正是如何提升運動表現的核心重點，也是所有跑道上獲勝者打敗其他選手時的主要顯著特徵。對肌力／氣力運動員來說，生酮的抗炎、節省蛋白質特性，能讓人更發揮全力、恢復速度更快，同時整體壓力、炎症和肌肉分解的風險更少。

當大腦取得更多氧氣，神經元更有效率運作時，訓練似乎就能變得更容易，而這也和「中樞統治理論（Central Governor Theory）」完全相符。這個理論由南非運動生理學家、也是《跑步這門學問》（*Lore of Running*）的作者提蒂姆・諾克斯博士（Dr. Timothy Noakes）加以宣導。諾克斯近幾年因為不認同他畢生在運動生理學上的成就與碳水化合物飲食法有關，改為投入在低醣生酮飲食法，而屢屢上了頭條。學術界為此震撼不已，諾克斯甚至因為身為南非人、卻反駁傳統飲食而必須接受審判！

中樞統治理論主張，最終控制運動表現的是大腦，而非肌肉。這個理論指出，肌肉在最後一圈或終點線前的最後一哩路不會真的耗竭，其實是大腦總結肌肉疲乏，這是為了保護你不會受傷，或許還有不想經歷完全耗盡體力的不適感。這理論直接反駁了最表面、簡單且不精確的周邊理論（peripheral theory）：「肌肉本身會侷限運動表現」，而這一直以來都是運動生理學的主流。中樞統治的概念或許能解釋我們為什麼有時在充分準備時或處於極端「打或逃」刺激的狀態下，還能達成不可能之事。

生理實驗研究數據也證實，當你因長期訓練而受到重擊（因為糖原被剝奪而突然出現嚴重運動表現低下），實際上肌肉內還是有本來儲藏其內的糖原，讓你能繼續堅持下去。此重擊是因為大腦決定停止運作，為了保護你不會真的完全用盡體力——這其實不太可能，因為當糖原消失，你就會從大量的脂肪儲藏下手和生成酮類，讓你繼續下去。這也是快速高爾夫

世界冠軍羅伯・霍根在他驚人的「（凱特・莎納漢醫師說的）調整發狂的食欲和代謝荷爾蒙」故事裡，在完全沒有補充水分或熱量的狀態下，完成極限 27.36 公里的訓練跑（在第十章會有更多討論）。

肌肉酸疼、僵硬和力竭疼痛、筋疲力盡的訓練很真實，而在血糖過低時感受到的無力感也是真的；如果大腦有更多的驅動力、受到更大驚嚇或害怕，其實大腦可以選擇無視這些信號。你可以自行驗證中樞統治理論：想像自己在跑了最後一圈後有人對你舉著槍，要你再跑五圈，或是要你在跑到馬拉松終點線後要你再跑八公里，而你的大腦（以及痠痛僵硬的肌肉）認為你已經達到當天最大極限了。驚奇的是，大腦將會號召動力和想像力，讓肌肉遵命繼續運作！

不過要知道，中樞統治可以號召極致運動表現，並不代表是什麼好事。中樞統治理論確實是個驚人的概念，偶爾也能意外（例如在山裡健行卻迷路，但卻安然返回歸途）或故意（在運動競賽裡用盡全力表現）成功，但最好是要理解，如此一來身體確實可以做出合理的極致運動表現，也能恢復迅速。如果你太常表現「出眾」或是受打擊太嚴重，那反衝力也會相當嚴重。我也曾在著作《原始耐力》（*Primal Endurance*）裡以單次田徑訓練（給跑步怪胎們，是在兩分二十四至二十八秒內跑完十六圈八百公尺）為例，當時真的太過疲累，後來病了兩週，還深信自己之後的跑步生涯裡再也無法做出同等強度或競爭力的表現。

燃燒酮類，能讓大腦充滿能量

當你想完成爆發性運動，例如撐竿跳、硬舉，或在肌肉已經疲乏時還

要再跑一圈或跳箱時，你一定要啟動現有肌肉纖維中更多的運動單位，並且（或者）隨時間拉長，打造更多肌肉來完成這項任務。邁入生酮後，你可以依靠充滿更多氧氣的大腦來啟動更多運動單位，完成爆發性衝刺。此外，也可以在短跑時更用力，在氧氣變少以前跑得更長久。大腦面臨氧氣不足時會視之為「生死交關」的威脅（記得，疾病的發作便是在大腦面臨氧氣不足時才發生），促使你更用力、努力呼吸，直到最終你必須慢下來。有更好的氧氣輸送，就能有好的運動表現，此時所有的變因才均等。這可能是運動前生酮補充品可以有所發揮、提供競爭力的另一個領域。對耐力運動員來說，這也能更容易了解有多少挑戰需要完成。保持心情緊繃、充滿動力和充滿氧氣，不論肌肉狀態如何，都讓你跑得更久、保持強健體能。

相較之下，發炎性葡萄糖代謝也會在你重複做爆發性運動，或是嘗試在長距耐力訓練時維持跑速時，讓你有類似的疲乏、腦霧感覺。此時，還沒學會燃酮的大腦在血糖下降時，感到昏沈無力；而在你沒吃午餐，下午覺得煩悶，或是在充滿壓力、卻得維持高認知功能的一天後，感覺「筋疲力盡」，以上這些都是因為燃燒不乾淨能源所造成的副作用。這種疲乏的感受完全不假，因為當神經傳導物質所依賴的調節化學成分和電子的鈉鉀幫浦（sodium-potassium pumps）耗竭時，體內的電子循環真的是疲乏。這些時候，你應該要重新汰換幫浦，透過睡眠、冥想或其他能使需求和循環活動降到最低的放鬆行為，來重置迴路。

但這就出現了一個問題：怎樣的疲乏、運動表現限制，是能量消耗的自燃成果？燃燒不乾淨能源對此的影響又有多少？這個問題其實很難量化，但如果你想要成就運動潛能，在過程中使身體受損降到最低，那就是值得深思的重要問題。就算是經過高度訓練的肌力運動員或耐力運動員，也很常看見他們在開始訓練或比賽起初充滿活力、精神旺盛，但後來瀕臨

力竭時就痛苦掙扎。而賽後或訓練後的檢討充滿著肌肉麻痺、血糖過低、不是故意恍神等評論，這些都是在賽程期間或運動表現專注時最不希望出現的反應。

生酮能把最有效的能源提供給大腦和肌肉

現在，是時候來仔細觀察全世界生酮飲食運動表現前驅者，以及他們如何把最有效的能源輸送給大腦和肌肉，來達到這些驚人成就，在過程中滋養中樞統治者。

阿提亞醫師在其個人網站（eatingacademy.com）上曾按時記載，他如何在無氧狀態的心律限制下，靠著生酮飲食有效提升自己騎自行車時的瓦特數（wattage，最精準的馬力計算，指在馬路上增加的速度）。他在無氧狀態下（運動員可以維持一小時左右的力竭「競賽速度」）的基質利用（substrate utilization，即各種能燃燒的能源），從調整飲食前的無氧燃燒100％葡萄糖，在採行生酮飲食後，改為燃燒70％脂肪和30％葡萄糖。這代表他在適應生酮、葡萄糖用光之前，還是能持續且用更快的速度運動更久。

山米・殷奇寧（Sami Inkinen）是一位矽谷企業家，也是一位完成113公里半程超級鐵人賽的業餘鐵人三項世界冠軍。他在從傳統高醣飲食轉型為適應脂肪酮類飲食後，可以將理論上「該累倒了」的低強度踏板瓦特數從五・六小時延長至八十七小時。這個「該累倒了」的估算是以如果他在毫無葡萄糖下還想繼續運動時為主。除了運動表現的真實世界之外，只要你的身體能燃脂生酮，以此為主要的能源而非葡萄糖，那任何應用大腦和身體去做的事，都將會更加容易。

所謂的「能量棒」，對於耐力運動完賽真有幫助嗎？

　　讓身體適應脂肪酮類，這可能是減肥和運動生理學在「耐力表現」上，有史以來最大的突破。依賴碳水化合物的耐力運動員與其他類型運動員的不同之處，在於他們一定要面對糖原耗竭的災難性後果，這可能會在兩小時持續努力運動後發生。耐力運動要成功的關鍵就是相對於競賽，運動員本身能燃脂，保存糖原提升氣力的能力。菁英級 2 小時馬拉松跑手和三或四小時跑者的差別在於，獲勝者可以在不費糖原儲存、肌肉累積乳糖廢物或是用盡氧氣得慢下來或停止的狀態下，五分鐘之內跑完 2 公里，接著跑完全部賽程將近 42 公里，──一般人要做到此等菁英表現可非容易之事。

　　既然我們已經數十年都根深蒂固地依賴碳水化合物飲食且難以突破現況，我們便一直熱衷在每次訓練前後（特別是典型耐力賽傳統，在重要賽事前要大量補充醣類）將盡可能多的糖原儲存在肝臟和肌肉，盡可能地在訓練和比賽期間延伸糖原補充量（在你努力訓練期間變得更精瘦就會發生），並且在訓練期間精巧地累積更多醣類能量。

　　過去數十年來，耐力運動團體之間都在思考如何完成這項挑戰，砸了數千億美金在運動營養產業上──能量棒（PowerBar）、飲品和凝膠，都成了運動員一定要買的必配品；但其實這些東西都無法為我們帶來成功。一份在《運動與訓練的醫學和科學》（*Medicine & Science in Sports & Exercise*）期刊發表的研究便指出，鐵人三項競爭者──全世界最用盡全力、經歷高度訓練且做足準備的運動狂熱者──有 31％仍然會在比賽期間經歷腸道不適的症狀！更不用說，所有長程和終極距離耐力運動員在血液被消化器官分流時試圖繼續處理糖類熱量，同時想進入極致狀態繼續跑完全程時，都會出現消化道問題了。

如今，能量棒發明已經過了三十年、第一項夏威夷鐵人競賽或西部 160 公里耐力跑舉辦超過四十年，還是有很多經過高度訓練的參賽者，仍因為腸道問題而非純粹想完成賽事的生理挑戰而痛苦不堪。所有被重度宣傳、前衛設計的運動營養產品，無法克服事實上人類本就不該在長期用力運動期間吸收熱量的事實，以及葡萄糖其實是非常脆弱且單薄的能量來源。此外，那些採取高醣飲食者出現不好的健康成果又該怎麼說──這與耐力運動員特別相關，因為他們遠比一般會運動的人攝取了更大量的醣類。

現在我們終於認清事實，發現可以透過調整飲食，從依賴碳水化合物改成適應脂肪酮類的飲食模式，徹底戒除依賴葡萄糖的情況。要做到這一點，顯然我們得了解嶄新的耐力運動表現潛能。或者說得更直白些，如果能靠減少糖類，增加脂肪飲食，而非做更久更用力的訓練十七次，就能把「該累了」的時間從五小時延長到八十七小時，這不是比較簡單嗎？適應脂肪的飲食模式對耐力運動來說有其優勢，這觀點如今終於被主流認可，但是菲尼博士和沃樂克博士，以及馬費東博士這些先驅在過去三十多年來，一直都在默默倡導這則理論。菲尼／沃樂克的理論從八〇年代初期開始，雖然當時是長期間在實驗室和學術規範下進行，仍然與科學和運動團體的認知規範相斥，因此始終被忽視，直到近期才獲承認。

大量補充醣類，是無法突破運動瓶頸的主因

運動營養行銷在宣導依賴醣類所花的經費（以及驗證依賴醣類有效的研究經費），很有可能正是壓抑這些革命性概念的重要主因。公平起見，傳統飲食智慧的中流砥柱，如佳得樂運動科學研究中心（Gatorade Sports

Science Institute）的員工，都是從事精密研究的專業人士，但所有的一切都立基於醣類法則的泡泡中。已有科學驗證指出，採取高醣、生成高胰島素飲食的運動員，確實需要穩定的葡萄糖能量來維持運動輸出（在運動強度增加時更是如此）──這是因為他無法快速取得脂肪儲存，或有效取得脂肪儲存，來維持超乎一般（大部分都在燃脂）運動強度之上的運動輸出。

　　凱特・莎納漢醫師（請上 DrCate.com 網站，或是 YouTube「燃脂工廠」〔FatBurn Factory〕頻道可以獲得更多資訊）也說明，脂肪之所以難以取得，是因為高醣飲食和點心造成高胰島素血症。在適當的代謝條件下，當你需要取得、燃燒儲藏起來的能量時，會有一堆像是腎上腺的荷爾蒙開始運作，調節荷爾蒙敏感性脂解酶（hormone-sensitive lipase，簡稱 HSL）的活動。HSL會解開儲藏的三酸甘油脂，把這些三鏈脂肪酸分子分解成游離脂肪酸，釋放到血流中，當作能量使用。過量的胰島素會抑制這種活動，反而刺激脂蛋白脂酶（lipoprotein lipase，簡稱 LPL），使細胞從血中帶出能量儲藏起來。

　　凱特醫師稱這種出現在高醣運動員身上的現象為「兒茶酚胺阻抗（catecholamine resistance）」，這是一種前驅素，最後會成為胰島素阻抗。沒錯，好幾公里的路確實能讓他們比一般高醣飲食者應付得更好，但依賴醣類的耐力運動員並沒有什麼好的形象──通常他們身上會有過多的身體脂肪。不論攝取了哪些糖，身體就會燃燒那些糖，也會快速燃燒儲藏起來的肌糖和肝糖，然後執行糖質新生，從瘦肌肉組織取得更多糖分。同時，剩下的脂肪儲藏會在兩小時路跑或五小時自行車最後階段時，讓你面臨大腦和肌肉力不足而痛苦的狀態。

　　大眾從未想過利用低醣飲食來取得脂肪儲存，反而選擇在長時間訓練或比賽之前瘋狂大嗑醣類這種飲食方法；在訓練期間、當手錶每十五分鐘提醒你休息時大喝含糖飲料，大吃含糖凝膠，並在出現所有重要「機會時

段」，也就是肌肉最能感受糖原補充時，不管訓練、馬上重新大量補充醣類食物。就如諾克斯教授所說：「我願意坦誠我也是靠運動營養／補充品產品維生，我也曾向運動員闡述、提供他們需要維持體態的含糖產品。我甚至還曾發展出將濃縮長鏈醣類分子粉末化、放入瓶裝水就能傳輸大量醣類熱量（一次 900 大卡！）的先驅產品之一。該產品名字為『Carbo Concentrate』，真是丟臉。」

二〇一三年，沃樂克博士和他的研究同仁進行了一個指標性的實驗，觀察兩組經過高度訓練的耐力跑者。這項「FASTER 研究」（受訓菁英跑者的適應脂肪受質氧化）把團體中能力相當且採行傳統高醣（60％）低脂（25％）飲食的跑者分在一起，而實驗開始前就採取適應脂肪酮類飲食（平均是 70％脂肪、20％蛋白質和 12％醣類）一段時間的人則分開。這項研究結果或許是對科學和運動團體最驚人的披露：在普通跑步機上跑三小時期間，低醣高脂的運動員身上有了驚人的脂肪氧化速度；而原本一直認為高度訓練耐力運動員的最大脂肪氧化速率，大概是每分鐘 1 公克脂肪（每小時燃燒 540 大卡熱量）。

這項研究顯示，**適應脂肪與酮類的運動員，可以代謝更多比原本認定的人類極限還要多的脂肪**。事實上，低醣組的平均速度是每分鐘 1.5 公克脂肪，其中最厲害的人則是每分鐘 1.8 公克。（每小時燃燒 972 大卡脂肪熱量！）此外，低醣組的燃脂速度，是高醣飲食組平均速度的兩倍，後者平均僅有每分鐘 0.67 公克，且他們達到脂肪氧化巔峰時所花的最大力氣百分比，比低醣組更多。

總結來看，低醣耐力運動員在所有的訓練強度，都可以輕鬆燃燒更多脂肪，不像高醣耐力運動員，他們難以取得細胞能量，而適應脂肪與酮類的低醣運動員能享受多次重要的運動表現和恢復效益。第一點，他們不太

需要在運動期間依賴外部的醣類能源，因此面臨消化系統不適或疲乏的風險比較低。第二，脂肪燃燒生成的發炎情況較輕，比起燃燒葡萄糖產生的活性氧也較少。雖然這種觀點是很重要，但重要的是運動期間的影響，因為上述靜止代謝功能可以在 10（慢跑）、20（節奏跑／五公里競賽）或 30（完全短跑衝刺）的變數下提升，這些就稱為代謝當量（MET）——因此一次短跑訓練能產生 30 代謝當量。

　　最後，適應脂肪能使訓練之後不容易糖原耗竭，因此不需要向依賴醣類的運動員那樣大啖高醣食物來補充恢復。在運動訓練之後大吃一頓，會對腸胃系統增加氧化壓力，還可能延遲恢復，增加因為訓練和大吃產生的整體壓力衝擊。記得，肝臟是處理、分配所有小腸所吸收營養素的地方，這不只包括糖原，還有脂肪酸、胺基酸和各種維生素、礦物質和微量營養素。肝臟也是讓血液排除酒精和其他毒素的第一道重要防線，如果你經常大嗑醣類，不斷以葡萄糖填塞肝臟，那你可能會阻礙自己運動和其他壓力形態的恢復力。

增強力量與爆發力

　　生酮尚未大受歡迎時，普遍認為「增加爆發力」是一個專屬耐力運動員的領域；他們顯然能在維持氣力之下，靠著獨立的葡萄糖需求來獲得明顯優勢。運動員們需要的大量肌力和氣力便是「糖原」——其強度非常大，但能充分利用的時效卻很短。許多人甚至宣稱，如果你採取生酮飲食，會使強大的力量消失。但這些早期的懷疑論如今已在科學驗證下平反，甚至是最需要爆發力的運動員也能從生酮的節省蛋白質、抗炎和強化神經元效果下獲益。

　　燃燒酮類可以讓你用更大的功率傳輸大腦神經元，還能啟動更多運動

單位來讓你完成想要的工作。肌力運動員深知獲得更多運動單位，就是變得更強大的重點：大腦會呼叫更多肌肉纖維加入，向神經系統發出信號，要每一束纖維都發揮全力。短跑或舉重會因為大腦運作更好而感覺更容易，讓運動過程中感到簡單一些。另一個生酮對肌力／氣力運動員重要的優勢就是，這類飲食模式可以減去過多身體脂肪（如果你有此計畫的話，有些爆發型運動員仍想保留較壯碩的體態），讓你在爆發力表現上隨著所有均等變因，提升爆發力。就跟布萊德和我一樣，也能從幾乎碰不到籃網變成灌籃——這些都只是因為你減去多餘脂肪而得。

當處於生酮狀態，不但可以做出爆發性運動，且之後也不會像燃糖者那樣分解太多肌肉，這是因為比起燃燒葡萄糖，發炎的狀況會隨著燃燒乾淨的脂肪酮類而減少。因為在生酮狀態下，不需要連靜止時都燃燒大量葡萄糖，你會有大量儲藏好的肌糖，讓你從事高強度的訓練，就算訓練多延長一小時也沒關係。

當處在空腹或者生酮狀態，你能享受因變因提升時肌肉蛋白質增加的感覺，例如血液中的成肌因子（myogens）增加（直接影響生酮乙醯乙酸鹽的表現）。從演化論觀點來看這很合理，如果你很餓，然後大吃，身體就會想要把這些熱量做最大效用的利用。儘管這門科學相當新，我們在斬釘截鐵敘述時一定要小心，顯然生酮很有可能是合成代謝而成——而不只是方便不讓肌肉分解的能量來源，還有影響表觀遺傳學的效果：**生酮可以打開基因，打造或維護肌肉纖維的功能。**

傑克伯·威爾森博士是骨骼肌生理學家，同時也是佛羅里達州坦帕市應用科學運動表現中心（Applied Science and Performance Institute）的館長，他曾發表一篇特別有趣的研究，因為研究主體是重訓運動員。就如菲尼和沃樂克的研究，以體態標準的樣本在生酮界特別重要，因為一般代謝無適性

的人，可能會因為研究時間遠比讓他們變成適應脂肪酮類的時間還短，而產生反效果。威爾森找來的運動員在遵守生酮飲食時，血液中的支鏈胺基酸增加，而且處於酮症之下，比起依賴醣類，似乎也能減少刺激蛋白合成。

加速運動後的復原時間

如果你依舊擔心攝取少量膳食醣類該如何補足糖原，請了解當你適應生酮後，你的脂肪氧化速率會提升，不是沃樂克博士 FASTER 研究中的低強度量測，而是完全提升至無氧狀態的限制。彼得・阿提亞醫師進行的固定腳踏車實驗，他在 eatingacademy.com 上有按時紀錄，就是驗證此點的最好範例。就算你做的是肌力訓練、交叉訓練（Crossfit）課程或是得重複做出最大強度力度的短跑訓練，這些課程有一大部分都是在進入高醣元、有氧運動之前的低強度有氧運動暖身和預備動作（大多燃燒脂肪，因為有充足的氧氣）。相比之下，就算體態很好的燃糖者，也會在輕鬆的有氧暖身時就用盡糖原，待用力完畢，他就必須大嗑甜食讓自己停止顫抖。

對從事長程或終極距離訓練的生酮耐力運動員來說，糖原可以是燃脂生酮優化後的結果，所以可以省下來不用。全美 160 公里路跑冠軍菁英超跑運動員查克・彼特（Zack Bitter）也是 FASTER 研究裡的低醣組組員之一，他便回報可以在只靠喝水和流質胺基酸的狀態下，完成為時八・五小時，超過整晚約 29 公里的耐力跑，穿越內華達山脈的山林河谷，並以同伴的步調跑完西部 160 公里賽事的最後階段。

第一，除了在運動期間省下糖原不用之外，當你處於適應脂肪酮類的狀態，你也可以輕鬆重新儲存力竭的糖原（不論是如何耗費的——不管是

耐力訓練或高強度訓練都沒關係）。就算你只吃了一小份符合生酮的飲食，或甚至決定要在運動後空腹一段時間來加速減重和生酮進程，身體還是能找出得以有效重新儲藏的方法。首先，你得將任何吸收的醣類直接導向肌肉，因為就如凱特醫生所說的，「當糖原行李箱打開了（肌肉耗竭），它們就會獲得優先權。」此外，因為大腦在燃燒酮類，它也不會吸收葡萄糖。

第二，你必須要求糖質新生，才能讓肌肉獲得需要的葡萄糖並重新獲得能量。這與燃糖者經歷到的「打或逃」濫用糖質新生完全不同，他們只會不斷分解肌肉量，才能讓糟糕的營火繼續燃燒整天。**當你處於生酮狀態，溫和且收到指令的糖質新生可以從吸收的蛋白質來作用**，或者即便得不時從肌肉量來作用；且這一切都是在悠閒的狀態下進行，而非像是燃糖者經歷的緊急「打或逃」情況。

第三，凱特醫師推論，運動訓練期間，適應脂肪的運動員可能得以重新組裝沒用到的葡萄糖，恢復成之前儲藏起來的糖原型態，因為他們燃燒的大多是脂肪，最後也不會需要更多葡萄糖。雖然這種猜測確實是運動生理學界中適應脂肪論述的全新前衛觀點。但 FASTER 研究證實適應脂肪運動員體內確實發生了有趣的事。高醣組與低醣組運動員在跑步機上跑三小時後，體內都有大量糖原儲存流失，但低醣組運動員雖然只攝取了非常少量的運動後醣類，卻能更有效的重新儲藏糖原！

驚人的是，誠如菲爾・馬費東博士所提到的，運動後攝取醣類而重新補足的糖原，並非運動員們長久認知中的需要花多很時間，相對的，依賴醣類的運動員在靜止時基本上也能燃燒多數脂肪，但在高糖解運動後的數小時內，糖原燃燒就會超越燃脂。這也是為什麼依賴醣類運動員雖然很努力運動卻無法減脂，因為他們最後只是在運動後燃燒更多葡萄糖，刺激食欲攝取更多醣類而已。

減少胰島素分泌，是生酮另一優勢關鍵

　　生酮帶來的促進健康、預防疾病和高超運動表現等種種優勢，似乎有點太過美好。既然現代社會全神貫注在科技和藥學突破，想解決 SAD 飲食和繁忙高壓日常生活引發的相關疾病，代謝療法（以飲食為基礎來調整健康）的概念也能從大部分強大藥物勝出或成為更優質的選擇，在第一時間就能預防疾病發展已經不足為奇了。在這種範疇下，我們一定要為「生酮」訂定一個長遠廣泛的定義，包括闡述低醣攝取的代謝狀態（燃燒更乾淨、不容易氧化且發炎的脂肪能源）、適量攝取蛋白質（避免過量刺激引發癌症的成長因子 IGF-1 和 mTOR）和攝取大量脂肪，就能使胰島素生成量降低。

　　回想彼得・阿提亞醫師強調「胰島素優化」這點，就是終極長壽的標記吧！他進一步猜測，或許生酮驚人的保護神經元優勢，有一半是源於少量胰島素；而生酮飲食中，胰島素分泌量減少的結果，可能會比實際燃酮來得對健康更有益。這想法的重要性將在第十一章更深入探討，屆時將總結與生酮相關且較無爭議的重要假設，並討論長期飲食策略有什麼選擇。到時候可能還有更多要調適、更多可以獲得的好處，營養生酮之外，重要的是要努力完成本書介紹的旅程「21 天增肌燃脂！啟動生酮與體態改造」，這是一段搭配斷食的調整時期，接著維持生酮飲食至少六週──這是我強烈建議所有人要完成的重點。畢竟，所有在人生中不斷轟炸我們的飲食法和策略當中，只有「生酮」才有可能是最接近我們史前文明祖先的原廠設定，才能使現代人恢復原本應有的健康身體。

PART 2

〈〈

21天重置代謝、
啓動生酮的全面計畫

第4章

為期 21 天、
第一階段的「改變期」

$$\times$$

　　現在，各位已經消化了一大堆準備資料，（我希望）能說服你拋棄依賴碳水化合物飲食、成為適應脂肪和酮類的體質，以及完全做到有益健康的每一個部分。現在，讓我們來看看這趟旅程的終點是什麼吧！首先，就如本書開頭所承諾的，你將能在 21 天內重啟人體的「原廠代謝機制」，也就是調降燃糖基因、提升燃脂基因，準備好邁進生酮世界的第一步驟！

　　第 21 天將是重新調整基因的重要里程碑，許多行為專家都深信，21 天是打造、養成新習慣所需要的時間。不過，請不要誤認為這個 21 天生酮啟動計畫，是個能一次到位、讓你的人生從此健康快樂的神蹟。我們一定要釐清這種誇張的應急之說，分辨飲食與健身產業的特性，因為這個計畫：**是一個重整為零的機會，讓自己有「動力」實踐適應脂肪和酮類的人生。**但是在我們開始之前，必須先允諾自己一定要完成最初的 21 天，因為堅定的信念才能走得長遠，降低胰島素值、把食欲和荷爾蒙調整得剛剛好，這些都是有助成功的關鍵。

　　開始的第一件事，「重整為零」的意思是要完全拒絕任何糖分、穀物或精製植物油長達 21 天，這段期間內你必須完全排出任何致癮糖麥的毒。

要讓這段生酮飲食之旅變得更簡單，就絕對不能在這 21 天內做出以下這些事，包含放鬆對醣類的封鎖，讓自己持續生成大量的胰島素，否則就會把脂肪囤積起來，刺激食慾渴望更多的碳水化合物。

別擔心，在這 21 天的重置代謝生酮啟動計畫中，將包括許多美味的料理，例如主打自然的脂肪才是高飽足因子（high satiety factor）， 這能確保你不會感到飢餓，也不會喪失想繼續堅持的意志力，讓大腦中不會有任何想要讓飢餓荷爾蒙與飢餓鴉片類受體（hungry opioid receptors）失控的想法。荷爾蒙優化（Hormone optimization，也就是最低量生成胰島素）和代謝適應性會因應飲食、運動、睡眠和壓力管理的處理，促進最佳基因表現而自然發生。

運動、睡眠和壓力管理也很重要

除了飲食之外，還有其他三個部分，請各位一定要在 21 天計畫中內化整為零：運動、睡眠和壓力管理。若這幾個方面出現任何失誤，即便完成飲食方面的調整，仍會阻礙你邁入生酮人生。

運動方面，最主要的目標就是每日增加「任何形式」的運動，這適用於所有人，即便你已經是狂上健身房運動或使用高哩程耐力機器的人亦然。事實上，若你是長時間久坐工作者，即便每天在通勤時、或在辦公室裡有有所謂「動一動、伸展」的運動，仍不足夠；適當的運動能幫助你提高新陳代謝率，請養成出門做有氧運動或上健身房的習慣。另一方面，若你已經是健身狂熱者，請改掉「長時間運動」的習慣，這樣才能讓你邁向調適脂肪的體質，以及有助於成功遵照限制膳食碳水化合物的攝取（因為長時

間運動後的疲累感，會讓你一口氣吃下大量碳水化合物）。

另外，好的睡眠品質也是重置基因、遠離依賴醣類、邁向適應脂肪和酮類體質很重要的一環。事實上，在黑暗中使用人工燈光和電子設備的刺激，會刺激嗜糖，使食欲和脂肪儲藏荷爾蒙失控，導致「熬夜胖」。最後，現代生活的繁忙步調，會引發長期刺激「打或逃」反應，使得脂肪代謝失敗，讓你回到依賴碳水化合物的生活，導致「有壓力就想吃糖（甜食），想吃糖就會囤積脂肪」。我們會分別探討如何擊退這種毫無意義的角逐賽，用休息和修復，培養出放鬆、本能導向的心境，讓你成功達到飲食、運動和生活三方面均衡的健康目標。

· 專欄 ·

╱ 凡事需適可而止，就連適可而止也是 ╱

我在咖啡裡加一包糖、伸手拿桌上的薯條、喝一小杯龍舌蘭或甚至在高檔餐廳裡拿片麵包沾油醋吃時，身邊的人通常都會對我眉頭一皺。我早就練就無視他人驚訝於我沒有完美遵守生酮原則的異樣眼光，而隨後這些人可能會心想，「如果馬克可以吃麵包或薯條，那我們都可以囉！」

生酮人生中，你確實可以做任何想做的事，而我也依舊會與你當朋友（或者還是你的丈夫、父親、老闆或生意夥伴）。請記得，我也只是一個想要充分享受人生的男子，也就是不要對食物有太多

壓力。沒錯，要我像以前跑馬拉松時（我很認真）經常用手指測試來記錄酮類和葡萄糖值、在一週內攝取更少的碳水化合物，展現真誠想要健康體態的決心，我還是可以做到；但我也偶爾會罵出「WTF（我的童年玩伴瑪莉雅說這是指「歡迎使用臉書」）」，然後吃麵包、起司蛋糕、烤布蕾或當下想吃的任何甜點。

對於這種飲食法我是彈性蠻大的，但我不希望你們因此有錯誤的認知。我確實花了將近十五年時間，限制自己每天攝取不超過 150 公克的碳水化合物——我估算過，過去五年來，我每天攝取平均約 50 至 70 公克。我努力打造出適應脂肪和酮體的身體基礎，讓我比起其他想要從代謝受損和依賴碳水化合物恢復的人，來得更有餘裕。即便你現在的處境不算太糟，飲食上的放縱和節制對很多人來說還是容易失手，因為生理上刺激葡萄糖—胰島素快速消長，加上許多心理情緒在潛意識或有意識的行為模式所造成。

我個人偏好膽大心細的生活變革，你可以全權做主，了解自己「選擇後」會有何種結果。現今我們面對的世界是充斥各種五花八門影響健康的誘惑和不安。如果是打算將自己的命運交給醫學界所謂正確的健康養生法，那可能最後只會後悔又痛苦。就算你想振作，為自己的健康好好努力，但如果你接受了普遍的「嘿，適可而止就好了」，那你的健康最後也只是適可而止而已。我不認識你，但我喜歡比「適可而止」更好一點。如同愛爾蘭詩人王爾德（Oscar Wilde）曾說「凡事都要適可而止，就連適可而止也是。」

更甚的是，我們絕對不能忘記平日中庸的我們是如何的可悲。高人氣美國喜劇演員兼深夜脫口秀節目主持人傑·雷諾（Jay Leno）曾說過：「今天在美國，過重的人比正常體重的人還要多。

所以過重現在很一般，那你完成新年新希望囉。」我會進一步去想，已發展國家經常被讚揚的長壽數據。美國如今的預期壽命締造新高，大約八十歲（雖然這經常會牽扯到機器以及忘記家族成員的臉），絕對比一百年前預期壽命僅約五十要好很多。但是，人類的器官會漸漸退化到一百二十歲，這樣看來預期壽命和潛在壽命（lifespan potential）之間差距蠻大的。

比起受制於笨拙教條，爭論關於飲食的對與錯，我比較想將相關的一切都想成一系列的選擇。選擇 21 天的生酮計畫，積極去除飲食中的精製糖、穀物和不好的油，這可能是你所做過生活改變最多的選擇之一。一開始就做好做滿，就能打開全新的健康視野，一旦你體驗到一點點適應脂肪酮類後的好處，就再也不想回頭，重蹈過往與依賴碳水化合物飲食相關的困擾和痛苦了。

改變期的每週階段性任務

這個生酮啟動計畫需要毅力和自律，但這不表示就會充滿痛苦與掙扎，只要用正確的方式去執行，一定能成功重新調整基因、矯正體內代謝速率，開始讓身體更常以脂肪為燃料，讓你這旅途越來越輕鬆順利。

有數十萬人在人生因健康和過量身體脂肪所苦後，紛紛投向古老的飲食法則，而他們都體驗到快速且驚人的成效。現在換你了！每一週你要專注在特定的執行項目上。第一週，重點是飲食；第二週是運動、生活和壓

力管理，最後一週，則是第一週和第二週的重點整合。以下是每週重點目標概述，以便讓各位了解接下來會發生什麼。此計畫的目標將會在後續章節詳述。

〈第一週〉丟掉所有的 NG 食物

　　這趟旅程的開頭將是最為猛烈的，因為你要徹底清除食品櫃和冰箱（還有辦公桌抽屜）中所有的糖、穀物和精製植物油。不幸的是，這些缺乏營養、容易引起發炎且會刺激大量胰島素生成的食品，總共佔據了標準美式飲食中約三分之二的熱量，這些食物只會帶來麻煩而已。這樣的猛擊行動一定要搭配自律，更是要邁向生酮一定要做到的第一步。要拋棄一直以來的主食可能會令你感到驚嚇，別擔心，因為你可以用高飽足感、高脂、營養豐富的原始／舊石器／演化論認可的食糧，重新填滿自己的櫥櫃。

　　在第六章中，我會詳細說明不同種類食物（例如飲料、乳製品、脂肪和油脂等等）中必須要剔除的是哪些食物，並建議有哪些適用的替代品。第七章則會介紹生酮飲食的基本原理和優點，說明每一種營養素在飲食中扮演的角色。你會大致了解何謂從 SAD 飲食引發依賴醣類，以及改採行含大量營養的全食飲食法的各項優點；而這種飲食法可以促進身體適應脂肪，是本書的最終目標：養成生酮體質奠定基礎。你也會知道在生酮飲食中，早餐、午餐、晚餐和點心模式大致是什麼樣子，並搭配詳細步驟解說的飲食計畫，來完成整套的 21 天重置代謝計畫。

　　把過往人生的主食轉變成祖先吃的食物模式，可能會帶來一些壓力，重點在於要讓自己身旁充滿美味的「原型食物」，自由享受這些美食，這樣你就不會因為飢餓或體力不濟時感到掙扎或痛苦。許多低碳飲食信徒在努力降低攝取碳水化合物上失誤，最後反而對高脂食物感到厭惡，數十年

來流傳下來的「傳統智慧」，就是錯誤地告訴我們：「脂肪會讓你變胖，會使冠狀動脈阻塞。」如果減少攝取醣類，你就要添加更多健康的脂肪，這樣才能確保你有滿足感，不會回到過去因為飢餓而渴望大吃碳水化合物的惡習。只要你能以大量營養、高脂的餐點和點心獲得全然飽足，這一點其實很容易達成。攝取真正有營養而非只是超美味但毫無營養的食物，這代表你的食欲和代謝荷爾蒙趨於穩定，不需要再擔心因為飢餓而狂嗑了。

〈第二週〉導入運動、睡眠和壓力管理

在努力熬過艱難的第一週後，你的飲食方式已經漸漸改變；接著，第二週則要把注意力放在生活方式的實踐上。在第六章，我會詳述這三項要專注的領域：運動、睡眠和壓力管理。運動的目標將是多面向的，最重要的一點是要找出能在日常生活中多多活動的方法，例如早上或傍晚找時間散個步、走樓梯而非搭電梯、工作需要久坐期間經常起來休息、找時間（即便時間很短）做些瑜伽／伸展、健美體操／移動性的工作，甚至是閒晃也可以。

接下來的目標是要完整做完一套步調適中、能提升有氧心率的有氧運動，可以幫忙訓練身體成為燃脂專家，不僅運動期間會燃脂，還能隨時隨地都在燃脂。緊接著則要專注在如何結合短時間、高強度的體力訓練和短跑；這些運動能加速減脂，使身體更快進入生酮狀態。你也會學到避免長時間運動的重要性，因為這種運動模式會經常延長過度刺激「打或逃」的壓力荷爾蒙，阻礙身體成為適應脂肪體質，還容易使你回頭依賴碳水化合物，更加疲累。

至於睡眠，最急迫的目標就是睡覺時要減少人工燈光和電子設備的刺激；當這兩者結合，會從根本破壞我們搭配太陽作息的「睡眠↔起床」循

環基因。找個柔和、昏暗和放鬆的夜間例行活動，將有助你矯正荷爾蒙，讓荷爾蒙可以配合自然生理節奏，讓你在日出起床時充滿活力，日落時讓精神緩和下來，快速入眠。這不只是確保你睡眠充足，還可以調整原本夜間習慣吃甜食和儲存脂肪荷爾蒙的模式。

最後要注意的是壓力管理，鍛鍊自己在這種超快速的現代生活中，面對過大壓力時，仍要沉著淡定應對。你將能從許多有意義的真實社會交流中獲得啟發，並不再過分關注科技和社群媒體；你也會學到如何應用科技，讓自己的人生更輕鬆、更沒有壓力，而不是淪落為高科技下的受害者；此外，你也將培養其他健康的習慣，如放鬆散步、解決問題，找到更多有趣又能在生活中轉型目標之下維持動力的方法，例如準備一本感謝日誌，為自己空出時間；享受不同的興趣愛好，或是單純從自然中找到珍貴的減壓時刻。

〈第三週〉完全打開生酮的開關！

第一週與第二週的目標其實非常具企圖心，需要用上大量的時間、體力和專注力。因此，在這 21 天重置代謝計畫第三週，你需要喘口氣，進入一個你能快樂享受選擇食物、運動模式、睡覺習慣和壓力管理的例行實踐上。這是一個能仔細檢視自己是否有任何部分要改進的機會，不論是仍在夜間用螢幕燈光殘害眼睛，或是每次喝冰茶都加了幾次桃子甜味劑等。

在 21 天將要結束時，你得更嚴謹的實踐它，因為到了本書最後一章節後，就再也回不去了！一旦你完成代謝重置計畫，就會直接投身在加強的運動上，確保你準備好實行前六週的營養生酮。這包括早上延長的空腹時間，以及生酮飲食期中考。如果你成功拿下 75％，那你已經準備好進入營養性酮症；如果還無法達到這分數，那你需要花多一點點的時間在「第三

週模式」內，這期間你可以調整自己的行為模式，更配合重置計畫中的飲食、運動、睡眠和壓力管理目標。

若你在重置計畫上有任何部分還是不太熟練，比如在有氧運動期間監測自己的心率，或是你完全不知道 50 公克碳水化合物或 75 公克蛋白質到底是多少，那你可能要在第三週時就開始量測。我個人是比較偏好打從一開始就確實矯正行為，不要因拘泥在細節而困擾，在這趟生酮旅程中開始量測重要的數值，可以大幅從中獲得啟發。

或許最需要測量的部分是在做心血管運動期間測心率，以及每日攝取的碳水化合物和蛋白質公克數。簡單地說，運動期間的有氧心率，最好是不超過你自己的「最大有氧心跳率（maximum aerobic heart rate）」，這正好是你的身體燃燒大部分脂肪和最少量葡萄糖的時候，再以菲爾·馬費東博士的運動期間每分鐘心跳數，以「180 － 年齡」做計算── 我們會在第七章時詳細說明這部分。

至於每天攝取的碳水化合物，重置計畫期間需要維持在每天低於 150 公克，而在生酮時要減少到 50 公克或以下，每天攝取的平均蛋白質分量，應該約是每磅去脂體重約 0.7 公克。我們會在第九章教你如何計算生酮三大營養素的熱量，並介紹好用的工具「生酮日記和線上三大營養素計算工具」。如果你現在就跳到那一章，你可以知道如何記錄幾天、或最好是以一週內進食紀錄的基礎指南，將這些數據輸入線上食物計量表，就可以知道自己目前的狀態並該如何調整。

雖然每天記錄所攝取的每一卡熱量非常麻煩，但能讓你最後在進食時感到更加平靜，食物日誌還能提醒你該注意的地方。也就是說，如果你確實專注在長遠的目標上（拒絕壞東西、加強有豐富營養的高脂食物、有意識地運動、管理好自己的睡眠和壓力），那二十一天後你將會浴火重生，

有非常棒的動力讓你向前邁進生酮之旅的下一階段。現在,我們就辛苦一點先看第五、六和七章,完全專注、努力做到放棄依賴碳水化合物。相信我,在你走上適應脂肪、酮類體質的這條快速道路上,你絕對不會想走回頭路。

第5章

用「生酮好食物」
替換不健康的食材

×

　　就如在第四章提到的，21 天代謝重置計畫並非靈丹妙藥，而是一個「重置」代謝系統的機會，讓你能在適應脂肪上能「有志者事竟成」。在準備開始時，一定要想著生活裡的事物都是好的，壓力適中，而且你有時間和精力來達成這項健康大挑戰。與此相對，若你考慮要在一個月的忙碌出差期間，或是孩子正面臨耳朵感染時實行這個計畫，請等到生活恢復「正常穩定」再執行比較好。

　　選擇一個方便的時間執行，這點非常重要，因為你要迅速進入狀況：第一天你就得拿著垃圾桶，開始把放在食物儲藏櫃或冰箱中各種形式的糖、糖果、含糖飲料、白色穀物和全穀物、精製高多元不飽和植物油，以及各種形貌、內容物有這些「三大壞物」的加工、包裝或冷凍食物，全部丟棄。

　　糖果和穀物沒有什麼營養價值，而且它們都是會生成大量胰島素的催化劑，許多專家們都同意，這是現代社會所面臨的普遍公共健康問題。精製的植物油與精製的碳水化合物同樣惡劣，因為在高溫製作的過程中，它們會產生自由基，而同時接觸高溫、光線和氧氣時（例如在下廚期間又加熱這些不穩定的油品）更會使人體加劇受損。健康脂肪細胞的細胞膜會與

這些被人體吸收的毒素結合，使原本健康的脂肪代謝機制開始失能；當你努力減重，但卻「有幾公斤」就是怎樣都減不掉時，這可能就是功能失常的脂肪細胞中，有許多當今認為有毒害的幾款植物油的毒存在。

吸收這些毒油，會立即影響到 DNA 的健康細胞功能；誠如凱特·莎納漢醫師所堅稱的「攝取這些油品實際上無異於攝取輻射」，不幸的是，這些富含熱量的油品佔了標準美式飲食很大的一部分。知名的作家兼替代療法醫師安德魯·威爾博士（Dr. Andrew Weil）表示，光是大豆油，就占了 SAD 飲食的 20％。凱特醫師更表示，經估算後，所有餐廳外食的熱量（不論是速食店或是高級餐廳），就有 40％是來自植物油（因為大部分的餐點都是在一大堆油裡烹煮，但你可以請侍者要求廚房使用奶油！）。

穀物、糖和不好的油品會加速氧化、發炎、囤積脂肪、脂肪代謝功能失常、增加癌症和心臟疾病的風險，還會加速老化。完全消除這些高度加工、刺激大量胰島素的食品，是唯一能緩和發炎基因與燃醣基因的方法，還能疏通脂肪（囤積待用）和大腦與肌肉間的交流管道。

如果無法在第一天、第一步就完全去除以上這些食品食材，那可以各走各的路，還是朋友。但是你的居家環境一定要有所調整，讓自己完全按規矩來，因為外面又大又可怕的世界，實在有太多誘惑和迂迴之道。如果看見空蕩蕩的食物櫃而感到驚嚇，請別擔心，在垃圾車經過你家帶走所有丟掉的東西以前，你將會到商店裡囤購原始／舊石器／先祖的糧食。重要的是：千萬不要在丟掉所有精製醣類和油品後，沒有替換成好的點心或食物，然後因丟掉東西而感到痛苦。從燕麥粥移轉到煎蛋捲，一定得是毫無懸念的順利銜接！

生酮飲食ＮＧ食物一目瞭然！丟棄和替換列表

雖然丟棄精製糖、穀物和植物油的作法相當明確，但有很多營養狂熱者卻無法識別這些糟糕食物的各種型態和變化，尤其是明明有明顯特性、已經流入高級餐廳和頂級超市裡的食品。請花時間好好看下面的分類和食品類型，確保自己不會和壞食物沾上邊。每一種食物分類都會說明可以替換的食物選擇，以便你能快速進入狀況。

（A）酒精

【丟棄原因】▶酒精的熱量毫無營養價值，還會讓減脂的目標前功盡棄。酒精飲品被稱為「得率先燃燒」的熱量（以乙醇的型態），因為酒精進入血液裡有毒，因此會立刻被燃燒代謝，但這會使其他種類熱量燃燒中止，間接造成脂肪囤積（把酒精燃燒時，葡萄糖勢必會被存在某處），甚至產生嗜甜的慾望（因為燃燒酒精之後，血中沒有其他能量來源）。

【替代食材】▶若堅持想在 21 天代謝重置計畫期間，或努力進行生酮體質期間繼續喝酒精飲料，最好是單純的喝。如果喝的是混酒，或搭配披薩，那這些碳水化合物就會成為脂肪儲藏起來。紅酒若標示為「無異味（clean）」、「乾型（dry）」或「無添加（additive-free）」（沒錯，真的有原始人飲食認可的紅酒；請上網搜索「無灌溉紅酒〔dry farm wines〕」查找更多資訊），或是烈酒，例如龍舌蘭，其酒精型態比較無害。啤酒可能是最糟糕的選擇，因為啤酒也含有醣類（不然怎麼可能會說「啤酒肚」呢！）。

（B）飲料

【丟棄原因】▶首先要丟的是市售罐裝咖啡，因為其中大多含有大量的

高熱量調味、糖漿、奶油（但使用重脂奶油的普通咖啡沒問題），相信我，如此一來每年就可以為夏威夷假期存到錢。另外也請丟棄以下飲品：

- 軟性飲料和蘇打飲料：這些當然要丟到垃圾桶。
- 「能量」和運動飲料，例如：紅牛、開特力、維他命水，不論是瓶裝或粉狀亦然（請閱讀標示，留意其碳水化合物的高含量）。
- 瓶裝、現榨和冰過的果汁（包括：水果果汁、外國水果如巴西莓和紅石榴、Naked Juice 和 Odwalla、優鮮沛甚至是當今流行果汁吧中販售的現榨抗氧化果汁飲）。
- 如 Jamba Juice 或在家自製用水果和果汁製作的**果昔飲料**，添加甘味劑的植物奶（原味堅果奶、米漿、豆漿、椰奶等若為無糖的種類就沒問題）。
- 添加甘味劑的茶飲，例如：思樂寶（Snapple）、亞利桑納冰茶和來自高級茶飲界的優質品牌（無糖的就沒關係）。
- 飲料即溶粉（茶味、咖啡味或熱巧克力口味；這些不只有大量的糖，通常本身含有不好的油脂）。
- 所有減糖汽水、零卡飲料和其他人工甘味飲品（人工甘味劑會刺激嗜甜）。
- 大部分的康普茶（kombucha）和類似的**發酵菌飲料**（有些確實熱量很低，請查閱標示）
- 添加甘味劑的雞尾酒（黛綺莉、瑪格麗特、蛋奶酒）。

含糖飲料是最糟糕的，因為它們給的是無法讓你飽足的濃縮醣類。另外，這類飲料不只不會飽，還會讓你坐一趟「血糖＋胰島素」的雲霄飛車，你將更容易因為喜愛加糖飲料而攝取更多碳水化合物和熱量。如果喜歡每天來一杯星巴克飲料，就會知道以下這種習慣就像固定儀式：離開辦公室

後開車，往第五十六號和 H 街交叉口去，走進去後向店員打聲招呼，帶走那杯可怕的星冰樂，回到辦公桌；這就是工作日慵懶下午的休息模式。你可以繼續維持這樣舒服的儀式，但請將焦糖零脂加糖飲品換成大杯冰綠茶（好啦！到要進行生酮以前，加一至二次蜜桃糖漿還可以！）

【替代食材】▶ 水，才是飲料之冠，更該是任何流質攝取的基礎。如果一定要喝到汽水，那可以用氣泡水，再加上大量現榨的萊姆和檸檬汁，這樣絕對好喝！另外，加奶油甚至還多了一點糖的咖啡，也是可以接受的飲品；其他草本茶飲、含咖啡因茶飲或是幾乎所有咖啡館可以找到的無糖茶飲也可以。

此外，康普茶、發酵飲料和氣泡茶在近年來越來越受歡迎，主打可以提供益生菌和其他健康益處。然而，購買含醣量很低的商品時要小心謹慎，某些口味確實含有適量醣類（例如 450 公克的大瓶裝，含醣類約 5 至 20 公克、20 至 80 大卡熱量；但如果用水替換就完全沒問題），還有其他種類，可能是 450 公克瓶裝及含醣類約 40 公克、160 大卡熱量；這簡直與汽水或果汁無異！你也可以在家從培養紅茶菌 Scoby 開始。

（C）烘焙材料

【丟棄原因】▶ 丟掉所有老舊的粉類（麵粉、澱粉、粉類甘味劑如果糖或葡萄糖），還有像是 Karo 玉米糖漿、楓糖漿、糖蜜甚至是蜂蜜的糖漿。

【替代食材】▶ 杏仁粉和椰子粉可以取代全麥麵粉。如果沒有這些粉類就活不下去，還有許多原始人／舊石器飲食烹飪書介紹如何利用這些材料，幫你找回製作鬆餅的樂趣。甜菊糖是還可以接受的甜味劑，偶爾少量使用即可。

（D）調味料／烹飪食材

【丟棄原因】▶ 幾乎所有的調味料、美乃滋和沙拉淋醬，都含有該拒而遠之的（天然或人工）甘味劑與精製植物油（細節將會補述）。果醬、果凍醬、番茄醬等皆含有大量隱藏起來的糖分。除了烹飪、風味、烤肉醬之外，我將所有其他醬料都放在這一類。就算前述這些醬料含有醣分或不好的油脂，還是可以使用這些調味元素，因為用量真的很少。

【替代食材】▶ 在健康食品店和網路資源上，現在都能找到以**酪梨油**為基底的美乃滋和沙拉淋醬（免責聲明：我的公司 Primal Kitchen 就有生產這類產品。免責聲明＃2：這些產品絕對可口！）。另外，以**特級初榨橄欖油**製作的產品也可以。總之，仔細檢視商品標示，因為即便是是知名大廠旗下有標示「橄欖油」的沙拉淋醬，也可能含有比橄欖油還要多的精製多元不飽和植物油。

（E）乳製品

【丟棄原因】▶ 請丟棄零脂或低脂牛奶、加工起司和起司醬、冰淇淋和其他冷凍甜點和水果優格。任何強調「零脂」或「低脂」的乳製品其實就是糖分炸彈；此外，有很多對健康有意識的消費者，相當介意乳製品裡會刺激潛在過敏、自體免疫和成長激素的乳醣（醣類）和酪蛋白（蛋白質）。然而，高脂或發酵乳製品這類因子較少，或幾乎沒有。

【替代食材】▶ 最佳的替代品是生鮮、發酵、未消毒、無糖且脂肪含量最多的：奶油、熟成起司、茅屋起司、奶油起司、半脂奶油（half and half）、重奶油、克菲爾、純（全脂）優格和全脂牛奶（最好是生乳）。

（F）脂肪和油脂

【丟棄原因】▸ 高多元不飽和植物油和種籽油（芥花油、玉米油、大豆油、葵花油、紅花籽油等等）已被證實是採取具破壞性的高溫製作方式，還含有化學溶劑。這些油品中，在製作過程中大部分會出現大量的氧化受損，這些損害在油品接觸到光、氧氣或烹調時加熱時會更加惡化。這些成分會在人體一吸收時，就立刻影響細胞、使 DNA 受損。莎納漢博士指出，有份以年輕健康受試者的研究顯示，光吃一份炸薯條，就會立刻妨礙健康的冠狀血管功能（使血管變硬，無法有效收縮），維持最多二十四小時！植物油雖然不會刺激胰島素生成，但會使肝臟生成氧化壓力，最後引起胰島素阻抗。

請立刻丟掉以這些油品製造的所有產品！包括：罐裝油（芥花油、棉籽油、玉米油、大豆油、紅花籽油、葵花油）、奶油抹醬和噴霧（Smart Balance、Promise），以及所有含有這些油品的產品（請詳閱標示；這些油其實到處都有，包括前面提到的調味料，以及超市中許多包裝和冷凍點心）；當然，也請一併避免這些垃圾點心和含有部分氫化反式脂肪的點心。外出用餐時，請堅持指定自己的餐點要用溫度穩定的油脂烹調，例如：飽和式動物性脂肪（奶油、印度酥油、豬油）、橄欖油或酪梨油，或者至別處用餐。這是能完全避免攝取那些無知主流速食的安全方法，這類食物會讓你從生產組裝線上獲得大量自由基。

【替代食材】▸ 以高脂肪含量植物製造的油品，例如：酪梨油、椰子油或橄欖油，是沒有問題的。簡化製作過程很重要，應該攝取最接近其自然狀態的食品。除非有進一步的新知消息，不然請繼續堅持食用酪梨油和特級初榨橄欖油。烹飪用油上，酪梨油、椰子油和夏威夷豆油是溫度穩定的植物性油脂；深度烘焙的麻油也可以用於低溫烹調，如快炒。另外，也可

以用飽和性動物脂肪，如奶油或豬油烹飪；信不信由你，就算是培根煎完回收的油脂，也比有機芥花油還健康！

（G）速食

【丟棄原因】▶ 全球知名的連鎖速食店，大部分都會提供糖、穀類、有毒植物油和取自飼養動物的劣質高度加工肉品。現在，這些店家的菜單上找不太到這類可怕的食材，但我出外旅行時，大多認為這是一個不按時吃飯、享受間歇斷食的好機會。

【替代食材】▶ 許多在地餐廳甚至是全國連鎖店都承諾要使用最健康的食材，並為想要外帶的顧客準備最新鮮、營養的美食。例如近期開始漸受歡迎的墨西哥連鎖餐廳 Chipotle 就有「誠『食』以待（Food With Integrity）」的目標，使用天然、在地、對地球友善的肉品和農產品。大部分受一般民眾歡迎的連鎖餐廳，不是有替代品項供選擇，就是樂於調整以無穀食材來替換一般漢堡或三明治。

（H）穀物與相關衍生食品

【丟棄原因】▶ 穀類有各種型態的狡詐偽裝。請確實丟棄以下所有的穀物製品：

- 穀片、玉米、義大利麵、米和小麥；麵包和麵粉製產品，如：法式長棍麵包、涎餅乾、可頌、丹麥麵包、甜甜圈、Graham 健康脆餅、瑪芬蛋糕、披薩、蝴蝶餅、麵包捲、梳打餅、墨西哥捲餅、Trisciuts 餅乾、Wheat Thins 餅乾。
- 早餐食品，如：麥粉粥、乾穀片、法式吐司、烤脆穀、玉米渣粥、燕麥粥、鬆餅、格子鬆餅。

- 零嘴薯片，如：玉米片、洋芋片、墨西哥餅脆片。
- 烹飪用穀物，如：莧籽、大麥、布格麥、北非小米、小米、黑麥。
- 澎澎點心，如：奇多、金魚、海盜奶酪、爆米花、米餅。

我就說你一定會讓食物櫃騰出很多空間吧！要知道，玉米是一種穀物、而非蔬菜，玉米和其衍生品，其中最糟糕的高果糖玉米糖漿（簡稱為HFCS），就是現代飲食中無所不在，通常會用來夾在各種飲料和加工食品，提高甜分。

【替代食材】▶ 主食類的穀物品，如義大利麵、米、玉米或麵包，你可以丟棄這些，直接享用主餐中最棒的部分（裹在義大利麵上的肉丸和醬汁），或嘗試一些有趣的替代品，例如把墨西哥捲餅換成萵苣葉。食譜上的食材替換，可以用椰子粉或杏仁粉來取代小麥麵粉；把穀物點心換成高脂替代品，例如堅果、種籽和衍生製成的奶油，可可含量85至90%的黑巧克力、沙丁魚、水煮蛋或新鮮莓果。

(1) 豆類

【丟棄原因】▶ 例如苜蓿芽、四季豆、花生、花生醬、豌豆、扁豆、黃豆和豆腐。豆類與穀物相比之下，較可以接受，因為豆類會有豐富的營養價值，所含的有害無營養成分較少。然而，豆類確實會提供大量的醣，為此在養成生酮體質的 21 天代謝重置計畫中，仍是應該被嚴格禁止的食物。

【替代食材】▶ 就長遠目標來看，若你已經處於或接近理想身體狀態，對於攝取豆類可能會引發腸漏敏感症狀不怎麼擔心，或完全不介意，便能享用沾取鷹嘴豆泥的蔬菜棒、加了天然花生醬的果昔或黑巧克力，以及適量的其他豆類餐點。此外，豆類是抵禦澱粉時很好用的食材，許多低碳狂熱者會特別將此整合在其飲食中。

（J）加工肉品

【丟棄原因】▶ 別認為此處所說的「演化健康訊息」就是可以毫無顧忌的的攝取不健康的高度加工食品，某些肉品也包括在內。請避免以不好的油脂、甘味劑和化學添加物加工製作的包裝肉品，例如早餐香腸肉餅、晚餐烤肉、冷凍即食餐和片好的午餐肉品。此外，避免任何煙燻、燻製、以硝酸鹽或亞硝酸鹽處理過的肉品，例如波隆那香腸、火腿、熱狗、肉乾、義式辣腸和薩拉米香腸。因為大部分的加工肉品、魚肉、禽肉和蛋，通常都含有荷爾蒙、殺蟲劑和抗生素，同時這類肉品多半有劣質營養素和脂肪酸，因為這些動物攝取的飲食品質多半比天然飼養動物還要差。

【替代食材】▶ 在地飼養、飼育／草飼動物再加上認證過的有機品質，是最好的。如果沒有什麼在地肉品可選擇，請利用網路資源，訂購可以直接送到你家門口的野生阿拉斯加鮭魚或草飼牛肉。

（K）加工點心

【丟棄原因】▶ 能量棒、水果棒和軟糖捲烤脆穀棒、蛋白棒、微波早餐、晚餐和甜點產品，以及包裝的穀物、含大量糖分的點心產品。如果是盒裝、袋裝或小包分裝的產品，請再三思量！務必仔細檢查包裝，因為許多受歡迎甚至看起來是健康或能量的產品，大多含有大量的碳水化合物，外加化學添加物和精製植物油。

【替代食材】▶ 健康、低醣的包裝點心其實不多。許多這類被認為營養豐富的能量棒產品（例如：LäraBar，聲稱僅以新鮮水果加堅果製作），其實亦含有大量碳水化合物，這對要養成生酮體質來說，是沒有幫助的。這麼說雖然會讓你覺得很奇怪，但比起任何號稱使用天然食材的能量棒，可可含量 85 至 90％的黑巧克力，或是更好的選擇。

（L）甜食

【丟棄原因】▶布朗尼、糖果、糖果棒、蛋糕、焦糖、巧克力糖漿、餅乾、甜甜圈、冰淇淋、牛奶巧克力、牛奶巧克力餅乾和餡餅。此外，請丟棄糖、代糖（龍舌蘭糖蜜、人工甘味劑、紅糖、蔗糖、濃縮這糖汁、HFCS、蜂蜜、糖蜜、糖粉、原糖、餐用砂糖）、糖衣、包裹巧克力堅果和混合點心、冰棒和其他冷凍甜點、糖漿，還有其他包裝、加工甜食點心。

攝取甜食，不僅會造成葡萄糖和胰島素激增，且完全不具有任何營養價值。「葡萄糖＋胰島素」的雲霄飛車飲食模式會引起發炎、氧化損害，抑制免疫功能（細胞接收端上葡萄糖會與維生素 C 競爭）。

【替代食材】▶要在 21 天放棄所有甜食，似乎是一件很可怕的事情；但只要清除體內所有過多葡萄糖，你就會留意到自己只會想要吃最少量、適中的甜食，健康也會有明顯改善。相信我，你很快就會習慣可可含量 85 至 90％黑巧克力的豐潤、滿足口感，忘記自己以往在糖果店買的甜食。

◆ 專欄 ◆

╱「健康」的全穀物其實對身體有害！╱

　　數十年的傳統飲食讓我們深信，「全穀物」就該是健康飲食之本。美國政府的官方飲食建議是「每日六至十一份」的麵包、穀片、米和麵食類，這類食物位居我們熟悉的食物金字塔的基座。（請上網搜索「基礎食物金字塔藍圖〔Primal Blueprint Food Pyramid〕」，尋找我們以打獵採集維生祖先基因的版本，上面完全沒有穀物！）儘管每個人都同意精製「白色」穀物沒有營養價值，但研究祖先健康專家們卻表示，即便你強調全穀的誇張神效，六至十一份的每日建議分量還是太多了

　　不論是那一種型態的碳水化合物，大部分都會在攝取、吸收後快速轉化成葡萄糖以便燃燒。醣類複合物或許會燃燒較慢，因為其澱粉和纖維的含量組成，但若要平衡胰島素分泌量和達到減脂的的目標，請記得，一碗 200 大卡的糙米，大約等同於一包 200 大卡的 Skittles 彩虹糖。沒錯！與米飯相比，雖然 Skittles 彩虹糖會更快引起葡萄糖和胰島素激增，但不論是哪種型態的 200 卡熱量，終究還是會生成同樣分量的胰島素。糙米可能確實有比較多的營養，但與營養豐富的肉、蛋、堅果或蔬菜相比就相形見絀。更甚者，就如第二章提到的，全穀物含有更多的非營養成分，例如麩質，容易影響消化和免疫功能。

轉為燃脂體質後，「吃」就是單純的享受

　　雖然本書開門見山就表明了斷食有助於長壽、營養生酮，以及有效燃燒熱量，但在這趟旅程中請不要擔心這個有趣部分。要如何成功消除這些會引發胰島素激增的食物？只要盡情、隨時攝取原始／舊石器／先祖的食物即可。你將會把早上的燕麥粥和柳橙汁換成美味蛋捲，下午的能量棒換成一兩把夏威夷豆。你會盡其所能的遠離依賴碳水化合物，並且再也不回首。如果在 21 天代謝重置計畫期間感到飢餓或被剝奪感，或者開始念想著以前那些刺激胰島素的方便點心，那一把夏威夷豆將是你不想半途而廢的終極點心，還可立刻獲得飽足。我知道夏威夷豆對我總是有效；另一個快速、簡單的點心選項是可可含量 85％ 的黑巧克力沾裹杏仁醬、幾匙酪梨莎莎醬、幾把用培根包裹的蘆筍，或者任何在本書食譜章節「快速鹹點、運動後的能量點心」中的餐點。

　　一旦養成適應脂肪、酮類的體質後，在你沒有攝取一定分量的食物時，大腦和身體已經有穩定的脂肪和酮類當作能量補充，原本的體力不濟和嗜食感都會消失，甚至到最後，你可能會想在特定幾天不吃蛋捲，延長斷食時間直到午餐，或是用生酮咖啡或生酮補充品作為一天的開始，然後完全不吃直到下午才進食。身為一個天生愛吃的人，這可能是生酮飲食最美好的優勢之一：定義人生裡的食物，使之成為味覺享受，而非僅是油箱中終究會用光的能源。

　　現在，我們就來探討強調全食、高脂、高飽足感的原始食材（即下一章節的主題）。把垃圾都丟掉，來重新採買健康的生酮食材吧！

〖 第6章 〗

高脂低醣原始飲食法
的關鍵

×

　　在飲食中排除不健康的精製醣類和脂肪後，你需要立刻以營養豐富、高飽足感的原始／舊石器／祖先的食材加以取代；各式各樣新鮮、色彩豐富的蔬菜，將會是生酮飲食的重點的，一般人對於生酮的批判多半是來自以為生酮限制攝取高抗氧化、豐富營養的蔬果，因此不是健康的飲食法。

　　沒錯，21 天重置代謝計畫期間，大部分的熱量將會來自健康油脂，但你也能享受得到從多種蔬果取得的豐富營養碳水化合物。蔬菜確實幾乎是由碳水化合物所組成，但蔬菜含有豐富的纖維和水分，所以就算吃一大份所提供的熱量，也遠遠少於那些高度加工、全是醣類的麵包、穀片、加糖飲料、能量棒和甜食。**攝取多種色彩豐富的蔬菜，對維持體內健康的腸道菌叢，扮演很重要的角色。**

　　許多研究指出，人體的腸道菌叢在消化和免疫功能、控制發炎、情緒穩定和認知功能（例如 90% 的「感覺良好」神經傳遞物質血清素，就是在腸道裡生成的）、胰島素敏感度、脂肪代謝、改善甲狀腺功能、睡眠品質等，具有相當密切的關係。另有研究表示，腸道菌叢主導超過六千五百種不同的排毒和代謝功能。終極目標是要讓健康腸菌主宰任何出現的有害細

菌，因為有害細菌變多就會出現病徵。養成生酮體質時攝取蔬菜特別重要，因為限制碳水化合物的份量，會自動讓你減少攝取其他對腸道健康有害的高醣食物。

「健康」的根莖類蔬菜和水果，也要少吃！

要成功運作、維持營養性酮症（在你完成 21 天重置代謝計畫後），你一定要堅守每天只攝取 50 公克碳水化合物的限制。除了捨棄所有穀物、糖類和加糖飲料之外，你可能也需要避免所有的水果，也要限制攝取所有生長在地下的蔬菜（地瓜或山藥、大頭菜、甜菜根、胡蘿蔔等）。這些塊莖蔬菜確實是營養的食物，可能長期以來都在傳統飲食模式中佔有一席之地，但比起一般長在地上的蔬菜，如綠葉蔬菜和十字花科蔬菜（綠花椰菜、球狀甘藍、高麗菜、白花菜），它們多半是澱粉類（每一份會提供更多的碳水化合物分量）。

水果也很有營養，現今一整年能取得的特甜、精心栽種的水果，與我們祖先時代所攝取的野生、超多纖維又不甜、僅能在短短時節取得的水果大不相同。然而，另一個關於水果究竟能否有助於減脂的疑慮在於，果糖、也就是水果本身最主要的碳水化合物熱量來源，一定要在肝臟經過處理，才能作為能量燃燒。肝臟也是過多熱量轉化成脂肪的地點，因此水果也被稱為「最易生成脂肪」型態的碳水化合物；因為果糖會直接進入肝臟，因此很容易囤積成為肝糖和肌糖。因此，如果你是很努力運動的健身狂熱者，且維持了理想的身體組成，你自然能隨意攝取水果——其成分會直接進入那些糖原行李箱。簡而言之，水果是可以補足營養和糖原的食物，但若要

養成生酮體質，就得拒絕水果（好啦，偶爾來一小把新鮮莓果還能接受，特別是如果你很努力運動之後），想減肥的話還可能得聰明地避免或嚴格限制攝取。或者，請在熟成的季節享用在地栽種的美味水果，特別是莓果類。**請避免大量攝取來自其他地區運來的冬季水果，也不要選擇使用濃縮果汁的果昔或果汁。**在 21 天重置代謝計畫期間，請不要因為吃水果這件事感到壓力很大，但也請千萬不要照自己以往的方式大吃水果。有任何疑慮，就請參考祖先的攝取模式，確實執行。

簡而言之，在 21 天重置代謝計畫期間，原本習慣攝取的大量蔬菜和水果，將用豐富營養的原始／舊石器／祖先模式食物替代，例如：肉品、魚肉、禽肉和蛋、高脂植物性食物，比如橄欖、酪梨、椰子和衍生油品，堅果、種籽和其衍生奶油，以及高脂乳製品和可可含量高的黑巧克力。另外，在執行生酮飲食之前，必須先了解原始飲食哲學，以及脂肪、蛋白質與碳水化合物在生酮飲食中所扮演的角色；我會簡單概述何謂祖先吃的餐點，接著一步步詳解 21 天重置代謝計畫。計畫期間你可以選擇完全比照處理，或者從書中建議獲得靈感，總之，在旅程中找出能讓飲食模式變得美味輕鬆的方法，都是好方法。

就如我先前所說，**重點目標是要徹底拋棄依賴碳水化合物，增加脂肪攝取，以維持飽足感、不挨餓。**不要擔心得讓每天攝取的碳水化合物少於 50 公克，要進入生酮狀態才需要做到如此境地。如果你努力限制精製穀物和糖分，就一定能輕鬆順利調整成每天平均只攝取約 150 公克的醣類，而這就已符合「基礎食物金字塔藍圖」原則，對於減醣的初學者而言已經是很棒了。

另外，也不要擔心這段生酮期間是否能減掉過多的體脂肪。在這 21 天之後，你就能輕鬆瘦身，因為在你將身體打造成正確的代謝機器後，脂肪累積也會停止，不再是餘生中一直讓你擔憂的事情。不過，重要的是你一

定要精確、有耐心的按照本書的步驟去做，但不要感到痛苦，更不可以回頭或操之過急。這也是在你真正進入生酮以前，之所以要回顧調整、參加期中考的原因。

全新的飲食哲學

我們已經習慣認為，沒有按時進食是可怕的災難，特別是早餐，但是這個觀點是依賴碳水化合物機制遺留下來的習慣。若你有高胰島素血症，無法確實燃燒身體脂肪，那「沒有按時吃飯」當然會令你疲累、虛弱，甚至是在進食時大吃不停。要著手進行限制熱量的快速減肥（crash diet）、排毒淨腸或是規劃性斷食，本來就容易刺激「打或逃」反應，因為你正在分解身體的肌肉組織，以便用葡萄糖來補充一天的體能。若你還處在依賴碳水化合物的階段，同時經常快速減肥，那就會造成代謝受損，即便確實做足每一項目標，還是非常難去打造適應脂肪的體質。

不幸的是這種故事非常常見，因為善良的減肥狂熱者還是持續在與錯誤的代謝機器奮戰。在開始執行 21 天重置代謝計畫，並且最終進入營養性酮症時，你要審視的是調適脂肪的全新方法，與依賴碳水化合物模式截然不同的規矩和實際狀況。在這個全新的世界中，沒有按時吃飯，特別是早餐，反而會讓你在調適脂肪、甚至是最後調適酮類的旅程上獲得褒獎。

再次重申，21 天重置代謝計畫只是邁向生酮的第一步，不需要一開始就對於斷食或限制熱量抱持超大的企圖心；以上這些，待你打造更多動力後再說。現階段只需要專注在選擇正確的食物，不過同時也要記得：不餓，就不需要吃。在打造代謝機器時，你要比以前還要多加留意身體發出的飢

餓和飽足信號。你將培養出堅實的自信，知道自己就算把還有剩菜的餐盤推開、在還沒吃不健康的早餐就跑出門、或者午餐就靠一把杏仁而非平時週二的中式自助餐吃到飽，也不會是世界末日。燃脂怪獸的方法中，定時定餐是被高估的。與「打或逃」反應出現相比，飢餓感有助於提升你對食物的享受和感謝。脂肪將會是身體最愛燃燒的能量，而非是憎恨的東西。

計畫的第一週，請務必完全丟掉三大項壞食品、盡情享受營養豐富、低碳高脂（LCHF）的食物；如果不餓，就放開心胸不要吃或延後再吃，吃到有飽剛好（而非以往的「好飽」）就停止進食，並且順從自己的本能，而非以往已經習慣的做法。事實上，瑞典這個偉大的國家，就已經採納「LCHF」這個簡稱，作為針對健康飲食的全國性意識與公共政策轉型的要旨。我不認為美國已經預備要推翻各個食品集團和其操弄人心的廣告訊息，或在不久後更新任何過時、渲染特定主題的公共政策；但你依然可以自行嘗試 LCHF，看看效果如何。

總之，最好在一開始的前三週都專注於長遠目標：丟棄加工的垃圾食物、強調原始飲食；因此在後續章節我們還會持續討論脂肪、蛋白質和碳水化合物在祖先飲食模式裡扮演的角色，以及提醒你邁入生酮體質前所需的準備。

（1）脂肪：被汙名化的重要飲食內容

想要養成調適脂肪酮類體質的祕密，就是要將天然油脂當作飲食和大部分熱量的重心（就算你的餐盤上大多是蔬菜）。因此最重要的，就是要拒絕過去對於油脂的錯誤宣導與恐懼。請讀一讀蓋瑞・陶布斯（Gary

Taubes）的《好卡路里，壞卡路里》（*Good Calories, Bad Calories*）、《面對肥胖的真相》（*Why We Get Fat*），或者是《不吃糖的理由》（*The Case Against Sugar*），這些都是經過完整研究後參照發表的作品，探討穀物為主的飲食是如何謬誤百出，操弄科學基礎。總而言之，攝取肥油不會讓你變胖，反之，它有助於調節食欲和飽足荷爾蒙，你就不需要大吃大喝來獲得完整的飽足感。

我們已經從很多層面中探討這一點，但最重要的是你必須知道，攝取油脂不會讓你變胖。相反地，攝取健康來源的油脂，將有助燃燒儲藏的身體脂肪（因為脂肪不會刺激胰島素生成）、穩定食欲和體能、提供大量的飽足和滿足感（因為油脂吃起來感覺就很好！），還有助於調節主要刺激食欲的荷爾蒙「飢餓素（ghrelin）」和主要的飽足／儲藏脂肪荷爾蒙「瘦素（leptin）」。最後，你只需要少量的熱量，就能獲得完整的飽足感飲食法，還能輕鬆做到不需定時定餐，不會有反效果，而儲藏的脂肪（還有酮類）也能容易作為能源燃燒。在這些情況之下，你可以靠「間歇斷食」或營養生酮階段輕鬆減去過多的身體脂肪，且隨時都可以。

・專欄・

╱ 還沒改變代謝前，大吃培根和五花肉是沒用的 ╱

逃離依賴碳水化合物，養成適應脂肪的體質，是唯一一個能長期有效管理身體組成又不會失敗的方法。如果能讓胰島素生成最少

化，那就幾乎不可能會增加過多身體脂肪；反之，若無法讓胰島素生成降低，就會穩定地隨著時間一直囤積過多脂肪。脂肪囤積的嚴重多寡，是根據體內特殊的家族基因（人各有命）；但就算來自纖瘦體型的家族，採行依賴碳水化合物的飲食模式，身體還是會受到不良的影響；總之，養成適應脂肪體質是唯一能遠離代謝症候群疾病的正道。

　　既然現在已知道逃離依賴碳水化合物的緊迫性，並且完全敞開心胸隨時攝取自然油脂的食物，那我們可以來討論「減去過多身體脂肪」。如果你瘋狂的大吃培根和其他油脂——從吸收的熱量來取得所有體能需要——那就不會有任何刺激因子開始運作，燃燒本來儲藏的脂肪。再說一次，實行高脂飲食不代表就會獲得脂肪；這與碳水化合物的情況不同，因為你很快就會因為吃太多而飽了！但若想要減去過多的身體脂肪，那一定要知道你可以從下一餐的餐盤，或者從自己的屁股和大腿來獲得下一餐。適應脂肪／高效代謝的優勢就在於你完全察覺不出來，繁忙的早晨不論你是否吃了大份蛋捲，或只是喝杯檸檬綠茶，感受都差不多。

　　但如果你不是適應脂肪的體質，那根本不會有效。依賴碳水化合物的荷爾蒙（也就是失控的飢餓素、瘦素和其他飢餓／代謝／飽足荷爾蒙）將會刺激飢餓感，甚至會讓你想大吃大喝，以此回應你限制熱量攝取的行為。記得，嗜吃碳水化合物的你，根本無法有效燃燒儲藏的能量（脂肪和酮類），而且你還嚴重地依賴定時定醣來維持體能，抵禦可怕的飢餓感。這個問題，遠比養成適應脂肪體質，大吃夏威夷豆點心、早上吃培根和蛋但脂肪不再流失還要糟。如果你是這種狀況，那就只要選擇更多來自屁股／大腿養成的自家餐點——也就是增強「間歇斷食」，只在真的很餓的時候吃，吃到有飽

即可而非真的很飽，然後一整天都要盡可能地多活動。若你本身就有很不錯的健身基礎，也養成適應脂肪體質，那你可以做長時間的有氧運動或快速的高強度運動來加速進步。

（2）蛋白質：必要、適量就好，多吃不會長肌肉！

高蛋白飲食的概念已盛行數年，還被宣導成超級健康、非常適合健身狂熱者的飲食，事實上並非如此，現在我們就來釐清真相。高蛋白質飲食法（例行且嚴重超過基本需求的飲食法）其實是高碳水化合物、囤積脂肪的飲食法（詳情後補）。攝取蛋白質的目標其實很簡單：攝取最少量必要的蛋白質來維持（說打造也可以）肌肉量和器官的健康功能。許多研究指出，比起「低醣 vs 低脂」的爭議中，上述兩方專家普遍建議的蛋白質攝取量，實際上都太多了；更甚者，攝取過多蛋白質無疑會造成很大的反效果，而非如所需的會支持基本代謝功能，維持肌肉量。

普遍被大眾或專家認同的指南，一直是每天以每磅體重攝取平均 0.5 公克（每公斤 1.1 公克）為基準後，再根據活動量來增加攝取量。活動量適中，那就是每磅體重攝取 0.7 公克（每公斤 1.5 公克）；若是認真運動者／高度燃燒熱量者，那就是每磅體重 1 公克（每公斤 2.2 公克）。有些倡議者甚至提議的比此種公克／磅公式還要多，特別是需要增加或維持大量肌肉量的健身者或運動隊員等特殊族群。

　　《羅斯戴爾飲食法》（*The Rosedale Diet*）的作者榮恩・羅斯戴爾博士（Dr. Ron Rosedal）宣稱，每磅肌肉量攝取 0.5 公克對每個人來說還是太多，即便是重度訓練的運動員也是。生酮健美者兼健身教練路易・維亞先諾則表示，嚴謹的運動員以及年長者（可能更無法感知 mTOR 發送的信號）需要每磅肌肉至少攝取 0.7 公克，有時還可能需要更多。相較之下，一位體重 200 磅（約 91 公斤）、體脂肪僅 15％ 的運動員在傳統飲食建議下，每天會攝取 200 公克的蛋白質，約等於 800 卡；而更新的建議下，每磅肌肉攝取 0.7 公克（體重 200 磅、體脂肪僅 15％，等於肌肉重量為 170 磅重〔約77 公斤〕），如此一來每日建議的蛋白質平均攝取約為 119 公克（即肌肉重量 170 乘以 0.7），也就是 476 大卡。如果你習慣過量攝取蛋白質，那調整適量攝取量即可增加長壽、降低癌症和其他疾病風險。

　　為什麼呢？就如前述曾提及過量攝取碳水化合物，過量攝取蛋白質也會加速細胞分裂，刺激過多成長因子，如第一型類胰島素成長因子（IGF-1）和 mTOR 生成。過度餵養的細胞會受過量成長因子影響，不僅分裂更快，還更容易變成癌細胞，刺激糖化、氧化受損和系統性發炎。第九章會有一個簡易圖表，可以粗估常見高蛋白質食物的蛋白質分配。提到生酮，應該要注意還有過量蛋白質會容易致使胰島素增加，攝取大量蛋白質會中斷生酮狀態，就如同吃了大量碳水化合物一樣。

　　用膳食蛋白質滿足基本的代謝和肌肉維持需求之後，任何過多的胺基酸會從小腸被運往肝臟加以處理。因為身體無法比照碳水化合物和脂肪的方法來儲藏蛋白質，肝臟會努力將過量蛋白質藉由糖化作用轉化成葡萄糖（如果你需要葡萄糖），或者開始稱為「去胺作用（deamination）」的化學過程，清理血液中過多的胺基酸。去胺作用會使有毒的氨和氮囤積，一定要透過腎臟加以轉換成尿液排出，如果你按照自己體重，每天依每磅幾

公克的方式增加蛋白質攝取，就如許多健身狂一樣，那你絕對不需要擔心是否會分解代謝（catabolic）和流失肌肉量，不過你可能要擔憂癌症、肥胖、糖尿病、胰島素阻抗、骨質疏鬆、腎臟功能失常和加速老化的風險增加。

因為在適應脂肪、酮類期間，身體根本不需要進行大規模糖質新生；在邁入生酮狀態時，會特別需要攝取適量的膳食蛋白質。阿提亞醫師、達古斯提諾博士、菲尼博士、沃樂克博士和路易・維亞先諾等專家都堅稱，適量攝取不同的蛋白質，以肌肉量每磅重攝取 0.5 公克的建議為基準，如果活動量大，可以增加最多至 0.7 公克；若是活動量極大的人，比如會做重度運動訓練的瘦型體質者（ectomorph）、運動量大且還在成長但還沒超重的少年、懷孕或還在哺乳的母親，或是經常運動的年長者，可能還能增加至每磅 1 公克。我們終究還是要心懷感恩，因為最佳生酮模式的高脂、適量蛋白質和超級少量碳水化合物的攝取方針，與不確實的生酮模式的中量脂肪、中量蛋白質和少量碳水化合物攝取上，確實差異很大。如果你是初學者，或者說你沒有花時間用網路計算表來計算精確的大量營養素攝取量，抑或你在正餐和點心的習慣上顯得漫不經心或心不在焉，還是你可能因為目前流行在健身團體之間的從眾科學知識，而對攝取蛋白質有不理性的想法，這樣確實很容易搞不清處這之間的分野。

如果你正試圖想找出精確的蛋白質攝取量，請了解人體其實適應得了這類偶爾的欠缺，以及偶爾過量的狀態。如果你現在就時不時攝取過少（例如斷食），身體就會努力分配蛋白質，比如上述曾提到的自噬作用，讓身體能恢復均衡。如果你陷入經常性的攝取過少，你就不會覺得熱——你會感到懶散，發現肌肉量正在減少。基準的需求是指最少量，因此這種情況可能發生在長期以來都運動過度，接著又執行嚴苛限制熱量的飲食法；本身就有嚴重慢性疾病，比如乳糜瀉或嚴重腸漏症，影響你無法吸收營養素；

或者是你正在絕食，抗議健身團體裡的從眾科學現象。

另一方面，如果你時不時攝取過多的蛋白質，身體就會排泄或是轉化成多一點點的葡萄糖——這沒有關係。低醣／生酮狂熱者令人比較擔心的狀況，是會習慣性的限制醣類和壞油脂，但卻過度企求攝取蛋白質和／或不情願（不論潛意識或有意識）的將富含營養的天然油脂作為飲食法主體。在你選擇瘦肉而非肥肉、每天來杯高蛋白果昔，或是真的很笨的只吃蛋白不吃全蛋，那你就會冒著風險，過度刺激不好的成長因素增長。有趣的是，蛋白質會刺激胰島素和胰島素的內生性荷爾蒙（counterregulatory hormone）胰高血糖素（glucagon，讓能量移出儲藏處而燃燒）生成。因此，蛋白質跟碳水化合物（只會刺激胰島素生層，壓抑胰高血糖素）不一樣，不是只直接刺激脂肪囤積而已。

在知道碳水化合物的攝取限制為每天最多 50 公克／ 200 大卡，而對多數人而言蛋白質攝取量大約為每日 300 百至 600 大卡，那在執行生酮啟動計畫，甚至是之後在你邁入生酮狀態時，你所攝取的熱量絕大多數將來自有營養的天然油脂。

（3）碳水化合物 ：每天最多五十克

我已經提過很多次，要確實運作生酮，每天攝取的碳水化合物量最多就是 50 公克。這已經是普遍被接受的指南法則；但現在是時候更深入探討，如何努力做到適量攝取碳水化合物。首先，要確實運作生酮，碳水化合物攝取要少，如果你幾乎沒什麼運動，或許每天大約 20 公克；如果你活動量很大，那每天可以攝取超過 50 公克，依舊還是能處於生酮狀態。環法自行車賽

選手在一天內穿越山林五個小時，可以每天攝取約 200 公克碳水化合物（比起傳統專業車手的高醣攝取 600 大卡還是少很多），依舊處於生酮狀態。

如此的運動員標準（我懂，我也想到自己的高中時期）是膳食碳水化合物直接轉成糖原儲藏，補足運動期間被剝奪的部分。因為血液中不需要清理過多的碳水化合物，於是胰島素生成最少，也不會阻礙生酮狀態。只有在肝臟裡的糖原儲藏量（約 100 公克）和肌肉儲藏量（約 400 至 500 公克）被補滿，膳食碳水化合物才會被轉化成三酸甘油酯，作為脂肪儲存。阿迪亞醫師、達古斯提諾博士和莎納漢醫師均表示，攝取碳水化合物的時間會影響生酮的成效，也會影響一般健康、免疫功能和脂肪燃燒的能力。不論是否想維持在營養性酮症，或只是想要將低醣生活的益處最大化，重點就是要在不干擾身體均衡、免疫功能或最佳化荷爾蒙均衡的狀態下攝取碳水化合物。如果你一次吃了太多碳水化合物，不只生酮燃燒很快就中斷，還會刺激不好的胰島素返營，最後產生的連鎖反應就干擾身體均衡。

更甚者，有證據指出大吃糖分之後會抑制免疫功能數小時之久，因為葡萄糖會與成群竄出細胞入胞走道的維生素 C 大鬥一場。如果你攝取了剛好的碳水化合物，接著坐在辦公室內長達 8 小時，這將會使食慾、體力和情緒起伏不定，刺激胰島素阻抗，囤積脂肪；這也是為什麼莎納漢醫師敦促人們不要用大量碳水化合物作為早餐的原因。反過來說，若在準備努力運動的前一晚，攝取了比平常還要多的碳水化合物餐點，這些醣類很有可能會在運動期間有效利用。同樣的，如果在激烈運動後享用了自己喜愛又充滿營養的碳水化合物，這些會直接重新儲存為肌糖，反而不太可能刺激過量胰島素生成，或干擾荷爾蒙均衡。

最佳的碳水化合物攝取方針，就是不要在任一餐過量攝取（當然平時也是）！不過你也不需要因此受挫，每一個小時就吃一顆球芽甘藍，而非

在晚餐時間吃一碗。但開始限縮碳水化合物攝取，好準備邁入生酮，這是很好的方法。這樣的做法應該沒有什麼大問題，因為在身體代謝機器燃燒儲藏起來的能源時，反而不會想要拿食物塞滿嘴。這個普通的習慣會讓你潛意識裡害怕再下一餐來臨之前就流失體力，這當然情有可原，因為這正是你在燃糖時所發生的實際情況。重置代謝，讓食欲穩定下來後，只需要適量的食物，就能獲得大幅飽足，而非大吃大喝，直到餐後出現我們都熟悉的不適感。

你可能也聽過「淨碳水化合物（net carbs）」，這個概念是指某些食物中的纖維含量會被納入總碳水化合物量計算，扣掉食物纖維，最後得出較低的淨碳水化合物數字。這種說法是，纖維會將糖原反應降到最低，因此一杯 50 公克淨碳水化合物量的汽水，其實比一碗總碳水化合物量 50 公克、但淨碳水化合物量只有 30 公克的水果還要來得糟。這樣的計算會影響很多層面，特別是將碳水化合物分次計算，試著不要干擾酮類生成。不過，我寧願你在醣類攝取計算上犯錯，好好追蹤所攝取的總碳水化合物量。此外，這是網路上最大營養素計算程式算出來的結果，因此仔細記錄、會比糾結「扣除纖維量得出淨碳水化合物數字」還省力。請注意，維拉先諾的獲取生酮課程有一項例外：酪梨和四季豆，以及其他非澱粉類蔬菜含有豐富的纖維和營養素，所以想要遵守每天不超過 50 公克總碳水化合物量時，可以不用顧慮這類蔬菜。（也就是說，這類蔬菜的淨碳水化合物量本來就非常低）

暖身期：從低醣、原味、全食物的原始飲食開始

本書中提供的美味食譜，也就是本章最後的 21 天代謝重置飲食計畫，

以及第九章最後的 21 天生酮飲食計畫，皆是低醣無穀料理。我希望各位能花點時間，準備這些有趣美味的食物。現在，你可能會想先從簡單、能重複快速吃到的餐點打造動力，以下是幾種建議：

早餐

- **蛋**：任何烹調方法皆可，可以搭配一些培根。試試用一碗切碎的水煮蛋，放入切碎的培根、堅果和日曬番茄乾，淋上酪梨油或橄欖油。
- **蛋捲**：加入煎炒且切碎的蔬菜和培根，搭配起司，還可以加上酪梨或莎莎醬。
- **生酮咖啡或熱茶**：早晨溫暖的飲品中，可以加入一大匙融化的奶油、椰子油或中鏈脂肪酸油（MCT）。這可以提供能燃燒的熱量，直到你吃下第一份正餐為止，此方法可能會比完全斷食來得簡單些。
- **大量營養均衡的果昔**：用無糖椰奶或原味堅果奶為基底，加點冰塊、乳清蛋白粉、一大把新鮮的羽衣甘藍或菠菜，或許還可以加一大匙椰子油或 MCT 油。這樣就是能一次獲得豐富綠色營養的絕妙方法。

午餐

- **沙拉**：中午時，我的「綜合百匯大沙拉」就是主體，更是整體飲食策略中最棒的享受（特別是能在生酮狀態下），其中包含了營養豐富的碳水化合物和抗解澱粉（resistant starch）。好好享用綠葉蔬菜、各色搭配的蔬菜、堅果，以及像是雞肉、魚肉、牛排或火雞肉等蛋白質來源。大膽淋上健康的油品，如特級初榨橄欖油、酪梨油或以這些油品製作的沙拉醬吧！

晚餐

- **肉類和蔬菜**：這裡的建議當然包括一千零一種可能的組合。請參考本書和許多原始／舊石器／祖先飲食食譜中的各種料理菜色。

點心

- **莓果**：在地栽種的當季莓果。
- **椰子相關產品**：椰子是植物界裡的高脂國王，提供非常棒且罕見的中鏈脂肪酸（MCT）。MCT 可以提供良好的抗炎與增強免疫力特性。在自製的堅果與黑巧克力綜合點心中加上椰肉碎；將全脂椰奶冷藏後，享受像是布丁的口感。若能了解椰子醬的美味，一匙就能改變人生！
- **黑巧克力**：可可含量 85% 的黑巧克力，是美味的高脂低醣點心。一但習慣這種不太甜、偏苦的美味，就永遠不會想回頭吃甜膩的牛奶巧克力了。
- **魚肉**：油脂豐富的冷水性魚（cold-water fish）含有非常棒的 omega-3，且價格又不貴，是很方便的餐點。不論要去哪裡，隨身準備一些鯡魚、鯖魚、沙丁魚或鮪魚餐點準沒錯。
- **水煮蛋**：在袋子裡放入鹽巴、大蒜香料、橄欖油或酪梨油，再將剝好的水煮蛋丟入袋中滾一滾，就能享用可口的蛋。
- **堅果與種籽**：嘴饞、想吃點心時，隨時來一把堅果或種籽，可以確實預防自己回到那些選擇高醣能量棒的日子。
- **堅果醬**：直接挖一大匙吃，或用西洋芹或黑巧克力沾裹來吃。若對花生醬過敏，可以選擇杏仁、腰果、塔西尼芝麻醬，或是其他堅果醬。
- **橄欖**：是非常豐富的單一不飽和脂肪酸來源。

改變期：21 天重置代謝飲食計畫

　　這項代謝重置計畫能幫助你遵照祖先（原始人）的飲食模式，順利進入享受完全無穀、無糖也無精製植物油的美味餐點、點心。在這個階段，我們還不用擔心是否要將碳水化合物減至生酮的分量，因為更重要的是要建立動力，在不痛苦的前提下邁向適應脂肪與酮類體質。當然，要拋棄標準傳統飲食，開始吃祖先飲食模式的食物，你所攝取的碳水化合物會自然落在每天約 150 公克左右。如果是從重度傳統飲食模式開始執行這項代謝重啟計畫，或許會短暫出現「低醣流感（low-carb flu）」的症狀，像是體力不濟、頭痛甚至腦霧（brain fog）；然而這代表身體確實正在排毒，戒掉醣癮，並努力轉型成適應脂肪的飲食模式。而你的大腦在數十年來，已經習慣每幾個小時就有新鮮的葡萄糖補充，現在它還沒打造好燃燒酮類的代謝機器。在你執行祖先飲食期間，每過一天，燃燒脂肪的基因就會升級，讓你更有體力、更專注，使食欲更加穩定。

　　21 天的每日安排都是精心設計，好提供最豐富多元的滿足感，並同時恪守食物和大量營養素選擇的指南法則。你可以照本宣科地做，但偶爾變換餐點，或甚至連三天都吃你最偏愛的晚餐選擇，這也沒什麼不可以。除了按照飲食設計之外，第十二章還有很多很棒的料理，網路和書店裡也有很多低醣生酮食譜的參考來源，你也可以從 marksdailyapple.com/recipes 上的料理開始。

　　在這 21 天代謝重置期間，不需要擔心限制熱量的問題，最好是專注在減少有害的現代飲食模式。盡可能地去吃能讓你飽足的食物，為運動準備好充分的體能。完成重置計畫，以及六週營養生酮體驗之後，就能用龐大的決動力和真正有效的成果，把目標放在減脂上。

你會發現飲食計畫裡我沒有放入任何甜點。因為我認為就算是原始和生酮的飲食模式裡，在轉型期間還是盡可能避免甜食比較好。如果你真的很想吃些甜食，可以從幾小塊特級黑巧克力開始，看看是否有效。長期下來，如果你仍想要享受一些創意低醣甜點，請參考第十二章的甜點部分。以下是讓這項計畫的成功要點，請務必謹記在心：

- 不要擔心廚房用具是否時尚或齊全，除非你本來就很喜歡那樣的風格。只要你喜歡，原始和生酮飲食可以只是簡單地每天吃個蛋捲和綜合百匯大沙拉就好。

- 可以一次將餐點做兩份或雙份常備著吃。特別是蛋白質主食可以一次做一大堆，例如：炙烤雞肉或豬肉或牛肉絲。準備一大鍋烤蔬菜、每次準備六至十二顆水煮蛋，就能快速準備好沙拉。

- 隨時在冰箱裡備好生鮮蔬果。我發現從市場一買回家馬上洗乾淨很有用（除了新鮮莓果，建議準備吃的時候再洗），而有的蔬菜如胡蘿蔔、彩椒、櫻桃蘿蔔和小黃瓜也可以事先切好。隨時準備好洗淨的綜合綠蔬，就能隨時快速做好沙拉。

- 在食物櫃、車子、運動背袋和辦公桌上都儲備好健康點心，例如：夏威夷豆或其他堅果、優質肉乾，或者如果室溫許可，還可以準備可可含量 85% 的黑巧克力。

- 熱愛隔夜菜。請記得，幾乎任何隔夜菜都可以在隔天放入蛋捲裡或加溫熱炒，成為全新的料理。將肉類和蔬菜切成方便入口大小，再用酪梨油、培根油脂或奶油翻炒，加些許大蒜粉或墨西哥塔可香料、青醬或「偽花生醬」，或莎莎醬和起司，就是一道新菜。

- 每一餐都加入健康油脂。可以在炒蛋中放入中奶油、午餐沙拉裡淋上特級初榨橄欖油、漢堡裡放入「原始廚房」美乃滋等。

- 如果你遵從飲食計畫，也可以提前一兩天想好哪些餐點可以事先準備。特別是如果要帶午餐進公司，那你可能會想在前一晚就準備好，隔天就能輕鬆組裝或直接加熱享用。

◆ 專欄 ◆

╱ 符合原始飲食與生酮標準的點心 ╱

- 堅果與綜合堅果。理想的情況下，可以享用生或乾烤的堅果、種籽、無糖椰子粉、黑巧克力塊（可可含量 85％以上）或可可粒、無糖果乾（選用，生酮飲食可以少用），搭配一小撮喜瑪拉雅海鹽。
- 半顆酪梨，撒點鹽巴和萊姆汁。
- 水煮蛋。
- 「原始廚房」蛋白棒，或是其他僅用原始食材製作的食糧棒。
- 橄欖。
- 生鮮或烘烤蔬菜棒，搭配沾醬（請見「醬料、沙拉醬和沾醬」食譜），如「原始廚房」鄉村醬、酪梨莎莎醬或大蒜蛋黃醬。
- 大骨湯。
- 生酮咖啡（若非早晨飲用，請喝低

【食譜參考建議】

MARK 的生酮食譜

PHILL 的生酮食譜

咖啡因的咖啡）。

- 時令莓果或冷凍的有機莓果，搭配鮮奶油或全脂椰奶。

- 有機蘋果或西洋芹棒，搭配杏仁醬。

- 炸豬皮、墨式炸豬皮（請檢查食材：應該只有豬皮和像是鹽巴、胡椒等的調味料而已）。

- 脂肪炸彈球（見第十二章的「快速鹹點、運動後的能量點心」）。

第1天	**早餐** • 生酮蛋捲（P. 212） • 咖啡或茶搭配鮮奶油	**午餐** • 綜合綠拿鐵（P. 234）
	晚餐 • 漢堡排（6 盎司肉拌入 2 大匙「原始廚房」美乃滋，煎好後再以萵苣葉包著吃） • 半顆切片酪梨 • 番茄片（約半杯分量） • 酸黃瓜條	
第2天	**早餐** • 2 顆蛋，以 2 大匙奶油煎 • 雞肉香腸（2 小節） • 新鮮莓果 • 咖啡或茶搭配鮮奶油	**午餐** • 綜合百匯大沙拉（P. 292）
	晚餐 • 極品炙燒雞胸肉（P. 257），搭配青醬（店家購買或自製皆可，見 P. 244 或 P. 298） • 炙烤蘆筍尖（每一份加 1 匙酪梨油）	
第3天	**早餐** • 生酮無穀燕麥粥 （作法見 QRCODE） • 咖啡或茶搭配鮮奶油	**午餐** • 綜合百匯大沙拉（P. 292） • 搭配前晚剩下的極品炙燒雞胸肉
	晚餐 • 辣肉醬（作法見 QRCODE） • 奶油大蒜炒四季豆	
第4天	**早餐** • 脆口杏仁希臘優格（P. 217） • 1 杯新鮮莓果 • 咖啡或茶搭配鮮奶油	**午餐** • 烤地瓜，搭配 • 半杯隔夜辣肉醬 • 2 大匙起司碎 • 1½ 大匙酸奶油 • 1 大匙切碎青蔥

第4天	**晚餐** • 香濃起司捲心粉（P. 304） • 配菜沙拉（¼ 份綜合百匯大沙拉，見 P. 292），搭配 1 至 2 大匙的百搭油醋醬（P. 242）	
第5天	**早餐** • 生酮蛋捲（P. 212） • 咖啡或茶搭配鮮奶油	**午餐** • 綜合綠拿鐵（P. 234）
	晚餐 • 慢烤鮭魚佐蒔蘿大蒜蛋黃醬（P. 266） • 培根菠菜溫沙拉佐油醋醬（P. 293）	
第6天	**早餐** • 椰子粉鬆餅佐夏威夷豆（P. 214頁）， 　製作時加入 1 杯藍莓 • 3 片培根 • 咖啡或茶搭配鮮奶油	**午餐** • 火雞胸肉蔬菜總匯捲餅（P. 272） • 1 小顆蘋果 • 2 大匙杏仁醬
	晚餐 • 燉牛肉（作法見 QRCODE） • 白花椰菜飯（P. 200；可以為明天晚餐多做一點！）	
第7天	**早餐** • 火腿雞蛋瑪芬（P. 222） • 咖啡或茶搭配鮮奶油	**午餐** • 前晚剩下的燉牛肉
	晚餐 • 泰式蝦湯（P. 281） • 蔬食花椰米壽司（P. 301）	

第8天	早餐	午餐
	• 綜合綠拿鐵（P. 234）	• 起司雞肉火腿（或火雞肉）捲（P. 270） • 鮮蔬棒搭配 2 大匙「原始廚房」鄉村沾醬 • 香橙
	晚餐	
	• 白色辣雞肉醬（作法見 QRCODE） • 快炒黃綠櫛瓜 <註>可以先準備明天早餐：奇亞籽奶茶布丁（P. 228）	

第9天	早餐	午餐
	• 奇亞籽奶茶布丁（請見第 8 天） • 咖啡或茶搭配鮮奶油	• 前晚的白色辣雞肉醬
	晚餐	
	• 慢燉墨式手撕豬肉（P. 252） • 培根炒高麗菜（P. 296）	

第10天	早餐	午餐
	• 生酮蛋捲（P. 212） • 咖啡或茶搭配鮮奶油	• 生萵苣葉包前晚的慢燉墨式手撕豬肉 • ¼ 杯酪梨醬 • ¼ 杯莎莎醬
	晚餐	
	• 乾煎鱈魚佐蒔蘿酸豆醬（P. 284） • 焗烤綠白花椰菜（P. 308） • 綠色配菜沙拉（¼ 份綜合百匯大沙拉，P. 292），搭配 1 至 2 大匙的百搭油醋醬（P. 242）	

第11天	早餐	午餐
	• 薑黃炒蛋（P. 221） • 1 杯哈密瓜塊 • 咖啡或茶搭配鮮奶油	• 薑味甜菜根果昔（P. 232） • ¼ 杯杏仁 • 2 塊黑巧克力

晚餐

- 薑黃甘藍濃湯（作法見 QRCODE）
- 爐烤孜然嫩胡蘿蔔

第 12 天

早餐

- 私房生酮粥（P. 220）加半杯新鮮莓果和 ¼ 杯椰肉碎
- 咖啡或茶搭配鮮奶油

午餐

- 前晚的甘藍濃湯
- 半顆烤地瓜加 1 大匙奶油和肉桂
- 綠色配菜沙拉（¼ 份綜合百匯大沙拉，見 P. 292），搭配 1 至 2 大匙的百搭油醋醬（P. 242）

晚餐

- 鬼頭刀魚佐夏威夷豆酥奶油醬（P. 274）
- 蒸煮花椰菜配 ¼ 杯磨碎帕瑪森起司

第 13 天

早餐

- 私房生酮烤脆穀（P. 224），搭配 ¾ 杯全脂椰奶和 ¼ 杯新鮮莓果
- 咖啡或茶搭配鮮奶油

午餐

- 開胃拼盤：3 盎司薩拉米腸或義式帕瑪火腿、1 盎司切片或切塊起司半杯烤紅椒（店家購買的橄欖油漬紅椒即可）、半杯橄欖、¼ 杯洋薊心（店家購買的水漬洋薊即可）、¼ 杯西班牙大杏仁（marcona almonds）、1 小顆西洋梨片或蘋果片

晚餐

- 香腸佐羽衣甘藍（P. 265）

第 14 天

早餐

- 3 顆蛋，與 1 杯前晚剩下的香腸羽衣甘藍一起拌炒
- 咖啡或茶搭配鮮奶油

午餐

- 用寬葉羽衣甘藍包捲 BLT 三明治，搭配「原始廚房」美乃滋
- 半顆烤地瓜

晚餐

- 土耳其烤肉串（P. 264）
- 用酪梨油、鹽巴和胡椒爐烤奶油南瓜

第 15 天	**早餐** • 私房生酮粥（P.220）加：半根香蕉切丁（顏色越綠越好）、1 大匙可可粒、1 大匙杏仁醬 • 咖啡或茶搭配鮮奶油	**午餐** • 綜合百匯大沙拉（P.292），搭配前晚剩下的土耳其烤肉串
	晚餐 • 芝麻葉青醬櫛瓜麵（2 杯，見 P.298） • 義式番茄醬（自製或店家購買的無添加糖版本），加 1 杯牛絞肉、火雞絞肉或雞絞肉，以及 ¼ 杯磨碎的帕瑪森起司	
第 16 天	**早餐** • 2 顆水煮蛋 • 1 杯哈密瓜丁 • 1 盎司義式帕瑪火腿 • 咖啡或茶搭配鮮奶油	**午餐** • 火雞胸肉蔬菜總匯捲餅（P.272）搭配脆口鮪魚沙拉（P.273） • 1 小顆青蘋果
	晚餐 • 韓式牛肉高麗菜盅（P.278） • 蒸煮花椰菜配 1 大匙奶油（一次做一大份吧！）	
第 17 天	**早餐** • 2 顆蛋製作的炒蛋 • 2 片培根 • 蕪菁薯餅（P.216） • 咖啡或茶搭配鮮奶油	**午餐** • 烤地瓜搭配前一晚的韓式牛肉高麗菜盅，加 2 大匙酸奶油 • 前一晚的蒸煮花椰菜
	晚餐 • 爐烤青醬雞胸肉 • 白花椰菜飯（P.299） • 蒸煮奶油四季豆	
第 18 天	**早餐** • 綜合綠拿鐵（P.234）	**午餐** • 寬葉羽衣甘藍包 2 片火腿、1 片波羅伏洛起司（provolone cheese）和 2 大匙「原始廚房」美乃滋 • 2 小顆青蘋果 • 2 大匙杏仁醬

第 18 天	**晚餐** • 奶油大蒜炒蝦仁 • 羽衣甘藍佐羊奶起司沙拉（P. 297） • 1 杯烤甜菜根	
第 19 天	**早餐** • 生酮咖啡（P. 230）或雞骨高湯（P. 237），然後堅持不吃直到很餓 • 2 顆蛋，用 1 杯菠菜和 ¼ 杯費塔起司翻炒（如果要吃早餐的話）	**午餐** • 用前一晚的蒜炒蝦仁（或罐頭鮪魚）製作綜合百匯大沙拉（P. 292）
	晚餐 • 極品炙燒雞胸肉（泡過鹽水或醃漬過的；見 P. 257），炙烤前先別切塊 • 焗烤綠白花椰菜（P. 308）	
第 20 天	**早餐** • 生酮咖啡（P. 230）或雞骨高湯（P. 237），然後堅持不吃直到很餓 • 脆口杏仁希臘優格（P. 217，如果要吃早餐的話）	**午餐** • 煙燻鮭魚抹醬（P. 248） • 1 小根小黃瓜，切片 • 3 小顆櫻桃蘿蔔，切片
	晚餐 • 6 至 8 盎司重的側腹牛排，搭配：1 杯酪梨油翻炒的蘑菇、¼ 杯藍紋起司碎、蒸煮綠花椰菜加 1 大匙奶油	
第 21 天	**早餐** • 生酮咖啡（P. 230）或雞骨高湯（P. 237），然後堅持不吃直到很餓 • 綜合綠拿鐵（P. 234，如果要吃早餐的話）	**午餐** • 起司雞肉火腿捲（P. 270） • 西洋芹棒 • 2 大匙杏仁醬
	晚餐 • 炙燒生鮭魚佐香草萊姆醬（P. 258） • 半顆酪梨 • 配菜沙拉（¼ 份綜合百匯大沙拉，見 P. 292），搭配 1 至 2 大匙的百搭油醋醬（P. 242）	

第 7 章

生酮與生活習慣

✕

　　經過重置計畫第一週努力轉型飲食模式後，現在是時候確保你的運動、睡眠和壓力管理行為能支持你邁向適應脂肪而非阻撓此計畫。最重要的事情在於，要避免有地方特殊性、有害現代生活的各種慢性壓力來源；而其中最主要的麻煩就是充斥壓力的運動模式、睡眠不足，以及超連結的同類心理。這些所有的壓力源會過度刺激產生「打或逃」的交感神經系統，進而大幅刺激嗜甜和儲藏脂肪。

　　即便在飲食上你非常謹慎，其他慢性壓力源仍會刺激燃糖，產生類似於在便利商店大喝思樂冰的結果。本章我們將會討論除了飲食之外同樣重要的守則，就算遵守本書所有飲食法則，這裡只要出錯也會因此一失足成千古恨。首先就是運動：必須規劃出每日經常性適量活動、配合有氧心率的建設性有氧運動，還有時間短、強度高的肌力和短跑訓練。最重要的是，你一定要確保自己免於落入長期性的運動模式，因為這會刺激依賴碳水化合物。接著是睡眠，重點就是要在入夜後減少人工燈光和電子刺激。我們在夜間單純使用電子螢幕時，其實會導致食欲和脂肪儲藏荷爾蒙極度失控。最後是探討壓力管理，目的是要減緩、降低以往會刺激燃糖和儲藏脂肪的

慣性行為。壓力會驅策皮質醇，皮質醇主導嗜甜，進而刺激胰島素，驅動脂肪儲藏！因此，壓力管理和生酮成功息息相關。

在你終於不會依賴碳水化合物，轉型為低醣飲食模式，或是從低醣轉型成生酮模式，最後的成果將會讓你感到人生非常美好。

菜單越長、越辛苦的運動，只會讓你更依賴碳水！

我的原始運動藍圖哲學，包含經常性活動、抬舉重物，偶爾衝刺跑步。這彰顯了我們祖先的生活模式行為，可達到最佳基因表現。經常性活動（結合正規有氧訓練和每日漸增的活動）可以讓你隨時隨地都處於絕佳的燃脂狀態；抬舉重物和常規性短時間、高強度的阻力／肌力訓練動作，能強化器官功能、支持活動力和功能性，預防受傷和關節與結締組織受損；偶爾短跑一下（理想狀況下這是指負重跑步獲得益處，不過沒有負重也可以）能刺激抗老化的適應性荷爾蒙，落實「用進廢退」的自然法則。

不幸的是，現代忙碌的生活確實讓我們在運動上無法得志。許多人根本做不到最少量的基本活動、心肺運動或任何高強度或阻力訓練。一旦我們屆齡四十或那年紀左右，我們只能坐在一旁，眼巴巴著迎接疾病風險因子，體驗到身體因年老而急劇退化。就算是每天得花時間通勤、坐在辦公桌辦公、在閒暇時就著螢幕享受娛樂，但每天還是會認真做一、兩小時運動的健身狂，也都無法躲避世俗生活模式相關的疾病風險因子。這種現象經過科學驗證，稱為「主動性沙發馬鈴薯症候群（active couch potato syndrome）」。

許多很有企圖心的健身狂熱者都會落入長期模式——做些有點困難、為

時過長且不同動作期間沒有充分休息的訓練。如果你正在進行耐力跑或鐵人三項，或者是混合健身的訓練，或者說你有設定線上銀行按時支付的個人健身教練，這種訓練可能會讓你痛不欲生。固定的健身模式，確實能讓你動起來，進入運動模式，但長時間下來，激烈的訓練和恢復最後可能會損害健康。因為我曾是菁英馬拉松選手兼鐵人三項運動員，我非常了解這種訓練模式帶來的痛苦。我的重訓目標（十年來我每週都跑一百英哩）確實讓我外表精瘦健康，但其實也損害了我的內心健康。**長期性的運動既有壓力且耗損精神。最終，你的大腦會渴望能量，刺激你攝取更多的碳水化合物。**

先來了解一下，生酮之旅確實大多和改變飲食有關，最後你將能減掉過多的體脂肪，獲得各方面的健康與代謝好處。合情合理的運動習慣可以支持、甚至加快邁向生酮的進程，但我們大多想確保這些習慣不會阻礙進步。長期性的運動既有壓力且耗損精神，最終，你的大腦會渴望能量，刺激你攝取更多的碳水化合物。這會造成過量的胰島素生成，進而引起過量脂肪儲藏和荷爾蒙失控。是時候控制你的慣性運動模式了，把有氧運動的速度降緩，多散步和爬樓梯，偶爾做些短時間的激烈運動。信不信由你，這種經過演化驗證的運動模式比傳統上長期耗時的「關鍵是要持之以恆」的運動模式更有效、比較沒有壓力，也不需花很多時間。

在日常生活中製造活動的時間

積極的生活方式和規律性有氧運動，能打造出強健的心血管和代謝系統，身體可以有效處理氧氣，為粒線體網絡適時補充能量，讓你隨時隨地都處在最佳燃脂的狀態。這是體重管理真正的祕訣，就如我們在第二章討

論的補償理論,對於健康和減重來說,比起燃燒高熱量的健身房老鼠或是公路路跑戰士,增加日常活動量以及避免靜止不動,無疑更加重要。

走路,顯然是最基本的重要基礎。每天都去遛狗,或甚至是一天兩次,任何忠誠的朋友都值得這種對待;在辦公大樓中庭散步時撥接電話,或是私人會面,或是在辦公室裡走步,而非只是坐在辦公桌前;發誓拒絕搭電梯,享受爬樓梯的好處;別只是把車停在門口,停在最遠的車位,然後走路進門吧!確實實踐這種活動的目的,包括精巧的訓練,像是瑜伽、皮拉提斯和太極;做些有彈性且活動範圍大的運動,從正規伸展到即興深蹲,或是可以利用書桌或看電視時做的四頭肌伸展(quad stretches),還有自我照護的運動技巧,比如使用滾筒放鬆(foam rolling)等。

記得,這不是以減重之名燃燒熱量,就是只是簡單的「多活動」而已。相關的各種健康益處,包括能使身體隨時處於最佳脂肪代謝狀態、增加關節活動範圍、改善胰島素敏感度、改善整體心血管健康(不只是運動時的狀態,還能改善全身循環系統的功能),以及提升氧氣輸送至大腦的成效、改善認知行為表現等。

有氧運動不是「心跳越快越好」

試著一步步搭配運動,努力累積每週至少兩小時的規劃性心肺訓練(例如健身走步、慢跑、騎腳踏車、游泳、有氧機器等等),重要的是這些運動期間要維持或不超過自己的最大有氧心率;**因為超過最大有氧心率時,會導致更多葡萄糖燃燒、更多壓力荷爾蒙且恢復緩慢。**

最大有氧心率與每分鐘最大脂肪氧化量(燃燒最多的脂肪熱量)有關。

如此心率狀態下，便能獲得最大的燃脂效益；超過最大有氧心率時，脂肪氧化的高峰就會下降，變成刺激大量葡萄糖燃燒。這樣一來，就會阻撓本來計畫運動時要得到的益處，回到依賴碳水化合物的趨向，因為運動變得太有壓力且耗損精神，無法支持適應脂肪。**如果在往常有氧運動後只覺得無力、想吃點甜食，那就是心率過高，反而使你更處於燃糖狀態。**當你漸漸增加的一般日常活動，結合真正的有氧訓練，加強燃脂，就能改善自己在運動和休息期間的燃脂能力，而且因為運動已經不怎麼有壓力，所以能恢復迅速。

最大有氧心率＝每分鐘最大脂肪氧化量

最大有氧心率的計算方法，可以利用備受尊崇的馬費東博士公式「180－年齡」來計算每分鐘心跳數。例如一位三十歲的運動者，其最大有氧心率可能是 150（180 減去 30）。如果當前的你沒有那麼健康窈窕，那就要把計算的數字再減掉 5；而超級窈窕、成功的耐力運動員就要再加五。要小心：這個心率限制在我們多數人努力之下，其實驚人的簡單；意思就是，就算能輕鬆、完全沒有任何痛苦的以每分鐘多 5、10，甚至 20 以上的規律加快心率，你和變更運動的代謝效果最後就會落入運動科學家所稱的「黑洞（black hole）」：速度低於無氧呼吸警戒線，你雖然確實感到痛苦，但卻難以達到有效燃脂。

進入黑洞後，燃燒的是少量的脂肪，更多的葡萄糖，運動結束你會覺得有點累、體力耗竭，非常想要快速吃碳水化合物補充體力。你的身體也會因此引發更多氧化和發炎，產生更多壓力荷爾蒙，增加肌肉的疲勞和酸性損害。更嚴重的，根據馬費東博士的研究，運動期間引起燃燒葡萄糖的作用，會在運動完數小時之後（最多可達七十二小時）才形塑你的代謝模式，到你下一次的黑洞運動以前還有很多時間要耗，還得隨時維持燃燒葡

萄糖的狀態。例如，在你早上的飛輪課結束（還有運動後的高醣點心或正餐）後，身體將燃燒糖而非脂肪。與此同時，隔壁的鄰居才剛起床，遛了狗，早餐吃了培根和雞蛋，身體將會進行燃脂作用；這位鄰居在各方面的健康表現會更好，還可以成功減去過多體脂。

　　一般傳統飲食法已經讓健身團體認定：速度要快、運動更努力、燃燒更多熱量才是減重之道。但事實上這種邏輯不論是輿論或科學驗證上都已被明確駁斥。我發現要訓練自己減緩速度，享受無視旁人目光真的很艱難，特別是在團體運動的環境中，會鼓勵你必須跟上大家的步伐，而這也是為什麼要在有氧運動期間謹慎監控自己心率的原因。你可以用不到五十美元，買一個品質不錯並附有胸帶的計算器，將數據透過無線網路傳入數位手錶中（Polar F1 就是值得信任的簡單型號）。如果沒有心率監測器，可以用手錶上的秒針，來計算十秒裡自己的心跳數再乘以六，或者是用鼻子呼吸測試法，在運動期間閉上嘴巴用鼻子呼吸來測試。**如果嘴巴閉上、就無法順暢的呼吸，很有可能你已經超過自己的最大有氧心率。**

　　除了我們先前告誡的捨棄糖分、穀物和植物油的重要法則，你一定要用同樣的決心來調整有氧訓練，**在不超過最大有氧心率的狀況下運動**。即便是幾分鐘沒有注意，只要是處在燃燒葡萄糖的心率，就可能使本來期望能靠運動燃脂的優勢消除殆盡。一旦開始燃燒葡萄糖，那就很難中止，返回本來的燃脂狀態。為了這一點，一定要在運動開始時慢慢暖身。如果你**從靜態快速變換到有氧運動的速度，那就會先燃燒葡萄糖，而身體的燃脂機器才開始暖身而已**。請記住之前提到的營火法則：大塊木頭總要多花時間才會開始燃燒；就算是完美精瘦的運動員，訓練一開始花幾分鐘散個步（或是按照選定的活動做非常緩慢的動作）也很棒，如此才能保證在努力活動期間達到最佳化脂肪氧化量。

阻力訓練不是「越累越好」

目標很簡單，就是定期讓身體承受某類型的阻力，以達到整體健康，拓展健身的可能性，減緩老化過程。你可以做任何你最想要的訓練，每週兩次，每次可以維持僅僅 7 分鐘，或是不超過 30 分鐘，就足以讓你窈窕強健（是真的）！不要擔心那些關於自由重量和機器或彈力繩、阻力帶、沙袋還是單純徒手健身的健身從眾科學，這裡主要的目標，就是從訓練期間獲得短暫的適應性荷爾蒙反應，挑戰肌肉完成功能性的全身全方位動作。若你對這方面不太了解或沒什麼經驗，可以在 YouTube 上搜索「馬克·西森──原始絕對運動（Mark Sisson—Primal Essential Movements）」。PEM 動作：伏地挺身、引體向上和棒式，皆是安全且能輕鬆學習的動作，還能達到很棒的全身訓練。如果你是新手，會發現每一個動作都有比較簡單的步驟順序，你可以慢慢進展到做出標準動作。比如說，用椅子做俯臥撐做一段時間，可以幫助你打造肌力，最後完成傳統手撐在地上的伏地挺身。

不論選擇哪一種阻力訓練，都應該奉行高強度、短時效，並在不同難度動作之間有休息緩衝。而最該避免的訓練則是訓練時間很長（也因而強度不高），或者太常變換動作但沒有緩衝的運動。結束運動要選在最激烈的動作開始感到緩和、累得很舒服，而非是在筋疲力竭時結束動作。要使能刺激最佳適應性反應的「打或逃」荷爾蒙（從運動刺激變得更加適應、更強壯，而非因為長期運動模式而分解變弱）暫時激增，那每次運動就不得超過三十分鐘。如果你的運動時間太長，比如在健身房裡從一個機器做完換另一個機器，直到你覺得疲乏力竭時，那你就反而過分延長「打或逃」反應，

MARK 的
基本運動教學影片

落入長期依賴碳水化合物的模式。

只有在你覺得新奇、有動力時做肌力訓練,並且用力完成後就回家。如果你覺得痠疼或發懶,那就等到自己又能咬牙繼續時再做阻力訓練。

偶爾短跑一下,減脂效果超好

我認為短跑是終極的原始訓練,最符合我們的祖先生活模式,能夠刺激「打或逃」反應,最終深植在我們人類基因裡的方法。我們在每天日常忙碌的生活裡普遍濫用「打或逃」反應,採取「醣類+胰島素」雲霄飛車式飲食模式時,我們也無法確實做出情境式的短暫奮力,獲得極致的代謝、健康和抗老優勢。短跑會刺激肌肉的發展或維護,改善體能、警惕性以及情緒(藉由改善氧氣輸送,減少大腦發炎),在做低強度的運動期間增加身體對疲乏的恢復力(身心方面),刺激非常重要的粒線體生源狀態(biogenesis),強化肌肉、關節和結締組織,還可以是非常有效的催化劑,幫助你突破減肥大關。「沒有東西能如短跑般造成重大衝擊」,這是我最愛對明明努力遵守飲食法則、但卻因減重受挫的原始生活狂熱者講的一句話。短跑運動的極致代謝刺激,會發送強大適應信號給基因,減去過多的體脂肪。

做完短跑運動後,適應性荷爾蒙(如睪固酮和人類成長荷爾蒙)會在血液中循環流動,向特定器官輸送配置好的抗老益處,比如提升性慾(男女皆有)就是很好的例子。這也是為什麼沒有任何東西能比短跑更有重大衝擊。三十分鐘的代謝當量(Metabolic Equivalent of Task,簡稱 MET)短跑訓練,其極致的刺激可以向基因傳送強大的適應性信號,減去過多的體脂肪,因為在短跑時有太多體脂肪會有太嚴重的影響,這也是之所以負

重短跑最適合減脂（也有助於維護骨頭密度）。不過，如果你目前的體態還沒有達到執行高衝擊力的短跑衝刺訓練的條件，任何低衝擊性或無衝擊的努力運動，比如上坡跑或爬樓梯、游泳、原地踩自行車、滑步機（elliptical）、划船機、多功能爬梯訓練機（Versaclimber）或其他有氧機器，也可以獲得同樣的抗老荷爾蒙刺激。

你可能看過有新聞或雜誌標題提到短跑因為其有更多代謝益處，其實比有氧「更好」，但首先你得了解，前提是一定要放棄依賴碳水化合物，轉變成適應脂肪的體質，不然所有減脂的努力在「早上短跑後、傍晚吃了Ben & Jerry's冰淇淋」（詳見下頁專欄〈少吃多動，不可能瘦下來！〉）就功虧一簣。身體處於適應脂肪的狀態時，高強度短跑訓練可以在運動完後提升粒線體和代謝功能最多二十四小時。就算是在短暫運動期間燃燒了大部分的葡萄糖，身體還是會在後續的數小時內燃燒更多脂肪；但這一切的前提是你處於適應脂肪的狀態。如果你正想著邏輯奇怪的「有氧與強度之間哪一個好？」的問題，那請了解這兩項對長遠目標都很重要。低醣／生酮飲食模式，搭配節奏舒適的運動和嚴格的有氧心肺訓練，這樣就能讓身體隨時處於燃脂狀態。密集性的肌力訓練和短跑可以快速增強整體的粒線體和代謝功能，因為奮力使然，也會直接刺激並減少過多身體脂肪。

因為短跑有一定的高難度和深遠的荷爾蒙與代謝影響，偶一為之就能達到很棒的效果。建議每隔七至十天跑一次，並在覺得已經充分休息、有動力用盡全力跑步時，再依照下列的注意事項完成短跑訓練：

(1) 尊重身體當前的能力狀態

若擔心負重短跑太困難，就選擇無負重或衝擊性低的運動，例如：游泳、原地踩腳踏車、滑步機或是其他有氧機器。另外，盡力完成真正的短跑；

上坡短跑衝擊力較小，也是從低衝擊運動轉型到無衝擊性運動很好的方法。「全力以赴」並不代表要做到崩潰，所有的努力應當要在使用絕佳技巧下控制有餘。

(2) 神清氣爽時短跑

只需在你感到活力十足、充滿動力時再去短跑；千萬別在每天生活已很疲憊或已感受到痠痛時跑。短跑之於大腦和身體都是一種極致挑戰，需要在各方面處於絕佳狀態才能達到有效的運動效果。厲害的教練會說：你應該要在暖身操時感到猛快的感覺，才能接著奮力做後續的短跑。如果你只感到貧乏、懶散，或甚至在暖身期間就覺得僵硬，那就保留體力，改天再跑。

(3) 確實做好暖身與收操

暖身與收操不只是保護肌肉免於受傷，減輕運動造成的壓力影響，還能讓中樞神經系統準備好全力出擊。運動之前，一定要緩慢的做足有氧暖身，直到開始稍微出汗、感受關節活動順暢、專注力變強。花上至少五分鐘做溫和的暖身操，在準備奮力運動之前搭配動態延展（確實做好各種動作而非靜態）、技巧性預備動作，使體能發揮到最大（這通常稱為「短距離衝刺（wind sprints）」）；全程暖身若是十五分鐘，此階段至少要花上十分鐘。在最後短跑衝刺結束後，再用簡單的有氧緩和動作收操五至十分鐘。確保自己不再流汗，呼吸頻率也在停止動作之前恢復正常。這之後剩下的時間試著保持積極的活動狀態，有助恢復速度。

(4) 持續有品質的努力

每次短跑的量測表現（比如特定距離所花的時間）和努力成果應該相

似。如果你必須很努力才能達到同樣的短跑時間、同樣努力可是跑步時間明顯變長，或是留意到活動時姿態或肌肉因疲勞產生的緊繃疼痛時，那就要停止運動，這是非常重要的概念。另外，你可能要停止以往「不勞而無獲」思維過程，這種想法在有氧／耐力訓練團體之間特別盛行。每次短跑都要發揮「控制得當的最大努力」，並在感覺累得很開心而非筋疲力盡時結束。短跑只要努力一下，就能走得更長更遠。不要在還沒完全恢復以前就做下一次的短跑，還咬牙切齒地想表現出最大強度。

(5) 充分的間歇休息

以最困難的跑步運動來說，四至六次為時十五至二十秒的短跑運動量就夠高了。一定要確保自己充分恢復，在每次短跑之間緩慢慢跑（可不要就完全靜止或坐下，甚至躺下！），可以使呼吸恢復幾近正常，心情會恢復清爽集中，以準備下一次賣力跑。恢復時間可能是運動一開始的三十秒，至最後要再次衝刺前的六十秒。低衝擊或無衝擊的短跑影響較小，需要更多時間準備再次達到最大強度，因此你可以嘗試更長的短跑跑時，每次約二十至三十秒，然後每次跑步之間做足休緩恢復。

◆ 專欄 ◆

/ 少吃多動，不可能瘦下來！ /

飲食界中慘烈又錯誤的基礎概念，就是訓練自己「限制熱量攝取」來減掉體脂，然後用奮力運動來燃燒體脂。在依賴碳水化合物模式下進行這種挑戰時，其實根本無法好好減重，反而會因為熱量不足和長期過量的運動模式而感到疲憊。我們的原始基因會認為這樣的活動模式，是生死交關之際，因此便藉著「糖質新生」而緊急大量生成葡萄糖因應。藉由穩定輸送能量到嗜糖的大腦和肌肉（因為它們無法燃燒脂肪，且同時你限制正常熱量攝取），暫時和緩疲倦，但你可能在這過程期間流失肌肉量。最終會因為長期過度刺激「打或逃」反應而耗竭心神，並因為營養不足（早餐、午餐、還有高醣但毫無營養的晚餐）造成疲乏。

從事這種「不可能的瘦身飲食法」，你會發現自己很容易饑餓，且經常暴飲暴食，最後很不舒服（反抗飢餓與慢性運動的生存機制），感到毫無生氣（在你飢餓和運動過度時，身體不想要充滿生氣），還有可能將你攝取的任何熱量都作為脂肪儲藏起來（因為主要的飽足／脂肪儲藏荷爾蒙瘦體素失控）；會發生這些不好的影響，皆是因為身體基因不想要你因為飢餓而死，但你卻持續讓自己挨餓（和筋疲力盡），所以根本無法有效燃燒儲藏的身體脂肪。

打造黑暗、柔和的睡眠環境很重要

我們全都了解好好睡一覺的重要性，而也針對此主題談了很多應酬話，但現實是，睡眠在高科技的現代生活中，正被不公平的對待。在我為這部分提供使睡眠最佳化的技巧和方式時，這項問題的癥結點在於黑夜裡過多的人工燈光和電子刺激。事實上，人體細緻的全天候荷爾蒙運作過程，數百萬年來都與太陽同步：日出而作、日落而息。太陽下山時，人體的設置就是要休息，不到幾小時內就會感到困倦，並優雅的落入完整修復性的長夜睡眠。許多睡眠專家都認為我們人類是有雙相（biphasic）睡眠習慣，中午午休其實是人類為了達到荷爾蒙最佳化而預期的休憩。

今天，比起在夜間優雅柔和入眠，我們在日落後接觸到的人工燈光，使身體引發荷爾蒙逆轉運作的連鎖反應。夜間的人工燈光和電子刺激會抑制讓我們睏倦的褪黑激素（melatonin），這過程稱為「暗光褪黑激素分泌（dim light melatonin onset，或簡稱 DLMO）」，如此一來，便會使主要壓力荷爾蒙皮質醇激增。一開始，皮質醇會帶著葡萄糖大量充斥血液中，讓我們有「恢復元氣」的感覺，因此保持清醒，使我們得以完成收發電子郵件或看完 Netflix 影集。如果每晚都用這種方式給自己壓力，長期升高的夜間皮質醇會結合大腦中的食欲感受器，刺激你攝取高醣食物；深夜也會使飢餓素（增加胃口）和瘦體素（促進脂肪儲藏）失去控制。我們的消化系統確實也有生理時鐘，晚上太晚進食就會攪亂時鐘（附錄中會詳述），這樣一來你就會不只吃飽，還會把所攝取的熱量當作脂肪儲存起來。

就基因的觀點來看，自行延長的一天會矇騙基因，讓它認為現在一直都是夏天。夏季時日照很長，超過兩百五十萬年的演化下來，人類已經慣於在夏季攝取較多的碳水化合物（即熟成的水果），並將之儲藏為脂肪，

好為了糧食欠缺的漫漫長冬做好準備。這或許難以置信，但在你天真地使用電腦、電視或智慧型手機，都會使身體陷入儲藏脂肪模式的危機中。當夜晚的電子刺激和睡眠不足成為生活的一部分時，就容易產生胰島素阻抗；也就是說，因為食物無法確實進入體內本來的能源庫並加以燃燒，很有可能會把宵夜當作脂肪儲藏起來，更可能變得嗜甜。芝加哥大學的一份研究便指出，只要兩週睡眠不足（受試者每晚只睡了四小時），胰島素阻抗就可能增加 50％！

夜晚燈光、電腦和手機，都是發胖的元兇！

優質的夜間睡眠期間，分配好的其他荷爾蒙和代謝過程就會運作，協助快速驅動免疫系統、打造健康的腸道菌叢、管理氧化壓力、修復重建肌肉組織、管理短期和長期記憶、補足神經傳遞物質例如血清素和多巴胺，並能振奮疲乏的大腦神經元和突觸，幫助在醒來時能神清氣爽，準備好迎接忙碌的一天。同時，這也能使皮質醇、飢餓素和瘦體素這些夜晚的代謝麻煩份子恢復正常。這些有影響力的荷爾蒙處於最佳狀態（配合你的生理時鐘、低量胰島素飲食模式和有意識而非長期的運動模式），你的食慾只會在「真的」很餓時激增，大腦會在你飽了的時候告訴你不要吃了，你也能更有效的燃燒儲藏的能量，而非囤積能量。

關於睡眠，最急迫的要務就是要用和改變飲食同等的努力，將夜間人工燈光和電子刺激降到最少。這可能會讓你覺得無法自在快活，特別是在冬天時日落和睡眠時間之間可能有最多七小時的黑暗。從這一點來看，人體其實本來就會在冬天晝短夜長的時間睡更久，在夏天晝長夜短時更忙碌。

你住的地方越是遠離赤道，則夏季和冬季睡眠模式會更加不同。

就從要努力有更黑暗的夜晚延伸，你也需要致力擁有最佳的睡眠習慣和睡眠環境。努力在每晚同一時間上床睡覺，並且（期望）能自然而然在日出時不靠鬧鐘醒來，感覺神清氣爽，充滿活力。以下是更多能打造最佳睡眠狀態的技巧：

（1）行為：打造睡前儀式

作家兼成功企業家雅莉安娜·哈芬登（Arianna Huffington）便成功在其著作《從容的力量》（*Thrive*）和《愈睡愈成功》（*The Sleep Revolution*）中提到睡眠的重要性，她記述自己如何從倦怠中恢復以及致力重新調整睡眠品質。哈芬登敦促我們要創造一個放鬆的夜晚儀式，讓身心準備好睡覺：關閉所有科技產品、泡個熱水澡、換上特別的睡衣。這些都是讓我們從平時忙碌高壓狀態修整的細小、儀式的行為。忘記那些關於幫助睡眠的食物話題吧！睡眠前最好還是不要吃任何東西。一定要遠離碳水化合物、酒精、咖啡因和香菸。另外，在醫師的支持下，試著丟棄處方助眠藥物，這些東西會讓你無意識地沈睡，還會干擾真正的荷爾蒙修復。

（2）環境：更換燈泡並調整電子產品螢幕亮度

夜晚來臨時，將室內燈的使用降到最低可以讓生理時鐘跟著同步作息：用蠟燭不要用檯燈、床上閱讀時使用床頭燈，或是配一副夜間使用的黃燈或橘燈紫外線防護眼鏡，這類鏡片可以吸收大量燈光，讓你不僅能安全閱讀，還能有效阻擋一般燈泡和電子螢幕散發、會阻礙褪黑素的有害「藍光」。可以將檯燈裡的白色燈泡換成暖黃色燈泡（通常稱為「蟲燈（insect bulb）」，居家用品店可以買到）。如果你一定要看電視或用電腦，盡可能早點使用完

畢，並把亮度調到最暗。你可以下載一個免費的軟體程式「f.lux」，這軟體能自動調整螢幕的色溫（類似於亮度，但非完全相似），使夜間散光強度變小。

特別要注意的是，**房內絕對不要擺電視或辦公桌！**將任何會散發光線的設備全蓋上或搬走（特別是小型設備如 LCD 時鐘或走廊夜燈；如果你要起床，就用小型手電筒），並使用完全蔽光的窗簾。盡可能讓房間非常安靜，如果屋外容易有非常吵雜的噪音，就利用降噪設備或智慧手機的應用程式（可以試試 Rainmaker Pro，製造不同的雨聲）；讓房間內保持涼爽，大約攝氏十六至二十度最好。我睡覺時會用一個稱為「Chili-Pad」的溫控床墊，這可以讓我整晚維持在理想的低溫狀態。

(3) 小睡片刻：快速修復、充電的好方法

有時夜間無法確實睡飽時，白天小睡片刻是能幫助你快速修整的非常有效的方法。白天感到恍神、疲憊或困倦時，就是「睡眠壓力」的體現，表示前一晚沒有確實睡飽。高品質的小睡（找一個黑暗、安靜、溫度涼爽，能遠離忙碌白天所有刺激的地方）只需要短短二十分鐘，就能重振疲勞的大腦，使負責讓神經元有效運作的重要化學物質重新平衡。事實上，在你逐漸適應脂肪酮類時，你可能會發現自己下午的鬱悶感已經減到最小，也不再需要經常小睡。

(4) 時機：盡量固定入睡的時間帶

努力做到每晚在同一時間睡覺。至關重要的深睡期（deep sleep cycles）會主導睡眠品質情形，因此熬夜之後才睡覺其實沒什麼用，即便你睡再久也一樣。理想的狀態，是你會在快要日出時不靠任何鬧鐘自然甦醒，且也會感到神清氣爽，精力十足。如果目前你的狀態不是這樣，那請試著改善

自己的夜間習慣，讓這種狀態盡快變成現實。日出前就起床（我們會稱此為真正全能運動員或終極自律運動者的行為），其實侮辱了人體本來就會因日出刺激自然甦醒的基因期望。我們的生理時鐘會對日出做出褪黑素減量，換取增加感覺美好的荷爾蒙如血清素，以及重擊皮質醇的自然反應。如果你因為黎明前的鬧鐘而從床上跳起來，會讓皮質醇以出乎意料之外的方式激增，陷入類似於慢性增加夜間皮質醇的模式。

壓力管理：慢下來，加強專注力！

我要對某些工作狂說聲抱歉，但其實把生活速度放慢，多放鬆一點可以讓你更瘦、更有活力，且最後變得更窈窕、強壯、快樂且更健康。身為一個自己操控命運的人生企業家，我和任何人都一樣，深知自律和設立目標的重要；維持專注，好讓自己在這數位世代中不斷使人陷入麻痺心神的被動式娛樂之下，完成該做的事。對於想要誤判或批判我的人，我想說原始生活並非是建議推翻自己的世俗掌控觀點，回歸原始時代；其實這是建議以人類祖先的生活行為為規範，將這些規範與現代的高科技生活結合。你可以盡情改動，做任何必要改變，確保自己仍然享受著舒適的現代生活。

既然傳統標準飲食和我們捕獵採集先祖飲食模式明顯迥然不同，就需要更多省思，思考人類基因中，當原始生活在處理壓力和休息模式上與長期壓力起了衝突時，會如何表現，而這也是現代人生活的關鍵。我們的祖先肯定有許多難以訴說的艱難時光，但他們也活了過來，且與現代人處理方法相比，他們似乎每天的生活過得更美好。他們面臨的壓力多半是為期短促、「打或逃」的情況，若是順利生存下來了！也就調整了他們「適者

生存」的能力。今天的我們，或許尚且談不上要為了美好生活努力拼搏，但連喜歡去海灘玩的人，都還會為了遲繳卡債的罰金而備受壓力。

不過，你可以好好利用科技，讓生活更簡便而非更有壓力，你也能運用同樣讓你熬過法律學位、管理銷售團隊、或是讓孩子按時作息的優先排序能力，讓健康和均衡成為首要之事。除了要多動、合理運動而非長期運動之外，睡眠也該是首要任務，並採取低醣高脂飲食。以下是幾個能幫助你將生活日常繁忙壓力降到最低，培養健康身心靈的辦法：

(1) 情感連結：打造一個正向積極的社交圈

想要活得長久，最廣為人知的一點便是塑造、培養一個正向、積極的社群連結，此外還要搭配健康飲食、運動和睡眠。**我說的是活生生的、與他人的情感連結，而非是數位連結！**不幸的是，如今數位連結已經首度在人類歷史上超越前者，或許想像自己與「親密圈（intimate circle）」內家人和親朋好友的關係，還有擴大包含同事、鄰居、運動夥伴或同好朋友、社群或宗教團體的「社交圈（social circle）」關係，會有所幫助。你的大部分精力，應該要投注在如何維繫這些關係圈，至於透過社群媒體與更多人的膚淺連結，僅需要花些許精神就好。

根據個人的個性和偏好不同，親密圈的人數應該是六至十二人左右，而社交圈可能是其他十二至二十四人。你的核心家人和親戚按理說屬於親密圈，但你可以自由決定誰在圈子內，誰在圈子外。人類學家兼演化生物學者羅賓・鄧巴（Robin Dunbar）就指出，真正、強烈的個人情感關係是根據個人為他人喜好付出的能力和意願而定。既然不需要每日到處按讚，驗證自己與別人的關係真假，你可以用同樣的精力來專注在真正的「面對面交流（face time）」、而非臉書上。就如鄧巴所說的，「一次的碰觸，遠比一天

說一千字都還要重要」。此外，想像這些關係圈，以及有誰在其中，可以幫助你時不時留意哪些關係可能已經過期待更新，或需要保持距離比較好。

（2）有節制的使用數位裝置

在使用科技產品上要自律，這樣能讓生活更簡單、更有效率，但不需要被科技奴役。雖然電子郵件遠比打字機輸入、用口水沾黏郵票要容易得多，但社群媒體卻讓我們滋養了那些應該要被屏棄的關係。如果無法看清科技與現實之間的分野，那科技的高效能和方便取得便會妨礙你的健康。最重要的是要有策略的過濾一天下來你所接觸到的任何資訊，只允許來自最重要的人、最重要的溝通留在你的收信匣。

另外，對於手機科技要特別警惕，不要讓它干涉你賞析任何事物，享受和他人相處和專心於當下在做的事。若你在孩子踢足球比賽，或與外婆共享下午茶期間接到電話或收到簡訊聲音，其實就是正允許那些嘈雜進入生活裡最珍貴、轉瞬消失的時刻。如果不同意我說的話，你可以十年後在沒有足球賽或下午茶時回來向我抱怨。請記得《深夜加油站遇見蘇格拉底》（*Way of the Peaceful Warrior*）作者丹・米爾曼（Dan Millman）的勸誡：「沒有所謂平凡無幾的時刻」。

在你需要使用科技產品時，請一次全力專注在一項任務上，不要試著多工完成工作。史丹佛大學的研究發現，試圖多工完成工作會阻礙學習、記憶、創造力和專注力，最後增加心力疲憊。麻省理工學院的研究指出，大腦只能一次處理一個資訊，沒有所謂多工這回事，多工實際上只是在不同工作上來來回回變換專注力而已。你可以在瑣事上完成多工（比如一邊講電話，一邊貼郵票），但若是很重要的工作，最後只會表現欠佳，而且還增添壓力，比如說按照 GPS 導航開車時正協議重要的商業合約。等到工

作過度時,不同的工作需求輸入就很有很可能每況愈下。與其多工,還是專注在當天裡最重要的首要任務上,接著再有技巧地完成一件一件的工作。如果你是一位需要打造原創內容的創意工作者,那就把電子郵件和電話分配在特定時間進行,之後就別上網、專心在創意發想上。

學會適時休息,就是最佳的健康策略

即便已經成功應用了上述提到的策略,最重要的還是要經常從認知專注的高峰期期間讓自己休息。每二十分鐘專注工作後就短暫休息一至三分鐘,特別是如果你是坐辦公桌工作的人,站起來、動動身體、看看遠方景物,或是閉上眼睛,做幾次深呼吸,再回到還是溫熱的座椅上。**兩個小時忙碌工作後,就花十分鐘時間休息,從事完全與工作相反的活動。走出戶外曬曬太陽,呼吸新鮮空氣,動動身子**;如果你養成習慣每天做幾次健身休息,那快速的深蹲或棒式也是很好的健身訓練。你也可以選擇走到安靜、黑暗的地方,聽著冥想導引。玩一下乒乓球或把玩一下吉他,就能有精神的返回工作上。

若你還是堅持自己太忙,做不了這些能增加生產力、減壓的活動行為,你要知道,如果你沒有規律性的放鬆,你之後就會不理智的休息。這些休息時間就會被你拉長,花上同樣完成簡單任務的時間,而你會突然把這些時間劃分在短時間的數位娛樂上:YouTube 影片、上臉書來個下午客串,或是著迷在有關運動或明星的辦公室閒聊上。當然,任何方式的休息都能達到某種程度的休整,但有目的性的休息更能支撐工作上的表現。如果決定要參與瞎聊八卦,那就把它當作必要規範:完全專注、投身在這種社交機會上,時間到了的時候,就優雅有禮的轉身告退。

經過充滿壓力的忙碌時光，一天下來我們本就該好好休息，不論是什麼樣的方式，可能是專注在某些數位娛樂設備上。不過，請好好排列優先順序，睡眠在前，有剩餘時間再安排數位娛樂。如果你有時間可以看一兩個或三個節目（我最愛的科技發明就是瘋狂追劇），就請這樣做。不過若習慣上床睡覺的時間到了，那就請關掉螢幕，安心的想著那些戲劇不會跑掉（再次感謝科技讓我們的生活更美好！）。最後，再提供以下能幫助舒壓的其他小技巧：

（1）戶外走走

走路，可以提供前面章節提到的代謝益處，更是能減壓，甚至找到新方法來解決問題的絕佳之道。或許，你最喜歡的健身訓練是宣洩在家和工作場合因久坐不動而疲憊的終極之法，而健身俱樂部確實有其社交之便和便利之處，但也請多做戶外運動，享受新鮮空氣、開闊空間和大自然的美好。

（2）享受樂趣

永遠不要忘記，生活轉型應該也要有趣。比起為日常該攝取多少醣類，或是該如何在下一次點心社團聚會上表現外放一點而感到壓力，不如視這段生酮之旅是一個能嘗試新食物、同時體驗間歇斷食的大好機會，或許還能成為身邊也想嘗試轉型的人的楷模。運動健身上，試著穿上裝有生物回饋的高科技設備，準確追蹤運動紀錄，讓日程保持一致；其實這做法是被高估了，你只需要走出戶外，接觸大自然，對任何你有興趣的運動挑戰抱持著欣賞的心態就好。你要知道，偏向超連結並非是錯誤，這是已經根植在我們基因裡，讓我們對所處環境可能影響到安全而有所警惕。沒錯，我們會在聽到簡訊聲響時多巴胺激增而高興得跳起來，這其實就類似我們祖先對於草叢

裡有動靜會出現即時反應一樣。因此，**重要的是要小心自己對於電子數位設備因為沒電而習慣做出的反應。在你自己「沒電」時，應該要開拓心胸，迎接任何能與伴侶、孩子或朋友有進階互動的全新機會。追求健康（超級窈窕健康）應該不會使你有任何痛苦或被剝奪感，實際上應該要很有趣！**

（3）感恩日誌

　　我的妻子凱莉超級推崇這項方法，而她對此的熱情也影響到身邊其他人，開始養成這個習慣。每天挑一個固定時間，花幾分鐘紀錄目前人生裡感恩的人事物。這種簡單又強大的作法（或許是在睡前或一起床就這樣做），可能很快就成為改變人生的習慣。**任何事都會隨著感恩日誌有所變化：你會感恩昨晚那場很棒的聚會，或是新車、溫暖的氣候、孩子們的健康或是社區裡的公園。確實紀錄，每天持續記載，可以抵銷人類以往愛抱怨的習性。**我不是在開玩笑，心理學家堅稱，人類與生俱來就會憐憫彼此。既然這做法可以淨化日常生活中的痛苦和不公不義，那這也可以幫助你在敘述自身悲慘故事和聽取他人故事上，就像打破紀錄一樣。

（4）學會獨處

　　打造健康的社交連結很重要，但找出屬於自己的時間也很關鍵。我說的可不是窩在棉被裡把玩 iPad，而是完全拔掉與世俗世界的插頭：沒有螢幕、沒有人，只是走到大自然，讓自己的心神安靜下來。即便我只有五分鐘可以用，我也會走到自家院子，看看遙遠的市景，或是使用我的 slackline（在寬繩索上做平衡走繩運動），完全專注在靜心和身體均衡上。偶爾自己出門走走（兩個小時的健走或是兩週背包旅行），就可以用和伴侶或社交團體一同健走相比所截然不同的方式，達到安定身心且全然放鬆的效果。

（5）純粹動力

為所有的生活轉型目標找出一個純粹的動力。這樣可以讓你完全投入在轉型過程上：包括健康飲食、合理運動、以睡眠為先等，而且也不會讓你以幸福或自尊作為評斷轉型結果的標準。這個建議適用於任何與身體組成或健身訓練的目標實現上，每天看著體重計和失敗減重經驗所苦的減重者，他們通常會陷入自我毀滅的行為，因為最初的動機不再單純；同樣的還有因為敗給了更厲害的運動選手而挫敗、分心的運動員。

我在另一頭等你！

請記得第一章強尼所說的話：**真正的自我滿足是因為追求了自然、歡樂且容易延續的人生目標**。既然要達到各方面都有最佳表現，勢必要有犧牲，而我們無法永遠保持樂趣，那就要經常性地退後一步，問問自己這個問題：這整體過程能否為我的人生帶來歡樂、滿足，和更多的幸福呢？如果你的答案是不行，或甚至是「呃，可能吧」，那就還不夠好；是時候該做些改變了！有時要改變的是方法，例如退出高競爭力的自行車社團，享受更悠閒的個人騎車之旅。有時候，轉念會有很驚奇的效果，給你自己時間，去探索更多有趣且純粹的動力吧！

現在，開始全力衝刺醣類、脂肪轉型之旅，並且了解如何運用、搭配有助益的生活行為，你已經準備好邁向生酮的下一步了！接著，第八章會評估你的代謝適能，在你開始正式努力做到第九章的營養生酮以前，為你提供最後的「發射準備」。

PART 3

邁向生酮人生

〖 第8章 〗

準備好了嗎？
啓動前的最後準備

$$\times$$

　　成功完成 21 天重置代謝計畫，就能校準體內的燃脂基因，為邁向營養生酮之途奠定完美的基礎。如果你陷入嚴重的依賴碳水化合物模式，那這部分的旅途可能是最艱困的，其他的部分只是測試、評估和調整，以及創造最適合自身的長期飲食策略。

　　為了成功邁向生酮，這時挑戰當前自身「代謝適應性」，並且進一步刺激改善是最重要的。然而只要在早上斷食，直到非常非常餓為止，或許（若本來身材就窈窕）還可以做些激烈的運動，就能輕易達到此目標了。只要你確實在這方面上有所成效，成功突破幾次重要階段（例如：空腹十六小時仍然覺得舒適充滿活力），那便能利用下一章的指南，充滿自信地邁入營養生酮。

　　本章最後有一個有趣的期中考，用來決定你是否準備好要邁向營養生酮。所有試題都是諮詢過凱特‧莎納漢醫師，用途絕非僅止於生酮學院的期中考。每個人生成、應用酮類的方式不同，所以回答這些代謝試題的主觀答案，很有可能會比你使用血液或呼吸酮類計算器還要重要。舉例來說，莎納漢醫師、阿提亞醫師、達古斯提諾博士和其他專家都提過，有些生酮

狂熱者（特別是狀況良好的運動員），儘管他們嚴守生酮飲食指南，但血液的酮類指數仍很低。莎納漢醫生針對此現象的說法是：「運動員是有可能會生成大量的酮類，但他們體內的組織亦能有效快速吸收，因此血酮量不會明顯升高；這是高效代謝所展現的高效閘門系統。」雖然這個現象並不常被討論，但科學上已證實人體會調節所有東西的生成，以避免浪費過量生成，而酮類生成似乎也會以此方式調節。

除此之外，你可能會在進入適應酮類階段時提早看見高數值的情況，這是因為你的肌肉和大腦同時因為缺少往常的葡萄糖能源而挨餓，而身體正努力想以酮類來補充它們的需要。之後，當肌肉因為更多酵素干涉脂肪酸的 β 氧化（beta oxidation）作用，大腦便會偏好利用酮類，這時使用測量計時，就會發現血酮值變低了

菲尼（Phinney）博士和沃樂克（Volek）博士合作的實驗研究證實了這個現象：血酮值高時，肌肉會利用更多的酮類；而血酮值較低時，有高比例的酮類會被大腦應用，肌肉則會高效燃燒大部分的脂肪酸。雖然我贊成要經常測量血酮值和血糖值，並留意攝取完不同食物、運動和睡眠模式之後的效果，但請確保自己在懷疑是否走在正確生酮之路時，對許多常識性評估加以研究一下。第一章提到的 Precision Xtra 測量計，可以同時測試酮值和葡萄糖值。請不要擔心，葡萄糖試紙很便宜，與昂貴的酮類試紙不同。此外，也請上 eBay 網站查詢，看能否用比較便宜的價格購買同樣 Precision 品牌的酮類試紙。

早晨斷食能使生酮基因快速增加

　　打造生酮體質最簡單的方法，就是延遲每天的第一餐，直到「真的餓」為止。這個簡單、憑本能而定的方法會加速體內的燃脂生酮基因增加，並加強胰島素敏感度，讓接下來的每一天都能更輕鬆地遵循低醣或生酮飲食原則。當你跟著飢餓感而反應，而非為了達到固定時間就斷食時，就不會如往常因為意志力薄弱，或不想限制自己接著失去興趣而感到壓力和焦慮。採取「真的餓」時，你就會自然而然有所進展，而非強迫進步；這很重要，因為「代謝訓練」（metabolic fitness）就如同「健身」，通常會在偶然間有所突破；有時可能注意到自己確實在穩定進步，但有時是覺得自己很努力卻停滯不前，然後又莫名其妙就突然有了重大突破。

　　更甚者，因為日常生活中有太多壓力來源，有那麼幾天會比其他人更容易拓展自己的代謝訓練限制。例如在時間非常壓縮的期間內進食，對我來說是非常容易的事。這期間我可以毫無困難的空腹十八個小時（我甚至還能在這期間加上強度很大的訓練或長途飛行）；但有特定幾天，早上的飢餓感讓我非常痛苦，可能是因為有奇妙的刺激因素吧！例如若是當天有要公開演講，那我往往會緊張到有飢餓感；我也注意到在我只做了一點運動或沒有運動的早上，通常會比較快餓。這似乎有違本能，因為在碳水化合物的飲食法中，運動會驅動糖原被剝奪，因而引發飢餓。可是，我懷疑運動使我的脂肪酸和酮類氧化增加，因此讓我能比沒有運動時，依靠體內的能量來源支撐得更久。在「真的餓」方法下，你每天只需要身心賦予你的能量，盡量達成適當的飲食、運動、睡眠和壓力管理，接著就等待身體自然而然的進展。

　　如果你還是對於例常性跳過早餐而感到恐慌，那只要別在早餐時攝取

碳水化合物，改成享受高飽足感的蛋捲或其他低醣或無醣的餐點也可以。這可以幫助你保留好的驅動力，撐過前一晚的斷食，但同時也能提供能量，補足早上增加的能量需求。時間一久，你就會不怎麼想要在早上吃一大堆食物，進入斷食或只攝取生酮咖啡、生酮補充品，或者只是以蛋捲當隨身早餐吃。

另外，若起床後便快速的大口喝柳橙汁和吃麥片，胰島素就會激增，使生酮生成中止（即便是沒有適應生酮的人，其體內也會在每天早上生成一些，直到攝取第一口醣類為止），把脂肪鎖在儲藏間，向基因傳送信號，宣告醣類將是忙碌一天需要的能量來源。以這種例子來看，莎納漢表示重要的不只是要調節醣類的總攝取量，還要有策略地制定攝取醣類的時間，好刺激適應脂肪。就如所述，早上可能是攝取醣類的錯誤時間，因為身體在休息好一段時間後，會先轉成燃脂模式，而你卻霸道的用高醣早餐干擾了這個模式。相比之下，若你在長期空腹之後，或是努力健身的前後攝取醣類，則這些醣類就會被優先分配、補充被剝奪的糖原儲存，因此反而不會大量刺激胰島素。

以此類推，過完忙碌的一天後，傍晚時應當已經有數小時空腹，因此能享受進食伴隨而來的好處。莎納漢推論此時享受有營養的碳水化合物並非惡事，她解釋：「在這些情況下刺激引發的胰島素反應，有助於身體從運動中恢復，實際上還能訓練細胞保持警惕，對胰島素嘗試輸送營養的信號有所反應，以此改善胰島素的敏感度。」

首先，「真的餓」可能會在起床的三十分鐘後出現，若是如此，請記錄下時間，輕鬆享受你的早餐，對這個過程抱持希望，隔天再試一次。隨著 21 天代謝重置計畫造成的優勢和驅動力慢慢強化，就能在不想嗜甜的無感狀態下跳過或延遲進食。這之後要花不少正念才能讓你抑制住明明不餓

卻慣常的早晨熱量攝取，可是你應該不會感到痛苦或精力喪失。

　　許多採取低醣適應脂肪飲食的人，會鼓吹在早上攝取脂肪熱量，比如含有奶油、椰子油或 MCT 油的咖啡。為身體找些脂肪熱量來燃燒，可能會在下午要吃正餐之前更容易。因為一整天都沒有攝取任何醣類熱量，但生酮咖啡或熱茶不會因此阻撓身體適應脂肪適應酮類的目標。其他反對攝取生酮咖啡的人，是因為這樣一來攝取的熱量太多，且比起早餐吃蛋或蔬菜來說其營養價值卻很少。正如許多生酮飲食方法提到的要素，自行採行的指南應該是經過個人實驗，更是個人偏好之下，遵照適應脂肪適應酮類飲食策略的方法和限制。

　　本章所述的調整之目標，我建議你克服很有挑戰性的牛仔模式，不要在每天傍晚最後一次正餐或點心（請試著盡早吃完，這也能幫助良入睡）後還攝取任何熱量，直到隔天「真的餓」再攝取。你可以喝水、喝咖啡或茶，但不要添加除了些許檸檬或鮮奶油之外的料；這裡還有一個例外，也就是早上的生酮補充品（下一章我們再來詳述）。

空腹時間長短，能判定是否正確啓動生酮

　　在起床後投入忙碌的一天，你應該會有正常的專注力，而體力會在進行繁忙早上例行要事時提升，不會感到餓，也不會非常想要大吃。到了某一階段，你會開始真的想到食物，或真的感覺到飢餓，比如肚子在叫，那就是享受點心或正餐的時候，最好吃低醣食物，這樣才不會打斷採取斷食以來建立好的驅動力。你要知道，這不是強迫性的斷食，使你在能吃一口以前為了那預設好的時間目標而痛苦不堪。你也需要收集真正的成果，找

出在真正想要吃東西以前，你可以舒適地斷食多長的時間；即便一開始時間很短也沒關係。以下幾個不同長短的空腹時間，是了解自己是否成功邁向生酮體質的判定基準：

12 小時（例如：晚上 8 點至早上 8 點）：尚需改進。若起床時感覺饑餓，或是不太需要馬上補充食物，那就要看前一晚的餐食、宵夜或點心來定。如果這些食物是高醣並刺激胰島素，那會使飢餓荷爾蒙會大增，阻礙你隔天早上的燃脂能力；睡眠不佳也是類似的原因。

14 小時（例如：晚上 8 點至早上 10 點）：不錯。你很努力逃出依賴碳水化合物的習性，也可能有不錯的睡眠，沒在前一晚大嗜醣類。

16 小時（例如：晚上 8 點至中午 12 點）：非常好。這就是許多崇尚祖先生活者慣有的生活模式，通常這稱為「壓縮飲食時段（compressed eating window）」。如果你能每週採取此法一至二次，那你絕對已經準備好嘗試營養生酮了。事實上，在經歷十二、十四或十六小時空腹之後，即便吃下了超出生酮限制的醣類含量，也不會令你每天空腹數小時期間獲得的益處消失（自噬、炎症控制或減脂等）。有許多採行祖先生活模式的狂熱者，每天會在壓縮飲食時段裡攝取 50 至 150 公克的醣類，同時亦能享有傑出的健康；當然，這是假設你已經完全不吃糖、穀物和不好油脂，也沒有攝取過量蛋白質的前提之下。

另外，若你是運動狂熱者，則可以透過規劃斷食訓練來改善代謝的適應力，以調整自己適應脂肪的狀態。然而，此方法最好是你已經有強大的健身基礎後再實施。健身狂熱者不是非得成功達到生酮體態，事實上，病態的肥胖人口才是真正能從生酮體質取得最佳利益的族群。不過，若體態適中，想要快速適應脂肪和酮類的體質，那可以在邁入營養生酮之前，採行斷食訓練，並在完成第一次營養生酮目標時進一步研究此法。在你努力

達到適應生酮期間，你可能會想要減少自己整體的運動量（特別是避免長期運動模式！），以確保自己每天只攝取 50 公克碳水化合物的目標能輕鬆一點達成。

想要成功踏入斷食訓練的入門條件，是要同時規劃一組早晨基礎健身訓練；這是假設已經空腹將近十二小時以上。不管如何，在基礎訓練之外還要做恢復訓練（比持續訓練更容易且為時更短）和突破訓練（比較難的運動，或是時間很長足以刺激提升當前健身的等級）。舉例而言，一位耐力自行車手可能會以一個半小時至兩個半小時的有氧速率運動當作基礎，而突破訓練則是百哩賽（規劃好的一百哩騎程），或是以無氧心率為主的一小時訓練。恢復訓練則是一小時左右，以有氧心率，低於「180－年齡」的最大有氧量平地訓練。

你很有可能已將斷食基準訓練納入平日例常中，這樣你就可以提高賭本，在訓練後斷食更久，或是加強運動的時長或難度。斷食訓練的進階做法我們會在第十章更詳細說明。

啓動生酮與改造體態攻略期中考

以下的主觀問答可以幫助各位評估自己的生酮體質準備程度如何。凱特・莎納漢醫同時也監管了結合最新量測設備的減重實法，以便能實時量測脂肪氧化的速率和要素，儘管她也強烈倡導主觀評測的準確性和相關性。

下面列出來的問題，請依據自身情況誠實作答，以 1 至 10 分，1 是不符，10 是完全符合自己的狀態。如果最後的分數是 75% 以上（即 120 分拿了 90 分），那就表示你已準備好開始實行啟動生酮與改造體態攻略（而根

據達古斯提諾醫師的建議，至少要維持六週）。

　　如果這些問題回答到最後你還不在狀況內，只拿到低於 75％的分數，不妨多點耐心，更進一步執行早晨斷食和斷食訓練，讓體內的基因和荷爾蒙有更多時間把醣類轉化成脂肪。再持續進行 21 天代謝重置計畫二至三週，之後再試著作答一次，看看自己是否能老實達到 75％以上。致力生酮的決心很重要，一定要確保自己處於最佳狀態，再進一步實行生酮。

　　現今有越來越多人會以追蹤血糖和酮值來驗證代謝能力，主觀回答的結果通常是可以評估是否準備好和追蹤過程的最佳方法。下一章會提到討論紀錄數字時，會有很多更複雜的層面、個人因素和模糊性。回想一下訓練有素的運動員通常會有低血酮值的矛盾結果，這是因為他們可以高效製造、利用酮類。請花時間，好好回答每一個問題。一旦分數通過，你就能前進至下一個階段了。

啟動生酮與改造體態攻略的期中考

請以 1 ～ 10 的評分點來回答下列每一道問題，
1 是不符，10 是非常符合。

21 天代謝重置計畫

_____ 1. 飲食中完全捨棄糖類和穀物（包括像是蜂蜜和龍舌蘭蜜等天然糖分），
並且每天攝取 150 公克碳水化合物？

_____ 2. 飲食中完全捨棄精製植物油？

_____ 3. 你是否已經能無壓力、自在地攝取各種含有大量營養食物的飲食模式，
攝取高脂、適量蛋白質和低醣組成的食物？

_____ 4. 你是否已從經常性的日常活動，和規劃好以「180 －年齡」心率為主的
有氧運動、獲得最佳的心肺訓練？

_____ 5. 你是否規劃了短時、高強度且強調全身功能性的運動，並且偶爾會從
事需花費最大體力的短跑？

_____ 6. 你是否有絕佳的睡眠品質，包括在夜間減少人工燈光和電子刺激；維
持簡單、黑暗、安靜、涼爽的睡眠環境；從事謹慎放鬆的睡前儀式；
並長期觀察自己的入睡和起床時間？

_____ 7. 你是否壓力管理得當，包括從認知專注高峰期間增加日常運動和經常
性休息；自律的使用科技設備，包括關機享受當下；享受有品質的社
交時間和個人時間；每天表達感恩，確認自己有純粹的動力，充滿樂
趣的享受生活方式轉型？

斷食空腹時間

_____ 1. 你是否可以在體力和認知穩定的情況下，經常性進行 12～14 小時（隔夜）的空腹，且偶爾延長到 16 小時（例如：晚上 8 點至隔天中午 12 點）？

_____ 2. 你能否跳過午餐不吃，或只吃一點高脂點心就持續工作生產力，堅持到晚餐？

身體感覺

_____ 1. 你是否已經完全不受以下症狀影響：反覆出現嗜甜感、想大口吃高醣甜食點心、下午想睡、餐後困倦或傍晚回到家感到體力不濟？

_____ 2. 你已經鮮少留意到自己的情緒和集中力，深受食物影響？

_____ 3. 你已經鮮少感受強烈的飢餓感，大概一週不超過 2 次？

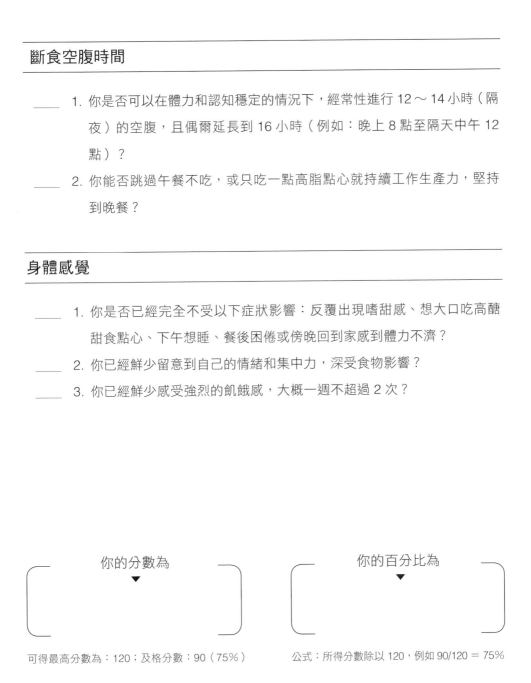

你的分數為 ▼

你的百分比為 ▼

可得最高分數為：120；及格分數：90（75%）

公式：所得分數除以 120，例如 90/120 ＝ 75%

第9章

成功邁向生酮的
食物分量和熱量計算

✕

如果你已經成功完成 21 天代謝重置計畫，並在期中考取得 75％以上的分數，我敢自信的保證，你已經成功熬過最艱難的階段！膳食脂肪或身體儲藏脂肪已成為你主要的能量來源，你現在進入了嶄新的健康視界，不僅有超高表現力，還可能得以長壽。只要長時間遵照基本的代謝要件，並配合祖先的飲食模式，大致上都能避免再度承受變胖或復胖、疾病風險因子增加和疲憊、生病、筋疲力盡等等，這些因為依賴碳水化合物而造成影響的痛苦。

現在是時候讓你更健康，把身體組成和最佳表現力的目標加進來，讓你在邁向生酮時實現。你為營養生酮所做的努力需要嚴謹的自律、專注力和每天的抑制力，但你的食欲荷爾蒙將會正常化，因此你將不會再如以往，因熱量限制飲食的熟悉模式而感到飢餓或被剝奪感。

如果目前的你想再減去 3 至 10 公斤的體脂才能達到理想身材，生酮飲食階段會比任何你曾經嘗試的方法都更容易成功。養成適應脂肪體質，可以讓你永遠維持理想的體態，即使你的運動量經常改變。燃酮所引起的醉人抗炎效果，或許也能幫助你改善固執的發炎或自體免疫症狀；你的血脂

量會有快速的驚人變化，讓你不再落入疾病風險因子的範疇；你也會因為
氧氣輸送改善，感覺大腦表現改善，神經元活絡，最後你也將會尋求在健
身表現的耐力和肌力訓練上有所重大突破。

　　請注意，這些美好的優點僅在確實完成功課，顯示出體質調整好準備
邁向營養生酮時才能獲得。如果你一下子從一般依賴碳水化合物的模式，
或是從本來就不好工作習慣造成的壓力、睡眠不足或陷入長期運動模式，
陷入極端限制熱量的作法，那一定會馬上受到衝擊、筋疲力盡。這些企圖
心十足但卻沒能準備完全的人，通常會發現自己很累、很餓、心情不好，
三週之後（如果他們真的堅持得了這麼久），就會放棄生酮了。當他們累
炸後，很多人就會在社交媒體上發表，為自己實驗失敗找藉口，然後回到
過往生活，從普通程度演變成嚴重的依賴碳水化合物。我們可不能讓你走
上這步！放鬆，現在深呼吸，你要知道再花二至三週時間實行代謝重置計
畫，其實並無大礙，之後再重新作答「期中考」就好。記住，我們現在談
的可是讓你今後人生都能長久維持下去的高效代謝力。

第三週是執行生酮飲食的撞牆點

　　以下是要成功達到生酮體質的內幕：確實認真每天攝取不超過 50 公克
的碳水化合物（如果你都沒有什麼活動就是 20 公克；別忘了你可以不算非
澱粉蔬菜和酪梨），維持至少六週，搭配每天每磅肌肉量只攝取 0.7 公克
蛋白質。因為肝臟不太能製造酮類，每天都得確實的限制碳水化含量攝取。
如果你一天吃了 100 公克的碳水化合物，即便隔天完全不吃，或維持 50 公
克的限制（雖然偶爾出軌一下無妨），還是會使生酮製造停止一段時間（這

一點有很多爭議；有些專家的說法是，一次大吃碳水化合物，就需要好些天才能恢復）。

蛋白質的攝取限制較無彈性，大致維持一週或一個月就能習慣。最好是直接設定每天每磅肌肉量不攝取超過 1 公克，目標為每磅 0.7 公克。

然而，如果你沒有精準紀錄攝取的最大營養含量，那就很難維持營養生酮，因此現在就要熟悉如何記載以及使用線上的最大營養含量計算器。若能對碳水化合物、蛋白質和符合生酮食物的整體最大營養含量有基本了解會很有幫助，這樣就能隨時估算 50 公克的碳水化合物或蛋白質攝取目標。在本章接下來的部分，你會學到許多適合生酮飲食的最大營養含量，還有獨立計算碳水化合物和蛋白質含量的表格。

因為碳水化合物和蛋白質的嚴格限制量，脂肪成為可以幫助提供膳食飽足感的變動因子，也是可以加以利用好在任何時間促進減脂。就算是嚴格遵守醣類和蛋白質攝取指南，你還是能享受到含有大量營養脂肪的澎湃飽足美食：肉類、魚肉、禽肉和雞蛋；堅果、種籽及其製作的抹醬；高脂植物比如椰子產品、酪梨和酪梨油、橄欖和橄欖油；高脂乳製品如生乳、起司、茅屋起司、奶油起司和鮮奶油，還有可可含量85％以上的黑巧克力。

總得來說，各位要明白前三週或許很艱困，特別是你已經從依賴醣類快速轉型到祖先飲食模式，每天醣類攝取約 150 公克，如今你得降到更少只有 50 公克。請記得達古斯提諾醫師的觀察，失敗者通常都是在三週時放棄，就在一切要好轉變得輕鬆之時！此外，六週目標是你確實能體驗到運動表現變好、減重、情緒穩定或矯正任何疾病風險因子的時刻。

謹慎計算碳水化合物含量

在 21 天代謝重置計畫期間，你的醣類攝取量可能會從標準飲食模式減少至每天 150 公克，其攝取來源包括：大量蔬菜，有意識的攝取水果，富含營養的醣類如地瓜、野米（wild rice）和藜麥，偶一為之從堅果、種籽和衍伸抹醬，高脂乳製品和可可含量 85% 的黑巧克力，或許還有漏掉的是玉米薄餅或壽司捲。如果你經常在運動，想邁入生酮體質，許多專家都建議把每天醣類攝取量限制為 20 公克。如果你採取的是 50 公克的限制，請了解你不是得每天都限制到 50 公克。要進入 NLS 模式（進階魔鬼模式），每日醣類攝取量少於 50 公克，就要做到：

- **絕對零攝取穀物、糖分或加糖飲料**：星巴克，抱歉，要邁入生酮，茶飲和咖啡只能是零份糖漿。

- **少許或根本不吃水果**：這裡是為了要成功達到生酮時必須做的暫時策略。之後即便你已經長時間維持生酮，你還是可以有意識的享受時令水果，特別是含有少量糖原，大量抗氧化成分的莓果。

- **少許或根本不吃毫無營養成分的根莖蔬菜**：根莖類蔬菜和塊莖蔬菜，例如：地瓜、山藥、南瓜、蕪菁、胡蘿蔔和甜菜根是最需要暫時遠離的澱粉性蔬菜，或是至少在努力生酮期間只攝取適量；符合祖先飲食的野米和藜麥也是同樣道理。

- **偶爾選擇性吃醣類**：如果你是偏向大吃堅果、堅果醬、可可含量 85% 黑巧克力、原味優格和椰奶的話，你可以攝取略超過 50 公克。可以適時調整選擇攝取。如果你很容易想大嗑甜食，那請選擇第十二章提供的點心和甜點食譜，那些餐點強調的都是油脂，醣類成分很低。

常見食物的醣類含量表

以下可以快速查看各種符合生酮飲食食物的碳水化合物含量。（Fitday. com 可以查詢到大部分的含量；根據不同的最大營養含量計算工具，你會發現計算結果亦不相同）

乳製品和其他蛋白質／油脂	分量	含醣量
切達起司、寇比起司	1 杯	3 公克
菲達起司	1 杯	6 公克
全脂椰奶	1 杯	12 公克
椰子粉	½ 杯	7 公克
茅屋起司	½ 杯	4 公克
奶油起司	½ 杯	5 公克
85%黑巧克力	40 公克至 ⅓ 塊	13 公克
雞蛋		幾乎不含醣
脂肪和油品		幾乎不含醣
肉類、魚肉、禽肉		幾乎不含醣
全脂希臘優格	⅔ 杯	5 公克
水果	**分量**	**含醣量**
酪梨	⅓ 個（中型）	4 公克（淨重為 19 公克）
生香蕉	1 根（中型）	5 公克
熟香蕉	1 根（中型）	27 公克
黑莓	½ 杯	7 公克
藍莓	½ 杯	7 公克
蔓越莓	½ 杯	7 公克
草莓	½ 杯	6 公克

堅果、堅果醬、種籽	分量	含醣量
杏仁	½ 杯	6 公克
杏仁醬	2 大匙	6 公克
腰果醬	2 大匙	9 公克
夏威夷豆	½ 杯	9 公克
胡桃	½ 杯	7 公克
南瓜籽	½ 杯	7 公克
芝麻	**½ 杯**	**9 公克**
葵花籽	½ 杯	14 公克
核桃	½ 杯	6 公克
蔬菜（除了小黃瓜，其餘皆為煮熟的）	分量	含醣量
綠花椰	1 杯	7 公克
球芽甘藍	1 杯	11 公克
綠甘藍	1 杯	8 公克
紫甘藍	1 杯	7 公克
甜菜葉	1 杯	6 公克
小黃瓜（生）	1 杯	3 公克
羽衣甘藍	1 杯	6 公克
球莖甘藍（大頭菜）	1 杯	11 公克
青椒	1 杯	4 公克
紅甜椒	1 杯	6 公克
菠菜	1 杯	7 公克
番茄	1 杯	10 公克

每日蛋白質攝取量，要在 60 至 120 克之間

以下是幾個能保證各位不會超過每日建議每磅肌肉量蛋白質攝取 0.7 公克的方法：

（1）**不要攝取過量蛋白質補充品**：避免高含量蛋白質代餐粉或含有乳清、大豆、雞蛋或植物性蛋白質來源的蛋白粉，其實偶爾還是可以飲用豐富的營養果昔（特別是乳清，其他來源不夠好），但這類食品可能會不自覺地使你在努力生酮期間蛋白質大增，還是盡量避免。

（2）**加強高脂動物性食物**：尊重我們祖先傳統用盡動物全身作為食材的飲食方式。選擇含有最多脂肪含量而非最少含量的牛絞肉；比起選擇最瘦的雞胸肉，烹煮整隻雞，再利用骨架製作大骨湯最好。不要選用任何故意添加改良高蛋白質的食品或餐點；以及捨棄只有蛋白、超級瘦肉或任何有過度加量蛋白質（這通常會減少脂肪含量）的食譜或衍生品（不只是生酮期間，而是永遠都這樣做）。

上述方法可以讓各位攝取到的最大營養含量比例，但更趨近生酮狀態，同時也能大幅增加整體飲食的營養價值。

計算個人每日所需蛋白質標準

以每磅肌肉量應攝取 0.7 公克蛋白質的標準，計算自己每天應該攝取的蛋白質含量：

我的體重：
估算（或已知）的體脂肪比例：

計算後的脂肪重量（身體脂肪比例 x 體重）：

計算後的肌肉量（體重—脂肪重量）：

每日該攝取之蛋白質公克目標平均含量（0.7 x 肌肉量）：

每日蛋白質攝取公克數：

每日攝取蛋白質熱量（公克數 x 4）：

實際來看，「每磅肌肉量攝取 0.7 公克」是如何攝取呢？首先，要先想到肌肉量的最大值和最小值。一位體重 200 磅（約 90 公斤）、身體脂肪為 10％的精瘦體型肌肉男，他的肌肉量有 180 磅（約 81 公斤）。他的蛋白質目標平均是每天126公克／504大卡熱量。而一位體重 120 磅（約54公斤）、體脂肪 25％的嬌小女性有 90 磅（約 40 公斤）的肌肉量。她的蛋白質攝取目標平均是每天 63 公克／252 大卡熱量。

大部分的人會落在這兩個極限之間，（每日蛋白質）目標攝取量大概是 60 至 120 公克。就這個練習，先不管差異，若目標放在每天攝取 90 公克蛋白質，這幾乎等於一位體重 180 磅（約 81 公斤）、身體脂肪 22％（每日目標98公克）的男子，或是體重 160 磅（約72公斤）、身體脂肪 27％（每日目標 82 公克）的女子。

常見食物的蛋白質含量表

以下是幾種常見的高蛋白質食物，以及每一份能提供多少量的蛋白質公克數（大部分的數據來源是參考 Fitday.com 網站，根據你使用最大營養含量計算器不同，你可能會發現含量數字不同）。

堅果、堅果醬和種籽	分量	蛋白質含量
杏仁	½ 杯	15 公克
杏仁醬	2 大匙	8 公克
夏威夷豆	½ 杯	10 公克
芝麻	½ 杯	11 公克
葵花籽	½ 杯	12 公克
乳製品和其他	分量	蛋白質含量
瑞士起司	1 杯	35 公克
切達起司	1 杯	32 公克
寇比起司	1 杯	31 公克
菲達起司	1 杯	21 公克
高達起司	1 杯	33 公克
雞蛋	3 顆	18 公克
魚肉	分量	蛋白質含量
鮭魚（烘烤）	4 盎司	29 公克
沙丁魚（泡水袋裝）	1 罐	17 公克
沙丁魚（油泡）	1 罐	22 公克
吳郭魚	4 盎司（約 113 公克）	30 公克
新鮮鮪魚	4 盎司	28 公克
罐頭鮪魚	4 盎司	51 公克
肉類	分量	蛋白質含量
牛絞肉（80%瘦肉）	8 盎司	57 公克
菲力牛肉	8 盎司	70 公克
沙朗牛肉	8 盎司	68 公克
雞胸肉	4 盎司	35 公克
豬排（帶骨里肌）	1 片（146 公克）	41 公克
豬里肌肉	4 盎司	32 公克

乍看之下，要達到每磅肌肉攝取 0.7 公克的目標，應該很簡單。因此，**你要做的應該是避免過量攝取**。此外，當你發現自己攝取極少量碳水化合物時，就表示你已經成功捨去穀物，以及大部分的熱量都來自脂肪了，而這才是維持理想身體組成，避免生長因素刺激過量的最佳飲食法。

維持生酮的重點，在於脂肪熱量

以下是起司和乳製品、椰子製品、黑巧克力、雞蛋、水果、肉類、堅果、種籽及其相關抹醬、油脂、蔬菜和優格等常見食物的三大營養含量和熱量。從這些類別中規劃自己的正餐和點心攝取，將有助各位遵守生酮指南。但就算是這些食物營養豐富，還是要小心一整天下來不要攝取超過建議的碳水化合物和蛋白質分量，同時留意在適量水果中的高醣含量，以及如希臘優格和大部分魚肉和肉類裡的高蛋白質含量。

想要維持生酮，顯然就是要如何從脂肪中取得最多的熱量。我在經歷生酮轉型期規劃飲食時，我喜歡快速估算，好讓自己能持續維持生酮狀態。如果我的生酮計算是可可含量 85% 的黑巧克力有 13 公克的醣、20 公克的脂肪和 4 公克的蛋白質，那我很快就會吃下最多 52 大卡熱量的醣和 16 大卡熱量的蛋白質（每 1 公克有 4 大卡）。而 20 公克的脂肪，每 1 公克有 9 大卡熱量，那我就吃了 180 大卡的脂肪熱量。180 大卡脂肪熱量和 16 大卡熱量的蛋白質和 52 大卡熱量的醣，其實和 75％脂肪、25％蛋白質和 10％醣的生酮模板差很大（實際上是 73％脂肪、6％蛋白質和 21％醣），但也很接近了！

現在，如果我晚餐是吃魚肉或漢堡排配蒸蔬菜，之後還吃巧克力，那

最大營養含量一定失控，且脂肪量還不足。不過，因為脂肪本身熱量就很多，所以一整天下來只需要多淋上一大匙的酪梨油在午餐沙拉（16 公克脂肪、不含醣不含蛋白質）上，或是在蒸蔬菜上多灑兩大匙奶油（23 公克脂肪、不含醣不含蛋白質）就很容易達到均衡。

常見食物的三大營養和熱量含量表

千萬別為了每一餐都達到目標而努力過頭，只需要用本章提供的資訊對一般原始／舊石器／祖先飲食的三大營養素含量有所基礎和了解，加上養成有意識地搭配食物，從乾淨的動物性來源或高脂植物如酪梨、椰子和橄欖及油品攝取大部分醣類或蛋白質之餘，也能獲取含有豐富營養的天然脂肪即可。（下列資料來自於 Fitday.com 網站）

乳製品和其他	醣	脂肪	蛋白質	熱量
2 大匙奶油（30 公克）	0 公克	23 公克	0 公克	204 大卡
1 杯切達起司丁（132 公克）	3 公克	43 公克	32 公克	525 大卡
1 杯寇比起司丁（132 公克）	3 公克	42 公克	31 公克	520 大卡
½ 杯茅屋起司（112 公克）	4 公克	3 公克	12 公克	88 大卡
½ 杯奶油起司（112 公克）	5 公克	40 公克	7 公克	397 大卡
1 杯碎菲達起司（150 公克）	6 公克	32 公克	21 公克	396 大卡
1 杯高達起司丁（132 公克）	2 公克	37 公克	33 公克	471 大卡
⅔ 杯希臘優格（150 公克）	5 公克	8 公克	11 公克	13 大卡
椰子及其相關製品	醣	脂肪	蛋白質	熱量
1 杯全脂椰奶（240 毫升）	6 公克	45 公克	0 公克	420 大卡
½ 杯椰子片（28 公克）	7 公克	17 公克	2 公克	191 大卡
1 大匙椰子油（15 毫升）	0 公克	14 公克	0 公克	117 大卡

黑巧克力（美國喬氏超市〔Trader Joe's〕所販售，其可可含量85%，40公克）	13 公克	20 公克	4 公克	250 大卡
蛋製品	**醣**	**脂肪**	**蛋白質**	**熱量**
生酮蛋捲（P.212）	12 公克	38 公克	30 公克	510 大卡
兩大份炒蛋（100公克）	2 公克	14 公克	14 公克	204 大卡
魚類	**醣**	**脂肪**	**蛋白質**	**熱量**
4 盎司野生鮭魚排（112公克）	0 公克	9 公克	29 公克	206 大卡
1 罐沙丁魚（水漬）	0 公克	7 公克	17 公克	130 大卡
1 罐沙丁魚（油漬）	0 公克	10.5 公克	22.5 公克	180 大卡
4 盎司吳郭魚排（112公克）	0 公克	3 公克	30 公克	145 大卡
4 盎司新鮮鮪魚排（112公克）	0 公克	6 公克	27 公克	163 大卡
5 盎司罐頭鮪魚（140公克）	0 公克	6 公克	35 公克	200 大卡
水果	**醣**	**脂肪**	**蛋白質**	**熱量**
⅓ 顆中型酪梨（50公克）	4 公克	8 公克	1 公克	80 大卡
中型熟香蕉（120公克）	27 公克	0 公克	1 公克	105 大卡
中型生香蕉（120公克）	5 公克	0 公克	1 公克	24 大卡
½ 杯黑莓（62公克）	7 公克	0 公克	1 公克	31 大卡
½ 杯藍莓（50公克）	8 公克	1 公克	2 公克	42 大卡
½ 杯蔓越莓（62公克）	7 公克	0 公克	1 公克	32 大卡
½ 杯切片草莓（100公克）	6 公克	0 公克	1 公克	27 大卡
肉類	**醣**	**脂肪**	**蛋白質**	**熱量**
8 盎司牛絞肉（80%瘦肉）（225公克）	0 公克	37 公克	57 公克	137 大卡
8 盎司菲力牛肉（225公克）	0 公克	20 公克	70 公克	462 大卡
8 盎司沙朗牛肉（225公克）	0 公克	10 公克	68 公克	362 大卡
4 盎司去皮無骨雞胸肉（112公克）	0 公克	5 公克	35 公克	196 大卡
4 盎司去皮無骨雞腿肉（112公克）	0 公克	7 公克	31 公克	196 大卡

	醣	脂肪	蛋白質	熱量
1 片帶骨里肌豬排（146 公克）	0 公克	8 公克	41 公克	248 大卡
4 盎司豬里肌肉（112 公克）	0 公克	6 公克	32 公克	192 大卡
堅果、堅果醬、種籽	**醣**	**脂肪**	**蛋白質**	**熱量**
½ 杯杏仁（56 公克）	14 公克	37 公克	15 公克	422 大卡
2 大匙杏仁醬（30 毫升）	6 公克	2 公克	7 公克	196 大卡
½ 杯腰果（56 公克）	20 公克	31 公克	11 公克	378 大卡
2 大匙腰果醬（30 毫升）	9 公克	16 公克	6 公克	188 大卡
½ 杯夏威夷豆（60 公克）	9 公克	51 公克	5 公克	481 大卡
½ 杯胡桃（56 公克）	7 公克	36 公克	5 公克	342 大卡
1 杯南瓜籽（59 公克）	12 公克	32 公克	17 公克	373 大卡
½ 杯芝麻（75 公克）	17 公克	31 公克	11 公克	363 大卡
½ 杯葵花籽（70 公克）	14 公克	38 公克	12 公克	415 大卡
½ 杯核桃（60 公克）	8 公克	39 公克	9 公克	392 大卡
油脂	**醣**	**脂肪**	**蛋白質**	**熱量**
1 大匙酪梨油（15 公克）	0 公克	14 公克	0 公克	124 大卡
1 大匙椰子油（15 公克）	0 公克	14 公克	0 公克	116 大卡
1 大匙橄欖油（15 公克）	0 公克	14 公克	0 公克	119 大卡
蛋製品	**醣**	**脂肪**	**蛋白質**	**熱量**
1 杯煮熟的綠花椰菜（156 公克）	7 公克	2 公克	2 公克	51 大卡
1 杯煮熟的球芽甘藍（223 公克）	11 公克	4 公克	4 公克	81 大卡
1 杯生綠甘藍絲（70 公克）	5 公克	0 公克	1 公克	22 大卡
1 杯煮熟綠甘藍（150 公克）	8 公克	3 公克	2 公克	60 大卡
1 杯生紫甘藍絲（70 公克）	7 公克	0 公克	1 公克	28 大卡
1 杯煮熟紫甘藍（150 公克）	10 公克	3 公克	2 公克	69 大卡
1 杯煮熟的甜菜葉（175 公克）	6 公克	3 公克	3 公克	50 大卡
1 杯切片生小黃瓜（104 公克）	3 公克	0 公克	1 公克	14 大卡
1 杯生羽衣甘藍絲（16 公克）	6 公克	1 公克	3 公克	33 大卡

1 杯煮熟的羽衣甘藍（130 公克）	7 公克	3 公克	3 公克	62 大卡
1 杯生球莖甘藍絲（135 公克）	8 公克	0 公克	2 公克	36 大卡
1 杯煮熟的球莖甘藍（165 公克）	11 公克	0 公克	3 公克	48 大卡
1 杯萵苣絲（47 公克）	2 公克	0 公克	1 公克	8 大卡
1 杯青椒片（92 公克）	4 公克	0 公克	5 公克	18 大卡
1 杯紅甜椒片（92 公克）	6 公克	0 公克	1 公克	26 大卡
1 杯切碎的菠菜葉（30 公克）	1 公克	0 公克	1 公克	7 大卡
1 杯煮熟的菠菜（180 公克）	7 公克	3 公克	5 公克	67 大卡
1 杯番茄片（176 公克）	7 公克	0 公克	2 公克	32 大卡
1 杯煮熟的番茄丁（240 公克）	10 公克	0 公克	2 公克	41 大卡

生酮日記和線上三大營養素計算器

以上列出符合生酮飲食食材的三大營養素數值，就是接下來要讓各位計算紀錄用。

首先，你要寫下一整天吃的每一樣東西，帶一本小筆記本在身上，這樣才不會忘記。你一定要留意自己每次開口的時候，努力精準量測、計算重量，或者準確估測自己吃的所有食物分量。你一定要測量食物，用湯匙和量杯；若你對於重複紀錄飲食很有熱忱，也可以找食物秤重。然後你要把這些數據，每天固定一個時間，按時輸入網站上的三大營養素計算器。這個計算器最後會統整出一個報告，有數據也有圖表，顯示你的三大營養素比例。幾個很受歡迎的網站，包括 fitday.com 和 myfitnesspal.com，這些網站都可以免費申請帳號，更是一個能自動整理每天三大營養素報告的好工具。

你將會發現，像是雞蛋、培根、鮭魚、綠花椰菜或是可可含量 85% 黑

巧克力這些常見食品，已經在網站的資料庫裡，因此只需要輸入攝取的分量。例如：一杯煮熟的綠花椰菜有 55 大卡，含有 11 公克的醣、4 公克的蛋白質和 2 公克的脂肪；四塊的 Lindt 可可含量 90％黑巧克力（這是很棒的食物選擇）含有 12 公克的醣、4 公克的蛋白質和 22 公克的脂肪。如果在資料庫列表中找不到某種食物，但營養成分標示上有提到，那可以另外登錄，加在日常攝取列表中。例如：一大匙的原始廚房美乃滋（這是公認的好選擇，糟糕，我岔題了！）含有 0 公克的醣、0 公克的蛋白質和 12 公克的脂肪。

希望各位在正式進入營養生酮之旅時，能持續記錄一週。維持紀錄不僅能讓你心情平靜，更能為你的飲食習慣做見證。持續記錄一週，可以讓你好好審視自己的飲食習慣，讓你了解如果自己持續下去會有什麼樣的成果（或是揭露出你真的要好好矯正、才能留守生酮狀態）。在許多例子中，生酮飲食新手不論再怎樣努力，一開始還是會攝取過多的醣類和蛋白質。有時是因為攝取太多符合生酮的食物，超過 50 公克了仍不自知；就像是摩托車騎士加速一樣。最容易失手的有巧克力（四塊——是四塊方磚，十四塊——要小心）和堅果、種籽和種籽醬。老實說，要從習慣不餓到你發現下午工作期間竟然忘記要拿一把堅果，還是需要一點時間。

符合生酮飲食的生活環境

就如我們在第七章曾提到，要進入生酮狀態，需要的可不只是取得三大營養素；我也曾談過現實生活裡壓力等於糖、睡眠不足也容易讓你走回依賴碳水化合物的日子。

首先，飲食環境一定也要符合生酮，讓自己四周擺滿符合生酮的食材

和點心食物，家裡要完全看不到糖、穀物和精製植物油。如果你週一晚上都固定要和男人幫聚會，或是週二有保齡球社團活動，在這種可能會偏離生酮的場合中，請確實採取行動：堅定自己的決心，並帶上自己要吃的點心再赴約。

其次，你可以考慮搭配的方法就是生酮補充品。這些近年發明的產品雖然仍在測試檢驗，但它們似乎確實可能得以幫助各位遵守生酮正軌。就算你想藉著營養學的手法來成就生酮吧！服用補充品就是藉由非飲食法讓各位更快進入狀態，雖然感覺有點像作弊。哎呀，輔助你進入燃酮狀態或許在這段過渡期特別有幫助，比如下午體力不濟時，可能反而會想要吃醣或高熱量杏仁醬。或許你該在早上服用補充品，因為這樣可以盡可能地延長你的空腹時間。不過在考慮要以補充品作為支撐或宿醉解藥時，請了解補充品的效果只會在遵守生酮飲食之下才會發揮作用；關於生酮補充品，我們會在＜附錄＞進一步討論。

此外，根據每天日常，找出哪種方式最符合自身情況。雖然我建議早上空腹，但如果你打算在離家後完全不吃任何東西努力工作數小時，那早上吃點培根和雞蛋當然也沒問題；或者，你想在工作其間斷食直到吃晚餐時間，來作為早晨空腹的延伸，也沒問題，但請一定要帶些符合生酮的點心，比如一袋夏威夷豆。不論你是否每天都需要它，你的中樞管理系統也會感謝你能提供心理上的安慰輔助。

好好審視你第一週的三大營養素含量報告，找出該注意的部分；特別要注意的是一定要謹守每天本來 150 公克的醣類攝取，要減到 80 至 100 公克（強制執行！），但這還不至於完全解鎖生酮需要的利器。「少量但非生酮」雖然聽起來是長期能穩操勝券，但反而會讓你面臨阻礙，無法突破。

生酮期間的運動，要盡量多元化

即便你確實避免流入長期運動模式：例如持續在有氧範圍下做心肺訓練，並偶爾做些短時間的高強度運動，但是在一開始的生酮努力期間，如果你擔心自己做不來，最好還是放棄整體的體能應用吧！請記住，肌肉、心肺和大腦長期以來，已經習慣在葡萄糖加油站貪婪地汲取葡萄糖，它們需要一段調適期來習慣你剛裝好的「太陽能板」。我並非建議在燕麥粥換成雞蛋期間就久坐不動，因為就算你經常運動且精力旺盛，完全不運動會讓生酮更困難。請在前幾週試著減緩運動熱量消耗，並特別留意避免遠距有氧訓練、延長的肌力訓練課程或任何一點點就容易讓你長期運動的內容。我的最佳建議就是只要在生酮努力期間盡可能走路，平日生活也是多走路、盡量增加活動量就好。

菲力和沃雷克醫師的《低醣運動力的藝術與科學》（*The Art and Science of Low Carbohydrate Performance*）中提到，健身狂熱者在適應脂肪酮類的期間會有重要的差異。適應期初期，肌肉和大腦可能會在沒有葡萄糖之下彼此競爭酮類能源，這可能會引起不適感，比如體力低下，因為肌肉在設法打贏戰爭時出現腦霧，或者可能會有運動表現低落的情形。當你開始越來越適應時，肌肉就會更有效的燃燒脂肪，比較不需要酮類，讓大腦得以享受肝臟的速遞能源。

進入肌肉適應脂肪、大腦適應生酮的偉大階段時，就會獲得完全不同的耐力表現、少量的氧化壓力、改善的身體組成，比起往常燃燒葡萄糖的自己，更容易恢復。請保持耐心，別在肌肉從燃燒多數葡萄糖轉型燃燒脂肪和酮類、最後完全燃燒脂肪的期間過分苛求它。要走這段慢慢長路，請走得比往常慢一點；如果要奮力向前，那請做比以往時間更短的運動訓練。

六週的營養生酮之後，密集或延長的運動訓練，會使你的代謝適能從不值得信賴搖身一變，成為高效率加速器。下一章會討論進一步的策略，你會慢慢瞭解到，如果你的飲食稍微走偏，或這你想要快速減重卻復胖，斷食搭配運動可以快速回到正軌。你也會發現自己竟然能只靠單次訓練隨時進入酮症狀態，主導自己的飢餓荷爾蒙，並讓大腦不靠醣類就能滿足，邁向適應脂肪。

啓動生酮與改造體態攻略

生酮期間你所吃的飲食，其實與「21 天重置代謝計畫」的食物大致相同，你只是要讓飲食模式調整，使醣類攝取維持不超過 50 公克，平均每天每磅肌肉量攝取 0.7 公克蛋白質。這代表要慢慢將像是蜂蜜或加糖飲料減少至零，暫時不吃高醣水果或澱粉類蔬菜，如地瓜和南瓜，並小心避免過量攝取堅果、種籽和黑巧克力。要讓自己確實達到理想的生酮三大營養素比例，一定要找出方法增加脂肪攝取量，比如更大膽的使用健康的沙拉淋醬，或是在蒸煮的蔬菜上放奶油，或是不論吃什麼都加酪梨（包括果昔在內！），或嘗試第十二章〈炸彈球、肉丸和鹹點〉中所介紹的料理。

21 天生酮飲食計畫結合了不同的策略和技巧，例如：早上可以斷食、選吃綠色果昔、美味的蛋捲、高脂飲品等。看看哪一個最適合你自己，或是小心為上，完全遵照書中的計畫，再評估長期下來哪一種方法最適合自己。以下飲食計畫中所提到的全部料理，都能在第十二章找到作法。

	早餐	午餐
第1天	• 空腹至午餐，可以喝黑咖啡或香草茶	• 原味烤酪梨（P.317） • ½ 杯夏威夷豆 • 2 塊黑巧克力
	晚餐 • 慢燉墨式手撕豬肉（P.252） • 生酮高麗菜沙拉（P.294） • 蒸綠花椰菜，以 1 大匙奶油和 1 大匙酸奶油拌勻壓泥	
第2天	早餐 • 薑味甜菜根果昔（P.232）	午餐 • 用前一晚的手撕豬肉製作生酮古巴三明治（P.254） • 酪梨切片
	晚餐 • 極品炙燒雞胸肉（P.257；可以多做一點！） • 義式鯷魚培根凱薩沙拉（P.314） • 帕瑪森起司片（P.324）	
第3天	早餐 • 羊奶起司香腸烘蛋餅（P.218） • 生酮咖啡（P.230）或加鮮奶油的咖啡或熱茶	午餐 • 綜合百匯大沙拉（P.292），搭配前晚剩下的極品炙燒雞胸肉
	晚餐 • 腰果炒牛柳（P.282） • 白花椰菜飯（P.299） • 蒸綠花椰菜，配 1 大匙奶油	
第4天	早餐 • 空腹至午餐	午餐 • 塔香牛肉番茄盅（P.256） • 配菜沙拉（¼ 份綜合百匯大沙拉，搭配 1 至 2 大匙的百搭油醋醬，P.242） • ½ 個小顆青蘋果 • 2 大匙生杏仁醬

	晚餐 • 火雞肉法士達（P.268）	
第 5 天	**早餐** • 脆口杏仁希臘優格（P.217） • 生酮咖啡（P.230）或加鮮奶油的咖啡或熱茶	**午餐** • 火雞胸肉蔬菜總匯捲餅（P.273） • 墨式脆甜椒一口餅（P.327）
	晚餐 • 炙燒雞腿肉 • 四季豆炒肉燉菜（P.310）	
第 6 天	**早餐** • 綜合綠拿鐵（P.234）	**午餐** • 前一晚的椰奶四季豆燉菜 • ½ 顆酪梨 • ¼ 杯杏仁
	晚餐 • 單鍋鮮蝦拌蘆筍 • 配菜沙拉（¼ 份綜合百匯大沙拉，P.292，搭配 1 至 2 大匙的百搭油醋醬，P.242）	
第 7 天	**早餐** • 薑黃炒蛋（P.221） • 前一晚的蘆筍加 1 大匙奶油 • 生酮咖啡（P.230），或加鮮奶油的咖啡或熱茶	**午餐** • 煙燻鮮魚抹醬（P.248） • 1 根小黃瓜，切片 • 3 顆櫻桃蘿蔔，切片 • ½ 顆酪梨 • ¼ 杯夏威夷豆
	晚餐 • 爐烤起司吳郭魚（P.280） • 烤綠花椰菜拌酪梨油和大蒜	

第8天	**早餐** • 空腹至午餐 **晚餐** • 土耳其烤肉串（P.264；可以多做一點！） • 香草沙拉佐中東芝麻醬（P.305）	**午餐** • 火雞胸肉蔬菜總匯捲餅（P.273） • 細蔥夏威夷豆起司醬（P.243）
第9天	**早餐** • 火腿雞蛋瑪芬（P.222；可多做一點當點心！） • 生酮咖啡（P.230），或加鮮奶油的咖啡或熱茶 **晚餐** • 檸香培根捲干貝（P.289） • 檸香奶油菠菜（P.323） 　＜註＞可先準備明天的早餐奇亞籽奶茶布丁（P.228）	**午餐** • 綜合百匯大沙拉（P.292） • 前一晚的土耳其烤肉串
第10天	**早餐** • 奇亞籽奶茶布丁（P.228）加：1大匙可可粒、2大匙椰子絲 • 生酮咖啡（P.230），或加鮮奶油的咖啡或熱茶 **晚餐** • 韓式牛肉高麗菜盅（P.278） • 油綠花椰菜奶油腰果沙拉（P.313）	**午餐** • 脆口鮪魚沙拉（P.273），以寬葉羽衣甘藍包著吃 • 西洋芹棒佐細蔥夏威夷豆起司醬（P.243）
第11天	**早餐** • 空腹至午餐	**午餐** • 綜合百匯大沙拉（P.292）搭配前一晚的韓式牛肉

	晚餐 • 泰式炒金絲南瓜河粉（P.312） 　＜註＞可以先製作明晚需要用的偽花生醬（P.240）	

第12天

早餐	午餐
• 半熟蛋牛肉漢堡排（P.215） • 生酮咖啡（P.230），或加鮮奶油的咖啡或熱茶	• 脆口杏仁希臘優格（P.217） • 以原味堅果奶製作黃金印度奶茶（P.236）

晚餐
• 起司雞肉火腿捲（P.270）
• 朝鮮薊佐檸香蛋黃醬（P.320）

第13天

早餐	午餐
• 私房生酮粥（P.220）	• 用堅果生酮麵包（P.332）製作三明治，配料包含：3 盎司切片烤牛肉（或自選肉品）、2 片生乳切達起司、2 大匙原始廚房美乃滋、1 大匙第戎芥末醬 • 配菜沙拉（¼ 綜合百匯大沙拉，P.292，搭配 1 至 2 大匙百搭油醋醬，P.242）

晚餐
• 泰式炒金絲南瓜河粉（P.312）
　＜註＞可以先製作明晚需要用的偽花生醬（P.240）

第14天

早餐	午餐
• 私房生酮烤脆穀（P.224；搭配 ¾ 杯原味希臘優格） • 生酮咖啡（P.230），或加鮮奶油的咖啡或熱茶	• 綜合開胃串（P.328）

晚餐
• 泰式蝦湯（P.281）
• 清蒸黃綠櫛瓜，搭配偽花生醬（P.240）

	第15天	早餐 • 空腹至午餐（如果可以延長，連午餐都不要吃）	午餐 • 火雞胸肉蔬菜總匯捲餅（P.272） • ½ 個小顆青蘋果 • 2 把西洋芹，切成條狀 • 3 大匙杏仁醬
		晚餐 • 豬肉法士達： 慢燉墨式手撕豬肉（P.252）、生高麗菜盅或寬葉羽衣甘藍、½ 杯酪梨醬或酪梨丁、2 大匙酸奶油、新鮮芫荽	
	第16天	早餐 • 手撕豬肉炒羽衣甘藍（P.253） • 生酮咖啡（P.230），或加鮮奶油的咖啡或熱茶	午餐 • 蒜味洋蔥雞肝醬（P.247）搭配蔬菜棒 • ¼ 杯鹽味生杏仁
		晚餐 • 奶油雞肉綠花椰燉菜（P.277） • 芝麻葉青醬櫛瓜麵（P.298；青醬可以做一大份備用） 　＜註＞可先準備明早的水煮蛋	
	第17天	早餐 • 生酮雞蛋沙拉（P.213） • 2 片培根 • 生酮咖啡（P.230），或加鮮奶油的咖啡或熱茶	午餐 • 重奶油烤酪梨（P.319） • 2 盎司生乳切達起司丁 • ¼ 杯胡桃巧克力點心袋（P.325）
		晚餐 • 慢烤鮭魚佐蒔蘿大蒜蛋黃醬（P.266） • 羽衣甘藍佐羊奶起司沙拉（P.297；可以多做一點）	
	第18天	早餐 • 空腹至午餐（如果可以就延長至晚餐）	午餐 • 2 顆水煮蛋（醬油糖心蛋請見 P.331 或原味） • 前一晚的沙拉拌 1 大匙酪梨油 • ½ 顆酪梨

	晚餐 • 奶油洋菇鑲蟹肉（P.290） • ½ 杯烤甜菜根搭配 2 大匙青醬	
第 19 天	**早餐** • 比利時鬆餅佐美式肉汁醬（P.227） • 生酮咖啡（P.230），或加鮮奶油 　的咖啡或熱茶	**午餐** • 綜合綠拿鐵（P.234）
	晚餐 • 乾煎鱈魚佐蒔蘿酸豆醬（P.284） • 白花椰菜飯（P.299；使用大顆，半顆留下來做明天午餐的白花椰菜大蒜麵包） • 配菜沙拉（¼ 綜合百匯大沙拉，P.292），搭配 1 至 2 大匙百搭油醋醬（P.242）	
第 20 天	**早餐** • 薑黃炒蛋（P.221） • 蕪菁薯餅（P.216） • 生酮咖啡（P.230），或加鮮奶油 　的咖啡或熱茶	**午餐** • 花椰菜大蒜麵包 • 一口番茄披薩（P.326）
	晚餐 • 綜合香料橄欖燉雞（P.286） • 義式帕瑪森起司火腿捲蘆筍（P.309）	
第 21 天	**早餐** • 空腹至午餐（如果可以就延長至晚餐）	**午餐** • 前一晚的燉雞 • 英式小黃瓜生酮三明治（P.330） • ½ 顆酪梨
	晚餐 • 牛排佐辣培根奶油醬（P.245） • 羽衣甘藍佐羊奶起司沙拉（P.297） • 烤醋味球芽甘藍（P.306）	

第 10 章

計算減脂熱量和
燃脂空腹訓練

✕

　　你是否是很有企圖心、好鬥，此時還可能已經翻遍本書，想知道在前述說明之前如何「快速進步」呢？方法是有，但你一定要處於最佳狀態（飲食、運動、睡眠、壓力管理皆做到）才可能做到！如果你已經完成 21 天代謝重置計畫和六週營養生酮飲食，並穩定走到這一步了，還是有過多的體脂肪想要減掉，現在你可以採行進階的生酮策略，做些先前你認為無法成功減去過多脂肪甚至維持下去的突破技巧。

　　數十年來，傳統飲食一直侷限著健康狂熱者。但有些基本概念如今已經證實是「可以適時調整」的，比如說，熱力學定律不包括熱量流失這件事情「確實」為真，但是這就不得把重要的荷爾蒙優化要因納入考量了。你一定要燃燒比體內儲藏還要多的熱量，才能減去多餘的體脂肪──但在你的胃口和脂肪代謝因為高醣、高胰島素飲食而失控的話又會如何呢？你將會吃下比所需還要多的食物，無法燃燒儲藏起來的能量，如此一來這等式就不合理了。同理，我們在這條路程上都需要有身體組成的「設定點（set point）」，而有些人就是比其他人更受惠。例如，基因學家已經驗證，祖先來自靠近赤道地區的人，一般來說四肢較長，身體脂肪較少（方便能在

熱帶氣候裡散熱）；而祖先來自遠離赤道地區的人，他們的體型較龐大，才能有所防護。可是我們在以依賴碳水化合物生活模式的範疇下審視「設定點」時，不論你的設定點目前在哪，只要能打破依賴碳水化合物，就能讓你更容易到達理想的設定點目標。

運動健身的世界中，我們有超過半世紀都認定，碳水化合物是肌肉運動的主要能量來源。這個概念過去五十年來一直被認為是真正人類運動員的身體狀態，但這只是因為他們也被制約在高醣飲食模式。而這也造就了之前提到的「爐子會燃燒（furnace will burn）」的心態（儘管這些資訊謬誤的主張其實有反效果），在我們追求健康之時破壞了我們的健康。在全新的代謝適性方法中，運動員可以有效應用艱辛的訓練，指導自己身體更有效率地燃燒乾淨的能源；且不只是訓練期間，而是隨時隨地都在燃燒。這代表所有在健身房的努力或是路跑訓練，最後真的可以促進長壽、預防疾病和體重管理，而非持續讓你遠離這些目標。

本章將會非常有趣──你一定會受凱特・莎納漢醫師的「暴力整飭胃口荷爾蒙」的概念吸引，但請記得，這裡提到的策略是「進階策略」，若在還沒調適好適應脂肪、酮類的體質，就直接跳到斷食訓練和目地性的剝奪糖原來調整飢餓荷爾蒙，那你很有可能會弄得亂七八糟，把自己的悲慘遭遇說給那些在 Cheesecke Factory 餐廳前排隊等外帶的人聽。我沒有在開玩笑，我已經無數次聽見有人只強調自己「……試過低醣的作法──對我完全沒用。你知道我之所以需要醣就是因為……『我是鐵人三項選手』、『我是義大利人』、『我是（自行填入任何理由）』。」

如果你是運動員，且已經努力完成 21 天代謝重置計畫和六週的營養生酮飲食，那你可以把自己的代謝健康結果配合身體狀態，讓自己更精瘦、更窈窕、更健康，比以往更精力充沛。

要減脂的話，每天該攝取多少大卡

　　如果你知道自己每日的最佳生酮醣類和蛋白質攝取分量，就能知道每日估計熱量消耗所需要的脂肪攝取量。攝取這分量的脂肪，將可幫助你維持當前的身體組成。在你已經適應脂肪酮類，決定要減掉過多身體脂肪時，你需要從大腿和屁股來取得熱量來源，而不需要從蛋捲中獲得。如果你想，你也可以設定一個減脂目標，搭配相符的醣類、蛋白質和脂肪攝取分量，就能在指定的時間範圍內成功減脂。

　　即便你對這種精準的作法不感興趣，這還是能幫助你了解如何遵照每日估算的熱量消耗找出最大營養含量的公式，為自己裝好減脂因子，產生全新的最大營養攝取模式，進而達到減脂。你肯定能按本能進食，在獲得代謝適性後，把減脂當成是附屬效果、享受它，但至少在發現長時間下來衣服變寬鬆時，你能了解所謂的「代謝」到底是什麼情況。

　　這裡會提供這項資訊，是因為我不希望你擔心自己怎麼能在營養生酮開始時同時減重。現在的你可能在邁向生酮期間已經減了一點、或是很多體脂肪，不過這樣的成功最好是偶然出現、而非是有目地的過程。在你第一次嘗試邁向生酮時，主要關切的應該是如何毫髮無傷地撐下去。你該在前三週的檢查哨上成功過關，然後帶著良好的驅動力繼續撐完六週。最後，最好是讓自己某程度上享受脂肪熱量，好讓你攝取的醣類、蛋白質和脂肪熱量都能符合估算的每日熱量消耗。嘿，即便你吃了比所需還要多的脂肪，好讓自己不會想大嗑甜食，也是沒關係的。

　　有趣的是，即便你攝取了比每日估算量還要多的脂肪，只要能遵守低醣攝取，使胰島素的活動最小化，其實也難以增加過多的身體脂肪。因為身體反而會透過「非運動性熱量消耗（non-exercise activity thermogenesis）」

找出能燃燒那些多餘熱量的方法；也就是你會更加活躍、警覺和充滿活力，或者可能會製造更多酮類來燃燒或分泌（因為你無法如囤積脂肪那樣儲藏酮類）。

　　在成功完成初期的生酮旅程後，你就能轉而關注在減去過多身體脂肪。首先，你會想計算靜止時（以身高、體重和年齡為主）的基本代謝率（Basal Metabolic Rate ，BMR），來估算自己的每日熱量消耗，接著把得出來的數字乘以一個稱為「哈利斯班尼迪克公式（Harris- Benedict formul）」（以下是我個人的範例，也可以到以下網站 bmi-calculator.net/bmr-calculator/ 計算自己的數據〔下頁附 QRcode〕）的活性因子。了解自己的醣類和蛋白質攝取目標後，你就能回到自己估算的每日脂肪攝取量做分配。例如，如果你回頭查到脂肪攝取是每天 300 或 500 大卡熱量，那就代表你一個月可以減去 1 至 3 公斤的身體脂肪，如果你更積極可能會減更多。範例如下：每日少攝取 466 大卡熱量 x 三十天＝ 14000 大卡熱量／每磅 3500 大卡脂肪熱量＝減去 4 磅脂肪（約 1.8 公斤）。

馬克的減脂計算實例

- 碳水化合物：我的每日醣類攝取是 50 公克，也就是 200 卡。
- 蛋白質：我的體重是 168 磅，有 9% 脂肪（15 磅）＝淨體重 153 磅；每磅每天 0.7 克 x153 = 107 公克蛋白質 =428 卡。
- 每日估計熱量消耗：5 呎 10 寸（約 177 公分）、168 磅（約 76 公斤）、64 歲男子＝ 1,579 BMR。以哈利斯班尼迪克公式算為「運動量非常大」類型：BMR x 1.725 ＝每日估計熱量消耗為 2,724 大卡。
- 脂肪：2,724 － 628（醣類加蛋白質的熱量）＝ 每天 2,096 大卡脂肪熱量／ 232 公克脂肪好維持當前身體組成。

- **最大營養含量比例**：請注意我的範例有遵照生酮最大營養建議：
  - 醣類（200 大卡熱量）：7%
  - 蛋白質（428 大卡熱量）：16%
  - 脂肪（2,096 大卡熱量）：77%
- **減脂目標**：我是不想再像本地高中春季招生活動中，充滿智慧、年長的海盜，我的目標是一個月內減去 4 磅（約 2 公斤）的多餘身體脂肪，好為開幕之夜準備：4 磅 x 3,500 卡熱量／磅 ＝ 14,000 卡熱量的脂肪流失。把 14,000 除以 30 天＝每天要少攝取 466 卡的脂肪。沒錯，熱量缺失的部分一定是來自脂肪，因為醣和蛋白質的分量已經很低了。
- **每日估計的脂肪攝取**：每日熱量消耗 2,724 減去 628（醣類加蛋白質熱量），再減去 466（體內儲藏的脂肪分配）＝每日需攝取 1,630 膳食脂肪熱量。

　　請自己計算，根據自己的紀錄和線上計算器來確定是否走在邁向目標之路上，這樣就一定能成功。請注意，我並沒有提到運動的熱量，因為要減去過多身體脂肪，你甚至本不需要運動。當你處在適應脂肪酮類的體質，而且有意識的訓練活動自己，你所採取的訓練將會協助加快這個過程。但若你處在依賴碳水化合物且運動習慣是長期固定，那訓練可能會阻礙這進程，刺激你胃口增加，讓你一整天下來更倦怠懶惰。我會在討論到運動和脂肪流失的部分再多提到細節，簡單來說就是一整天下來請盡可能地多動，如果進展停滯，就嘗試一些短時間但能活動全身的短跑。

計算減脂期的
熱量攝取

加速身體燃脂力的空腹訓練

對健身狂熱者來說，規劃空腹訓練（包括短時間強度大的訓練和耐力訓練）能加速適應脂肪和酮類、粒線體生源發展和自噬作用的過程。自從我發現這個祕密，我便設定自己在夜間空腹的狀態下完成大部分的運動，在運動訓練後我也維持空腹長達數小時，好讓血中的適應荷爾蒙能優化，藉著運動刺激自噬作用——不過，這種做法是進階策略。如果你還沒達到完全適應脂肪和生酮的狀態，就在運動前後積極想空腹，那可能會妨礙身體恢復。對健身運動者來說有一條安全守則，也就是千萬不要在真的感覺到飢餓時還繼續空腹，因為這可能會使身體產生「打或逃」的糖質新生反應，原本期望藉著適應荷爾蒙對運動和空腹的反應獲得的益處，就會適得其反。

接下來要談的內容，除非你已經完全逃脫依賴碳水化合物的飲食模式，且確實走在適應脂肪的路上，不然都是對牛彈琴。如果你已經成為燃糖者，並試著在斷食狀態下做很有挑戰性的一次性運動訓練，那你的身體會啟動「打或逃」的糖質新生反應。比起改善代謝適性，這些你做的一次性訓練，雖然用意良善，但卻會進一步讓你長時間回到依賴碳水化合物的飲食模式。反之，一旦養成適應脂肪的體質，你可以刺激代謝與身體適應調整，並且接著要求細胞用比平常還要少的能源運作，達到粒線體生源發展。在沒有以往大量葡萄糖注入細胞完成努力運動（記住，就算是悠閒的騎腳踏車或快走，也能讓你達到 6 至 10 的代謝當量；短跑或是在健身房裡用力運動可以達到最多 30 的代謝當量），其燃脂的速度遠比早上因為通勤或久坐在辦公桌空腹更快。

不論你認為自己的身體已經多麼適應脂肪，仍要非常謹慎的做空腹訓

練。當你在健身房運動或路跑時，一定要隨身準備醣類飲料或方便取得的能量補充，以防措手不及。我們在第二章的「中樞統治理論」裡曾提到，只要知道自己身邊有急救用的能源補充，就能大幅產生心理作用，實際上可以強化自己的運動表現。如果你覺得有呆滯、暈眩、發抖、發熱或虛弱的感覺，請立刻停止運動，補充能量和水分。請不要嘗試維持運動後還空腹，結果開始感覺不適，虛弱等同於「真的餓」，這樣懂了嗎？

採行空腹訓練時建議的過程

（1）12小時（例如晚上8點至隔天早上8點）＋ 基礎訓練＋「真的餓」
　　 約0～2小時

　　按往常規劃這些訓練，一直等到真的感覺到餓之後，這樣下來便有望能快速進展到更長時間的空腹。如果早上空腹時很自在，但在例行早晨運動訓練之後很快就感到餓，那你需要加強運動期間的燃脂狀態。這很有可能是因為長期運動慣性模式導致的結果，即便休息時可以有效燃脂，但在運動期間你依舊只是燃糖者。

（2）12小時＋基礎訓練＋「真的餓」約2～4小時

　　現在你已經能在毫無熱量支持下撐到中午，但中間還是能做一次基礎訓練。在調適脂肪這條路上，這樣的進步很不錯。

（3）12小時＋突破訓練＋「真的餓」約0～2小時

　　規劃時間較長的有氧運動、高強度的團體訓練，比如交叉訓練或是由個人健身教練指導的空腹訓練（期間完全不沾任何一滴醣類熱量），這是能加強遠離碳水化合物飲食的好方法。就算你馬上就覺得餓，也可

以直接進食，犒賞自己，但切記一定要遠離精製醣類。

（4）12 小時＋突破訓練＋生酮「真的餓」約 0 ～ 2 小時

這是前一階段的進階，就是把「真的餓」時的餐點完全遵照生酮法則。例如長時間有氧跑步完，到家就來份美味的蛋捲。

（5）12 ～ 14 小時＋突破訓練＋生酮「真的餓」約 2 ～ 6 小時

做一次完整的突破訓練到中午過後（同樣是在非強迫狀態），或是感覺到任何餓過頭或想要吃特定食物之下，如此一來，就能讓你成為真正的燃脂生酮怪獸！

校正你的飢餓荷爾蒙

空腹和激烈的運動結合時，就能成就重大的「打擊」，肝臟和肌肉糖原皆被剝奪一半（或更多），你也能將酮值增加至每公升 0.5 毫摩爾。如果空腹一整晚，接著做高強度訓練四十五分鐘，或是延續性有氧運動數小時，再繼續空腹幾小時，你就能在一天之內達成可能需要二至七天生酮飲食才能達到的血酮值。

空腹訓練後的你處於這種糖原被剝奪的狀態，飢餓素會使胃和大腦產生快速且明顯的飢餓感。凱特醫生曾說，「飢餓素會讓你的肚子咕嚕咕嚕叫」，在你感覺、聽到那些腸胃因期待會有食物進帳而咕嚕作響時，飢餓素也會跨越血液和大腦的交界，刺激下視丘（hypothalamus）產生飢餓感。

下視丘是大腦裡的決策、控制衝動、管理像是憤怒和愉悅等很多情感的控制中心。就算飢餓素沒讓你肚子叫，飢餓的下視丘很有可能會改變你最自律且最理性的行為模式。

在你用大嗑含醣食物來回應激烈的飢餓感時，就會啟動多巴胺和內源性類鴉片（endogenous opioids）爆炸，對下視丘內的阿控伯核（nucleus accumbens）行動，影響食物犒賞產生的神經撫慰；而你將在大腦內的愉悅核心內，形塑碳水化合物和重大獎賞之間的強大連接。事實上，糖和麥含有額外的刺激鴉片特質，也強化了這層關係。除此之外，凱特醫師更主張，皮質醇也是與形塑習慣有關的刺激物。在你備感壓力時（不論是因為運動引發耗竭或是日常生活繁忙導致），當你攝取糖類，大腦就會穩固的建立起壓力和糖之間的關係。

毫不間斷的燃燒與補充醣類，會把你禁錮在荷爾蒙與心理方面的依賴碳水化合物模式裡，還可能比不運動的人依賴程度更高（因為不運動的人並沒有多攝取或多燃燒醣類），許多運動營養品公司就是以此前提使自己躋身千億公司之列。

食物犒賞強大的神經撫慰效果，就演化觀點來說很合理，因為我們的祖先需要能對飢餓有強大反應的基因，才能全神貫注生存下去。今天，飢餓的風險已不是什麼危機，我們可以想像大嗑醣類會被全新行為取代，反而投入在凱特·沙納漢醫師所說的「重整瘋狂的飢餓荷爾蒙（violent appetite hormone rewiring）。」在覺得筋疲力竭時，體內最敏感的飢餓荷爾蒙就會重整，如果你完成空腹而非大嗑醣類，就能積極調節燃脂和酮類生成，因為身體會努力奮鬥，影響可取得的能量來源，把需要的能量丟入血流中。

同樣的，如果你在筋疲力盡的訓練後用符合生酮的餐點犒賞自己，你

依舊能啟動多巴胺和類鴉片爆炸，這會使愉悅中心關注在高脂食物上。凱特醫師也建議，如果你很討厭沙丁魚或橄欖，選擇在力竭時吃這些食物，你就會開始愛上了！如果你在飢餓時大買特買，或是在你覺得自己必須放棄牛奶巧克力而改選黑巧克力時，就可能已經經歷過食物犒賞的神經撫慰影響；這最終會變成習慣：習慣黑巧克力的苦味，並在重新嘗試牛奶巧克力時覺得它太甜了。

我已經在本書三番兩次、長篇大論地提到，不要在拋棄依賴醣類生活和適應脂肪的路上感覺掙扎、痛苦，但我們現在先暫時別談，直接開門見山來討論這一種人吧！

在你要身體延展能力，取得、燃燒儲藏的能量而非預設的外部餵食時，身體會很快呼應這種刺激，使你在飢餓、渴望和塑造意志力上更有恢復力。現今的我們很容易對飢餓感不斷採取先發制人的策略，定時定量進食，並在車子、公事包、背包或辦公室抽屜裡預備好點心。對依賴醣類的人而言，飢餓其實不是什麼好事，因為這會刺激「打或逃」糖質新生反應，更會增加整體生活壓力。

但若你已經部分調適或完全調適脂肪酮類，就截然不同了。延長空腹直到出現飢餓感，善加應用戒律來完成這段嚴格的營養生酮時期至少六週，或甚至不時搭配好的油脂熱量限制，這都能幫助胰島素敏感性優化、增強脂肪與酮類代謝、使你對食物更珍視，並且能讓你最後減去那多餘的 5 磅（約 2 公斤）。

這些行為皆是「荷爾蒙壓力源（hormetic stressors）」，但是天然正向的壓力源，不僅能有整體效益，也不會嚴重到迫害身心。荷爾蒙壓力源與同樣會刺激粒腺體生源作用的細胞能量需求有關。當細胞因為空腹、高難度訓練或兩者同時作用而缺乏熱量感到危機時，它們會加強粒線體功能，

打造新的粒線體來呼應。因此，短跑引發短暫且有益處的「打或逃」刺激，和因長期慣性運動模式而引起長時間且有破壞性影響的「打或逃」刺激之間，其明顯差異即是激效作用（Hormesis）。

你也可以把泡冷水澡和三溫暖放在荷爾蒙壓力源的類別裡。在身體暫時受到壓力，被迫藉由體溫調節返回體內均衡時，你會感到精神充沛，免疫和代謝功能也大增。如果你想採取不健康的極端做法——空腹、運動、或者待在三溫暖或冰川裡太久時間，這些壓力源將具有破壞性而非有激效。因此，我們要在這裡設一個界線，如果經常把延長空腹太久，就超過了代謝功能的範圍，身體就會被調整進入壓力過高模式，產生負面的健康影響。

這裡也能映證我最喜歡的一句話：「如果真那麼簡單，每個人都能做到。」重新調整自己的飢餓荷爾蒙可以快又有效，但凱特醫師之所以用了「發狂的」這個形容詞，是有其原因的，因為調整起來超級困難！如果你選擇接受這項任務，那就是要結合空腹和筋疲力盡的運動，每週至少一兩次刺激身體做出重點飢餓反應。飢餓感出現時，試著撐著好一段時間。或許飢餓時你可以去散步，或是做些呼吸和伸展運動讓自己保持忙碌，讓血液繼續流動，就能刺激脂肪氧化。你可能在練習幾次後發現後來飢餓感出現詞，已經沒有那麼不適，你還能繼續堅持三十至六十分鐘，直到你真的餓到不行需要補充食物。練習此法時請合理視情況做調整，記得一定要讓運動、睡眠和壓力管理行為處於最佳狀態，才能一次到位！

◆ 專欄 ◆

/ 如何戒除自己的糖癮？ /

來自愛爾蘭的羅伯‧霍根（Rob Hogan），是非主流運動快速高爾夫世界冠軍。二〇一三年，他在冠軍球場上短短三十九分鐘內（扛一堆球桿在擊球點之間高速奔跑）就擊出 77，獲得了世界冠軍頭銜和一萬元美金。這一球最後獲得了快速高爾夫分數裡的 116 分（幾次擊球和使用時間加總）。職業選手霍根在為了快速高爾夫球賽努力提升耐力上，加入耐力跑俱樂部，規劃一系列的拉距週末跑步訓練。長時間下來，他從跑 13 英里，增加到 15，最後到 17（約 27 公里）—— 他在四個週末裡完成這樣的距離。

霍根在不攝取任何水分或熱量的情況下，完成了這些跑步訓練！跑到終點時，他會享受自己的最愛：任意在一家雜貨店裡買的冰涼芬達橘子汽水。在他連續跑 17 英里（約 20 公里）的第四個週末，他回想自己在最後一個階段時突然很渴望喝到芬達汽水——這個想法一直縈繞在腦中，完全沒消失。其實他腦中出現這個明確的危機訊號時，他可以直接跳過最後的那圈 4 英里（約 6.4 公里），但霍根仍然堅持再一次跑完全程。當他終於扛著身體用意志力衝過終點時，驚奇的事情發生了：他想要喝芬達汽水的欲望不再，而且他數週、數月以來對甜食的渴望也跟著消失！霍根顯然瘋狂迫使自己的身體進入升級的脂肪與酮類氧化階段，以此熬過最後的 4 英里，這讓他超越了原本自己的代謝能力。與此同時，他向自己的下視丘發送了強大的信息（呼叫中樞統治系統，應用第二章提到的符碼），徹底突破自己依賴甜食的狀態，在一天內完成成為燃脂怪獸！

這詭異的故事結果還需要莎納漢醫師的驗證，她說：「這樣刺

195

激、特別的全新體驗就是強大的信號生成器，它向全身發送信息，告訴全身它需要改變，而身體也跟著呼應。霍根確實超越了一般的轉型模式，從燃糖者變成適應脂肪者（這或許要花上數週慢慢調整飲食和努力運動才能做到），而他則是把身體推到極限，在身體渴望獲取熱量時超越。

〔*第 11 章*〕

維持燃脂代謝的
飲食計畫

×

　　維持六週營養生酮之後，恭喜，你終於進入正軌！現在的你應該感覺很好：鮮少感到飢餓、心情更加沉著淡定，也許還成功減掉多餘了身體脂肪，並且還有更好的壓力管理。這時，你可以決定要繼續生酮實驗更久，或是要永遠就這樣下去，或者也可以回頭開始吃一些醣類（以及／或許更多的蛋白質），暫時遠離酮症狀態。請了解，全世界相關領域專家都強烈表示，這場生酮遊戲中有不少珍貴的限定真相，哪一種方法才是最佳之道，顯然也有很多個人偏好選擇。不只如此，你可能現在這個季節覺得一種方法最棒，但可能明年就換了！

　　有越來越多人，包括最令人尊敬的幾位專家，像是菲爾・馬費東博士、營養學兼神經回饋治療家、《燃脂生酮 21 天啟動計畫》（*Primal Fat Burner*）作家諾拉・蓋朱達斯（Nora Gedgaudas），以及生酮運動員兼教練路易・維亞先諾，皆是永遠繼續維持營養性酮症的擁護者。其他的專家如凱特・莎納漢醫師，則倡導繼續維持空腹／生酮飲食期間的優勢，適時享受含有豐富營養價值的醣類——理想上再搭配用力的運動。就算是曾在二〇一一至二〇一四連續三年不間斷嚴格執行營養生酮的彼得・阿提亞醫師，

如今也採取比較輕鬆的飲食策略；他指出，醣類只有在攝取過量干擾體內均衡時才會造成問題。

現在，顯然樣本數 n = 1（科學說法認為這是指「一次實驗」）超越了一切，也就是測試、評估、再測試，找出屬於自己刺激代謝適應性的指南準則。不幸的是，在飲食和健身界裡，我們特別會想渴求絕對值、呼應絕對值。在各種飲食或運動訓練不斷推陳出新之下，各種方法都自行發展，有其受重之處。

你需要高碳日？還是維持低醣？

現在，有許多懷疑論者開始觀察生酮，並說這種最新流行的飲食法時間一久就會退燒。就演化論的觀點來看，這種觀察確實其來有自。前研究生物化學家兼《原始人飲食健康法則》（*The Paleo Solution*）與《重整飲食》（*Wired to Eat*）兩本暢銷書的作者羅伯·渥夫（Robb Wolf），就表示生酮與人類物種出廠設置的基因設計很相似。這是因為穩定的食物供應（特別是大量高醣食物），是到了文明時代才出現在人類生活經驗裡。同時，複雜又快速演化的人類大腦，需要一大部分比例（20 至 25%）不是葡萄糖就是類似葡萄糖的生酮而來的每日熱量。

如果我們沒有演化而製造酮類，那我們可能就得在大腦每次缺少能量時被迫經歷一次毫無效率可言的糖質新生。利用肌肉來為大腦功能補充能量並不有趣，你會在下午鬱悶的時候刺激「打或逃」反應，可是當你還不知道下一餐在哪兒時，出現這種反應可是一點都不好。

雖然我們已經知道維持營養生酮可以重新調整基因，遠離依賴碳水

化合物的生活，邁向適應脂肪酮類，但渥夫則認為維持生酮可能會使粒腺體等構造出現重置效果，促進理想上失能細胞注定死亡的細胞凋亡（apoptosis）現象。因此，你可以把酮類當作一種工具，幫助修復腸躁症、荷爾蒙因發炎耗竭、壓力過大運動或者生活模式，甚至是服用太多抗生素或接觸環境污染元等等所引起的破壞性影響。

另一方面，渥夫也思考維持營養生酮過久，是否會破壞某些人的代謝適應性，反而促成所謂肌肉細胞裡的「生理上」胰島素阻抗。從菲尼和沃樂克的研究我們知道，高度適應生酮的人會使肌肉燃燒脂肪酸，讓酮類率先為大腦所用。在高度適應脂肪酮類的代謝狀態下，「重新補充燃料」——設定某天、某個週末或更長時間作為「高醣日」——可能會使某些人感覺更糟（其他人可能覺得還好）。渥夫猜想這是因為體內釋放了太多胰島素，驅使這些如今已經不熟的醣類被儲藏起來，因為肌肉已經習慣燃燒脂肪而非葡萄糖或酮類。這也是之所以有些專家會對極端循環提出警告，比如週間維持營養生酮但在週末大吃醣類等。**雖然科學並非絕對，但適應脂肪酮類同時大嗑醣類，很有可能讓你把那些醣類食物當做脂肪儲存，啟動糖質新生作用**，因為大腦突然不必要再依賴原本的酮類（因為燃酮會在大吃醣類後馬上停止）。

傑克伯・威爾森醫師有一份尚未發表的研究，他找來一群人實施週間營養生酮、週末大吃醣類，另外有一群控制組繼續維持營養生酮。週末吃醣的人不只得花幾乎一整週回到生酮，而且身體脂肪還增加，肌肉量流失（很有可能因為糖質新生作用）。相對的，維持營養生酮的控制組不只減掉身體脂肪，還保留了肌肉量。

找出最適合自己的代謝飲食模式

　　到了這種時候，我們一定要小心留意達古斯提諾醫師的建議，了解這場比賽當中的限定條件。為了準備這本書，我曾訪問他，但多數時候他都會回答「我不確定」和「我不知道」，而且他還會很嚴謹的交代：「只有那些二流科學家才會斬釘截鐵地說出答案──就是在電視上發表意見的那些人。好的科學家會問更多的問題。」事實上前述提到的觀察，也提到要適時調整飲食模式來支撐代謝適應性！就算如此吧，但我們說的可是繼續在基因上合適、遵照祖先飲食模式的範疇。也就是不含穀物、糖類或精製植物油；避免太容易過度攝取蛋白質（因為太恐懼脂肪而導致），以天然、富含營養的脂肪來選擇大多數的熱量來源。

　　說實在，若想要活得長壽，從阿提亞醫師那裡獲得「胰島素生成量低」的金色星星獎勵，那你的每日醣類平均攝取量，應該是今後僅限 20 至 150 公克之間，而每日蛋白質平均攝取量是每磅肌肉量攝取 0.7 公克，想要高效代謝的人可以攝取更多一點。說到醣類，請留意凱特醫師曾說過時間點非常重要。如果你的糖原行李箱打開了，那就不太會干擾到體內均衡、免疫功能或荷爾蒙均衡（如果你運動量夠大甚至是生酮狀態），而且前面提到肌肉發展出胰島素阻抗，你也無需擔心。然而，吃下過量的醣類且久坐不動，反而會促進胰島素阻抗和儲藏脂肪──即便你每天都還是會運動──標準的「沙發馬鈴薯症候群」症狀。

　　在你規劃未來的作法時，回顧本書中較無爭議的幾個要點，可能對你有所幫助：

- 養成適應脂肪和酮類體質能調節食慾和飢餓感，身體將不再受限於固定高醣飲食來維持體力、心情和認知專注力，還能輕鬆維持理想身體

組成。

- 養成高效熱量、代謝適應性、胰島素敏感體質，可以有效幫助整體健康和長壽。

- 養成適應脂肪和酮類體質，就是高效代謝的核心，還能成功逃脫依賴碳水化合物模式（影響代謝症候群、肥胖、癌症、心臟疾病或至少會加速老化）的生活。

- 執行 21 天代謝重置計畫，拋棄以往的依賴碳水化合物飲食習慣，調整運動、睡眠和壓力管理，就是邁向高效熱量、代謝適應性之旅的先決要點。

- 努力維持營養生酮至少六週，可以讓你保持最高標準的高效熱量、代謝適應狀態。

如果成功執行 21 天代謝重置計畫，並至少維持六週的營養生酮，那這之後該怎麼辦呢？我們來延伸探討，坦然評論假設，來了解你在本書中走到這一步的情況：

- 個人實驗和主觀評估（透過第八章的「期中考」）可能最重要的成功要件。

- 因為數十年依賴碳水化合物、炎症相關健康問題或疾病風險因子增多（特別是發炎性高醣、毫無營養飲食模式而產生認知問題）而有肥胖、代謝症候群、代謝受損的人，可能是維持長期營養生酮最佳的受益者。

- 身體組成適中的運動員／健身狂熱者／重度燃糖者，或是疾病風險因子最少的人，可能不太能從長期生酮獲益，因為它們原本就有不錯的代謝適應性，還可能會因此變得更加需要醣類能源，從力竭的運動恢復。

- 若要好好調整適應脂肪、酮類的體質、重置粒線體、快速減掉身體脂

肪、成功改進運動表現和恢復、控制食欲和嗜甜、把疾病風險因子降到最低，有限制的營養生酮可能是非常好的人生規劃。

- 突然在營養生酮和大嗑醣類之間變化的極端做法顯然是不建議的。從演繹觀點來看，這可能會讓你離開營養性酮症，重回醣類懷抱。大部分的人都不需要每日超過 150 公克的碳水化合物攝取量，除非他們是嚴格運動員，或是處於成長階段的人（青少年、懷孕、哺乳的女性）。

我希望這一路來你已經學到很多生酮飲食法的特別要點，找出最適合你自己的方法。或許你會像我一樣，發現雖然「壓縮飲食時段」是可以達到空腹、燃酮效益的日常最佳方法，但還是要有醣類攝取彈性，攝取比生酮標準每天只能 50 公克多一點也無妨。

根據生活型態，選擇長期的飲食策略

總結一下我們在整本書裡討論到的重點，以下是幾個簡要說明和相關原理，幫助各位釐清整套飲食策略：

持續性生酮

是的，沒錯，你做得到，還能做得很好！只要在餘生只攝取最少量的醣、適量的蛋白質熱量就可以。這是要徹底移轉代謝症候群、肥胖、第二型糖尿病的最佳選項，並修復數十年來因為高醣飲食和溜溜球減肥，或是降低疾病風險而導致的代謝受損，對敏感性、高風險族群更是如此。此法可能對很多人來說很難，甚至對象是運動員或有甲狀腺或其他荷爾蒙敏感性問題的女性來說，還可能會造成反效果。

循環式生酮（也就是 CKD，循環式生酮飲食法）

為了刺激胰島素敏感性和不希望遵照如此艱困的生酮，這種方法的生酮時期會在有目標的「重新補充燃料」或「作弊日」下達到均衡。這在健身圈裡非常盛行，是以「生酮也能吃蛋糕」的方式推廣。維拉先諾主張 CKD 是「根據個人和客戶經驗而產生，是兩種方法裡最糟糕的手段。這種做法會讓你處於低醣的痛苦中，而如果你能在此狀態獲得生酮的效益，那也是非常少，還可能會促進代謝無適應，對蛋白質均衡造成負面影響。」維拉先諾更表示，重新補充燃料的分配和作弊日，是來自「醣類為健身之必要」的謬誤前提，而這種錯誤的說法「已經被許多足球員母親和週末戰士採用，但他們其實根本不需要大量的醣類。」

就如威爾森醫師和萊恩‧洛瑞里（Ryan Lowery）未發表的研究指出，極端採行生酮和截斷生酮，比如：週末大吃醣類，然後又在週間恢復嚴格的醣類攝取，這可能會讓代謝系統迷惘而分裂。你在實行這類極端循環時，可能更容易增加脂肪，流失肌肉，甚至還會有飲食障礙的風險。

我個人希望你能把生酮當作是一種能隨時備戰的工具，能讓你在任何時間想要獲得代謝效益時施展，例如減重、高超運動表現或認知能力，或只是單純重新調整荷爾蒙和代謝系統，回到人類最初出廠的設定。當身體完全適應脂肪和酮類，就能在任何覺得代謝要調整時，從營養生酮裡獲得短時間的效益。在你第一次努力執行生酮或在尚未完全適應酮類時，至少一定要完成六週的營養生酮。若要離開生酮，顯然最好的作法是慢慢增加醣類攝取（直到一天最多攝取 150 公克），而非突然吃個自製熱巧克力聖代派對。另外，如果你打算從最近調適脂肪的基準下直接跳入生酮階段，這當然沒問題，也不會有任何不好的代謝影響。

年度性生酮 （ANNUAL KETOSIS）

這可能是我對每個人最熱情的建議。就像是帶家人到兒時家鄉懷舊一下，執行生酮就是讓你回到「人類原廠設定」的基因狀態。生酮，其實就是從錯誤的飲食、運動、睡眠和現代高壓生活模式中淨化，很值得每年花個六週時間執行生酮模式。這樣可以幫助你重新活絡粒線體，透過自噬作用完成細胞內的大掃除，或許能幫你減去明顯看得出來的多餘體脂。例如習慣早上空腹或利用「壓縮飲食時段」，年度性返回生酮可以對整體代謝健康有很棒的效果，還能提供第三章中提過的，對減脂、大腦功能、發炎控制和運動表現有很好的療效。冬天可能是執行生酮最棒的時機，因為我們的基因本來就會在日短夜長的時候降低醣類攝取（同時消耗醣類）。

目標性生酮

對想要在適應脂肪酮類後獲得長遠效益，但又想確保在力竭運動訓練導致糖原流失期間能維持良好運動表現、恢復完整的運動員來說，這是個有趣的選項。如果你是高效燃糖者，可以用間歇斷食和符合生酮飲食來設置一個基準模式，但一定要在奮力運動前／或後，或是在每年訓練最嚴苛痛苦的時期，有目標性攝取醣類。

如果你能數小時處於空腹狀態，或是攝取符合生酮的餐點，那你就能享受得到適應脂肪和酮類帶來的好處，而你的目標性醣類攝取（大約是在運動期間或每天結束時）只會強化代謝適應性。菲尼醫師也呼應了這種說法，他表示每天花六小時處於生酮狀態，長期執行可以獲得效益。不過這六小時生酮狀態，是要搭配八小時連睡眠在內的空腹，因此為了生酮每日做到這一點得下很大的決心。除此之外，如果能在訓練期間燃燒大量熱量，那你若攝取超過每天 50 公克醣類，還是可能繼續維持在營養性酮症。

　　凱特醫師提醒過我們，「若糖原行李箱打開了，就會率先擺置醣類，就不會因此出現胰島素激增。」但你也不會像不太運動的人那樣，有風險因子增加的狀況。之前提到的研究雖然指出耐力和肌力運動員都能在長期營養生酮裡表現良好（即便是菁英運動員亦然），但這對許多高效燃醣健身狂熱者而言，要跳入生酮並永久維持下去並不是那麼容易，或很有效的方法。在你變得越來越適應脂肪和酮類時，你可能會留意到自己的醣類需求也因此變少。

　　我曾是一整天都在訓練體能的鐵人三項運動員，當時的我肯定是燃糖機器。我估計我當時每天會攝取 600 公克以上的醣類（嘿，這不過是比生酮的需求多十二倍而已！）。不過，我本身也有相當不錯的代謝適應性，因為我可以輕鬆跑上三小時，或騎自行車六小時而不用補充任何熱量。當然，在這些耗竭體力的運動後，我一定得攝取大量醣類來補充燃料，不然我早就昏過去了。

　　今天，適應脂肪酮類的精英運動員也能執行類似的運動，然後不吃任何東西或符合生酮飲食而繼續訓練，這是很驚人的事。見證者查克・彼特（Zach Bitter）就打下了美國人跑百哩的紀錄，一整天下來每英里跑了七分鐘（總共跑了十一小時四十七分鐘）——每小時燃燒約 900 大卡熱量但只攝取 156 大卡熱量，他也曾在上一屆西部一百英里（約 160 公里）耐力賽的最後 38 英里（約 60 公里）期間，整晚忍受涉水攀谷的艱困，但只攝取水分和胺基酸熬完賽程。

壓縮飲食時段

　　在一天十小時（例如早上十點至晚上八點）或八小時（例如中午十二點至晚上八點）的飲食時段內，**限制熱量攝取**。就算在這時段期間，最大

營養攝取量偶爾或經常性超過生酮準則，你還是能獲得空腹數小時的效益。如果很積極想控制好醣類攝取量，也能大幅減少因過多胰島素，或上述重新補充燃料造成的可能負面影響機率。

代謝適應性／本能策略

這是給那些根本不想管什麼嚴格策略但依舊相信空腹和生酮效益、願意遵守飲食法習慣的人——請追蹤醣類和蛋白質的最大攝取量、測量血酮值和血糖值，或甚至是留意時間，來到空腹或飲食時段的目標。與自己的食欲和飽足感建立緊密的關係，依「本能」操作確實也是個有效的長期策略，如果你是特別忙碌的人更是如此。如果你想要帶張字卡放在錢包裡，就寫：「拋穀糖、丟壞油」、「加強天然、富含營養的脂肪和高纖蔬菜」、「確實做好運動、睡眠和壓力管理」。接著盡可能地空腹幾個小時，舒適的強化細胞、認知和免疫功能，最終達到加強長壽。了解符合生酮的飲食和生酮補充品，可以讓你在不需要讓自己挨餓的情況下，獲得類似空腹的好處。

21 天代謝重置計畫＋營養生酮

如果你或身邊的人已經放棄回到依賴碳水化合物的營隊，最棒的方法就是重複執行 21 天代謝重置計畫，然後接著執行三至六週的營養生酮。這可以讓你快速回到代謝狀態，幫助你更容易遵照祖先的飲食模式，捨棄穀物、糖類和不好的油品。

◆ 專欄 ◆

/ 打造正確燃脂代謝，不怕偶爾高醣、破酮 /

我最大的健康和飲食目標，就是要「享受人生」，因此我從來不會限制自己，在任何一餐去克制自己想要吃的食物。我不會非常想要進入酮症，而是將酮症的狀態當作祖先飲食模式的天然副產品；特別是在幾近完全永久地限制穀物、糖類和精製植物油上。此外，我採取的是「壓縮飲食時段」手法，這樣一來我可以自然延遲每天的第一餐，直到下午一點，有時候更晚（多數時候我會在晚上七點吃完要吃的東西）。

這讓我可以每天有約十八小時的時間，可以體驗到空腹＋營養性酮症下的荷爾蒙、代謝、免疫和認知益處，同時還是可以享受非常飽足的天然高脂食物，比如肉類、魚肉、禽肉、雞蛋、堅果和種籽、高脂植物如酪梨、橄欖和椰子產品（與其油品）、可可含量高的黑巧克力，還有優質的全脂乳製品。

大多數日子，我在六至八小時壓縮飲食時段中的醣類攝取，大約能舒服的控制在不到 50 公克。因此，我常常進行十八小時斷食、六小時營養生酮飲食，然後再一次空腹十八小時。請注意：我偶一為之會在早上的咖啡裡加入 MCT 油，然後在接近中午的上午運動之前服用一次生酮補充品。

因此我應該有資格自由使用「空腹」這個詞，儘管這是指完全不碰任何的食物或飲品。《附錄》裡我提到了薩欽・潘達博士的研究，他表示我們人類在食物消化上也有生理時鐘。因此，最近在我的十二小時白天飲食時段內，我開始多留意限制所有類型的能量攝取或其他代謝物（例如：咖啡、維生素）。

有時，我會在飲食時段裡攝取很多可能會讓我當天暫時踢出生酮範疇的醣類。說到額外的醣類，很多人都知道我喜歡新鮮水果（搭配馬斯卡彭起司和鮮奶油！）、地瓜和黑巧克力，有時候還有其他美食，比如我的女兒戴玟（Devyn）所做的超美味黑巧克力—椰子焦糖原味堅果奶油盅（請參考她的食譜著作《本能廚房》，*Kitchen Intuition*），或甚至是在餐廳裡，我會依自己的意願選擇吃新鮮麵包沾油和醋。

　　我從來就不會為了飲食而苦惱，因為我有很堅定的基礎飲食規矩，一次晚上至隔天中午的空腹（至少十六小時）就能讓我的肌肉恢復偏好燃脂、大腦偏好燃酮，也能讓我的血酮值恢復到每公升 1.0 至 3.0 毫摩爾。而一次高強度的上午運動訓練，更可以讓我快速返回生酮狀態。

　　我深知自己的飲食選擇會有什麼後果，但也能憑自己喜好來做出全知判斷。因此，當我在義大利度假，晚餐時面對美酒、義大利麵和義式冰淇淋時，我就知道我吃幾口後就會被徹底趕出生酮，我敏感的腸胃會遭到重擊（放屁、脹氣等），而且還可能會出現普通的炎症、免疫抑制反應，比如心跳加快、頭疼或甚至是起床後些許感到關節僵硬。以上這些症狀，讓我大多時候都能做出合理的用餐選擇，遠離穀類、糖類，或是在我選擇向誘惑投降時控制自己攝取適量。

　　談論自己因為迷你義式冰淇淋而引發各種連鎖症狀，可能讓你覺得我像是歌劇女主角那樣誇大，而我也坦承不諱。我體內的代謝機器已經習慣消耗高辛烷的能量，我也絕對比一般人更容易對穀物過敏，因此我可以很合理的在自己找罪受的時候多抱怨一

點。這種知覺不僅讓我在短期、長期的飲食模式中強化敏感度、提升自覺、更謹慎的抉擇、更懂得尊重健康的身體，最終也能我在有限的代謝適應性要素中，對於吃更懂得享受與感恩。

第 12 章

100 道美味
生酮飲食料理

✕

　　本章將介紹各種美味的生酮食譜,有早餐、晚餐、配菜,還有生酮社團中經常提到的「脂肪炸彈球」(有飽足感的高脂點心)和甜點;這些都是用最健康的生酮食材即可完成。每份料理都有提供大致營養成分的計算,這些數據只能視為估算,藉以幫助各位進入狀況,讓你每天都能達到該攝取的蛋白質和碳水化合物分量。如果你很介意,想要把這些營養素計算得非常精準,可以用像是 FitDay.com、MyFitnessPal 或是 My Macros+ 這類追蹤營養成分的應用程式,將你使用的特定品牌和攝取分量登錄計算。

　　然而你會發現本章介紹的很多食譜,沒有遵照建議的生酮營養範圍:65 至 75％脂肪、15 至 25％蛋白質和五至零％的碳水化合物。因此大部分的時候,按照日常生酮目標,你可能還得加更多脂肪在食譜上,或是一天下來要吃更多高脂點心或正餐。例如慢煮墨式手撕豬(P. 252)可以另外再加酪梨和酸奶油,再搭配一份烤夏日南瓜佐橄欖油醋醬。將這些高脂餐點加總,即便減少了手撕豬肉的高蛋白質分量,所有餐點吃下來其實更符合生酮標準。

　　本章食譜會分類呈現,但請不要因此感到侷限。例如美味的配菜兩種

烤酪梨（P. 317），也很適合當作早餐。老實說，雖然有分類，但我認為所有的食譜在任何時間都可以吃。有很多甜點也很適合當早餐，因為它們有豐富的脂肪，不會刺激胰島素反應。事實上，只要吃的是原始或生酮餐點，就可以跳脫特定的早餐主食或晚餐前菜的概念窠臼了。

另外說到甜點，建議在進行生酮飲食時，先別用任何種類的甘味劑（包括人工代糖），至少維持第一個月左右，這有助於打破以往的依賴碳水化合物模式和已經習慣成自然的行為，例如習慣晚餐後來份甜點。即便你準備好讓這些偶一為之的享受回到生活裡，也別樂過頭。一般來說，只要用上少量蜂蜜或楓糖漿便足夠，也可以用生酮認可的甘味劑，赤藻糖醇（erythritol）和甜菊糖便是最常見的兩種。赤藻糖醇的甜度比傳統的糖來得低，而甜菊萃取物則是更甜一點。商業用的甜菊糖配方加了麥芽糊精（maltodextrin）或赤藻糖醇，通常是設定可以用一比一的比例取代傳統糖；以上不同方法，各位都可以自行試試看。

鼓勵大家，利用這些食譜找出不同靈感，進行自己的生酮飲食探險。請自由搭配變換，或者完全打掉重來也可以，好好發揮創意，取悅自己的味蕾吧！

生酮蛋捲

這是超級方便的原始早餐,也是從高醣早餐模式成功轉型的絕佳方法。如果你習慣以燕麥粥、烤土司和果汁當作早餐,迎接新的一天,不如從今天開始,改成美味可口的蛋捲,不僅能讓你持續飽足數小時,且用原始的方法烹調,亦是最佳的生酮料理。

分量 ／ 1 大個
熱量 ／ 610 大卡
脂肪 ／ 49 公克
碳水化合物 ／ 12 公克
蛋白質 ／ 30 公克

【材料】

加鹽奶油……1 大匙（15 毫升）
蘑菇丁……1 盎司（28 公克）
洋蔥丁……1 盎司（28 公克）
紅椒丁……1 盎司（28 公克）
中型雞蛋……4 顆
奶油……1 盎司（30 毫升）
鹽巴……¼ 茶匙（1 毫升）
現磨胡椒…… 茶匙（0.5 毫升）
切達起司絲（選用）
……½ 盎司（14 公克）

【作法】

1 放入半份奶油在中型長柄煎鍋內,以中火加熱。接著,放入蔬菜丁翻炒5～7分鐘,直至蔬菜變軟後,再把蔬菜取出。

2 在同一只鍋內放入剩下的奶油。拿一個小碗,打散雞蛋、奶油、鹽巴和胡椒。搖晃煎鍋使奶油均勻沾附鍋底,放入打好的蛋液,以同樣方式搖晃煎鍋。

3 蛋液不須攪拌,當周邊蛋液開始凝固時,用矽膠攪拌匙輕輕將蛋液推向一側;繼續搖晃鍋子,使原本中間的蛋液能流至鍋緣。

4 當整體蛋液凝固時,把炒熟的蔬菜丁放在蛋皮的上半部,並在灑上一半的起司(如果有用的話),接著輕輕的將下半部的蛋皮翻起來,將蔬菜丁包覆起來。最後,把蛋捲滑入盤子中,撒上剩下的起司,即可享用。

生酮雞蛋沙拉

這道美味的雞蛋沙拉無論是單吃、放在菠菜上，或放在堅果生酮麵包（見 P.332）上做雞蛋沙拉三明治，都十分美味。

分量 ／ 4 人份
熱量 ／ 326 大卡
脂肪 ／ 30 公克
碳水化合物 ／ 3 公克
蛋白質 ／ 13 公克

【材料】

中型酪梨⋯⋯½ 顆

「原始廚房」的美乃滋
⋯⋯⅓ 杯（75 毫升）
* 或其他原始飲食認可的美乃滋 註1

大顆水煮蛋⋯⋯6 個

煎至香脆的無加糖培根⋯⋯4 片

蔥末⋯⋯2 大匙（30 毫升）

塔吉 註2⋯⋯½ 茶匙（2 毫升）

現磨胡椒（調味用）⋯⋯適量

【作法】

1 把酪梨放入中型碗中，用叉子壓碎，再拌入美乃滋，攪拌均勻。

2 隨意切碎水煮蛋後，放入拌好的美乃滋，再用叉子攪拌，壓碎雞蛋（不需太碎，保留一點口感）。

3 用刀切碎或剝碎培根。把培根碎、青蔥和塔吉（Tajin）放入雞蛋糊中拌勻。試吃看看，如果味道不夠可用胡椒調味。

* **註 1**　「原始廚房」美乃滋是我自家公司的產品，與大多數以精製植物油製作的美乃滋不同，本公司產品是用酪梨油製作。如果要在任何食譜中使用美乃滋，請一定要用健康用油製作的美乃滋。你可以自己製作，或是購買「原始廚房」或其他用健康油品製作的美乃滋。

* **註 2**　「塔吉」是一種辣味萊姆鹽，在許多雜貨店或網路上都能找到。你也可以不用塔吉，改用「原始廚房」煙燻辣椒萊姆美乃滋，或是換成 ¼ 茶匙（1 毫升）的猶太鹽（kosher salt，可以嚐嚐看調整用量）和最多 ½ 茶匙（2 毫升）新鮮萊姆汁。

椰子粉鬆餅佐夏威夷豆

椰子粉鬆餅是白麵粉或全麥粉鬆餅的最佳替代品，而夏威夷豆則可以添加健康脂肪，使口感更加豐富。如果喜歡脆口一點的鬆餅，只要把堅果切大塊一點，就可以了！若想要製作無乳鬆餅，則可用更多的椰奶代替鮮奶油。趁熱時放上奶油、原味堅果奶、椰子奶油或椰奶鮮奶油（P.346）享用吧！

🍴	
分量	8人份（1人1片）
熱量	154 大卡
脂肪	14 公克
碳水化合物	4 公克
蛋白質	4 公克

【材料】

大顆雞蛋……3 個

無鹽奶油（融化備用）
……¼ 杯（半條；60 公克）

鮮奶油……¼ 杯（60 毫升）

全脂椰奶……¼ 杯（60 毫升）

香草精……½ 茶匙（2 毫升）

椰子粉……¼ 杯（30 公克）

猶太鹽……¼ 茶匙（1 毫升）

泡打粉……½ 茶匙（2 毫升）

肉桂粉……½ 茶匙（2 毫升）

自選生酮甘味劑 註（選用）
……適量

切碎的夏威夷豆或磨成喜歡的
顆粒狀……¼ 杯（30 公克）

椰子油（潤鍋用）……適量

*註　即使省略材料中的甘味劑，鬆餅依舊美味，只是不會像傳統鬆餅那樣鬆軟；然而，椰子粉鬆餅是很好的麵粉替代品。若你選擇在麵糊裡加糖，請試著煎一片來調整甜度。可以從 ¼ 茶匙（1 毫升）的甜菊糖糖粉，或是 1½ 大匙（22 毫升）的赤藻糖醇開始嘗試。

【作法】

1　把雞蛋、奶油、鮮奶油、椰奶和香草精放入中型碗中，攪拌均勻。

2　再拿一個小型碗，放入椰子粉、鹽巴、泡打粉、肉桂和甘味劑，用叉子拌勻。切記，要先把結塊的椰子粉弄散，再將所有乾性材料放入步驟 1 的濕性材料中，攪拌均勻即完成麵糊。

3　把夏威夷豆放入麵糊，拌勻後麵糊會呈濃稠狀，可加入適量的水，讓麵糊質地變成順稠的鬆餅麵糊。

4　用中小火加熱一只大型的平底長柄煎鍋或煎餅鍋。熱鍋後，放入少許椰子油潤鍋，再舀一大匙麵糊放入鍋中。此時麵糊不會像傳統鬆餅那樣散開，可用湯匙背面或抹刀輕輕把麵糊攤成薄的鬆餅糊。

5　慢慢煎，每一面煎數分鐘，直到開始冒泡再翻面。兩面煎熟後即可，趁熱享用。

半熟蛋牛肉漢堡排

我可以在任何時間吃這道餐點，但特別喜歡在早上吃！你也可以在漢堡排上放上幾片香煎培根，就是豐富的培根起司漢堡！

分量 ／ 4 人份
熱量 ／ 414 大卡
脂肪 ／ 30 公克
碳水化合物 ／ 4 公克
蛋白質 ／ 32 公克

【材料】

牛絞肉……2 磅（900 公克）

大蒜（切細末）……2 瓣

乾奧勒岡葉……1 茶匙（5 毫升）

猶太鹽……1 茶匙（5 毫升）

黑胡椒……½ 茶匙（2 毫升）

嫩菠菜葉……3 杯（85 公克）

磨碎的起司（切達起司或傑克起司）

……1½ 杯（168 公克）

大顆雞蛋……4 個

【作法】

1 以華氏 400 度（攝氏 200 度）預熱烤箱。

2 在能放入烤箱的煎鍋（建議使用鑄鐵鍋）裡，把牛絞肉炒到焦黃。約 5 分鐘絞肉熟了之後，把肉推到鍋邊；放入大蒜，翻炒約 1 分鐘，再把絞肉推回來一起翻炒。接著加入奧勒岡、鹽巴和胡椒拌勻。

3 一次放一小把菠菜，待菠菜變軟再繼續放下一把。待所有菠菜炒軟後，鍋子離火。放入 ½ 杯（120 公克）的起司。

4 把肉鋪半於鍋內，冉分成四等分；每一份上面打一顆蛋，再撒上剩下的起司。

5 將煎鍋移至烤箱內，烤 10 分鐘。完成後，蛋白應該會凝固，而蛋黃處於半生熟狀態；若想要蛋黃熟一點就多烤幾分鐘。

蕪菁薯餅

一旦你吃過這種薯餅，之後再吃傳統的馬鈴薯薯餅，就會覺得後者相當無趣！建議搭配羊奶起司香腸烘蛋餅（P. 218）一起享用，就是完整豐富的生酮早午餐。

分量 ／ 4 人份
熱量 ／ 159 大卡
脂肪 ／ 14 公克
碳水化合物 ／ 5 公克
蛋白質 ／ 3 公克

【材料】

中型蕪菁（洗淨削皮備用）
……2 顆（232 公克）

大顆雞蛋……1 個

椰子粉（選用）……1 大匙（15 毫升）

猶太鹽（可多準備用來調味）
……1 茶匙（5 毫升）

黑胡椒……½ 茶匙（2 毫升）

培根油脂或奶油（可自行
添加分量）……2 大匙（30 毫升）

酸奶油（選用）……適量

細香蔥末（選用）……適量

【作法】

1 用蔬果研磨盒或食物處理機，把蕪菁削成絲。

2 把雞蛋打入中型碗中攪散，再放入蕪菁絲拌勻；接著放入椰子粉、鹽巴和胡椒。

3 以中大火燒熱大型的平底煎鍋；熱鍋後放入培根，油脂融化後轉成中火。

4 把蕪菁絲麵糊再攪拌一下，再將 ½ 杯（120 毫升）分量放入鍋中。以抹刀輕壓，壓平麵糊。煎三～五分鐘直到邊緣呈焦黃後，再翻面同樣煎至焦黃色。

5 煎好後盛盤，撒上一點鹽；也可放上一匙酸奶油、撒上些許細香蔥末，即可享用。

脆口杏仁希臘優格

你知道什麼是可可粒（cacao nibs）嗎？其實它們就
是製作巧克力的可可樹原豆烘烤而成。可別以為它們
嚐起來會跟你最愛的巧克力棒一樣！它們是純可可（加
工處理前的巧克力），無糖也不含其他成分。可可粒
營養豐富，富含鎂、鐵與其他抗氧化成分。每一份的
可可粒含有 5 公克的醣但 0 克的糖；這份食譜中你可
以自己計算要吃多少！

分量 ／ 2 人份
熱量 ／ 481 大卡
脂肪 ／ 37 公克
碳水化合物 ／ 18 公克
蛋白質 ／ 19 公克

【材料】
無糖椰子粉……¼ 杯（15 公克）
杏仁片……2 大匙（14 公克）
純全脂希臘優格……1 杯（250 毫升）
全脂椰奶……⅓ 杯（80 毫升）
生酮甘味劑（選用）……適量
生杏仁醬（無添加糖）
……2 大匙（30 毫升）
可可粒……2 大匙（14 公克）
肉桂粉……1 小撮

【作法】

1 以中小火加熱小型煎鍋，再將椰子粉放入
鍋中烘烤至略為金黃色；杏仁片也以相同
方法處理後備用。

2 放入優格、椰奶，還有甘味劑（如果有要
用的話）。將拌勻的混合物分成兩碗，各
加一大匙（15 毫升）杏仁醬，攪拌均勻
（沒有完全拌勻也沒關係）。每碗再撒上
烘烤過的椰肉、杏仁片和可可粒，最後撒
上肉桂粉，即可享用。

羊奶起司香腸
烘蛋餅

每一位生酮狂熱者，應該都知道如何製作這款烘蛋餅！你可以按自己的喜好搭配任何肉類、起司、蔬菜、香草與香料，是一道能隨意客製化的創意料理。

分量 ／	6 人份
熱量 ／	494 大卡
脂肪 ／	38 公克
碳水化合物 ／	4 公克
蛋白質 ／	34 公克

【材料】

羽衣甘藍（約 4 至 5 片葉子），
任一品種皆可……½ 把
酪梨油……1 大匙（15 毫升）
豬絞肉……1 磅（450 公克）
乾鼠尾草……1 茶匙（5 毫升）
乾迷迭香……1 茶匙（5 毫升）
肉豆蔻粉……¼ 茶匙（1 毫升）
紅椒粉……¼ 茶匙（1 毫升）
大顆洋蔥（切丁）……½ 個
大蒜（切末）……2 瓣
大顆雞蛋……8 個
鮮奶油……½ 杯（120 毫升）
剝碎的羊奶起司（可多準備
以調味）……1 杯（90 公克）

【作法】

1 用鋒利的水果刀，切除羽衣甘藍上的粗莖；莖葉分開處理：莖部切丁、葉片切碎。

2 開中火，在可以放入烤爐上的大型平底煎鍋（建議使用鑄鐵鍋）裡放油。燒熱後放入豬肉，烹煮約 5 分鐘，隨意翻炒一下。

3 把鼠尾草、迷迭香、肉豆蔻與紅椒粉放入中型碗中混勻，再倒入鍋內，與豬肉攪拌均勻。持續烹煮約 5 分鐘，直到豬肉熟成。

4 以漏勺把豬肉取出放入碗中。如果鍋內很多油脂就先倒掉一些，留大約 1 ～ 2 大匙（約 15 ～ 30 毫升）的量即可。

5 將洋蔥和羽衣甘藍的莖放入鍋中，翻炒約 5 分鐘直到洋蔥變軟。再加入大蒜繼續炒 1 分鐘。必要時，可以加一點點水進入鍋中，避免燒焦。

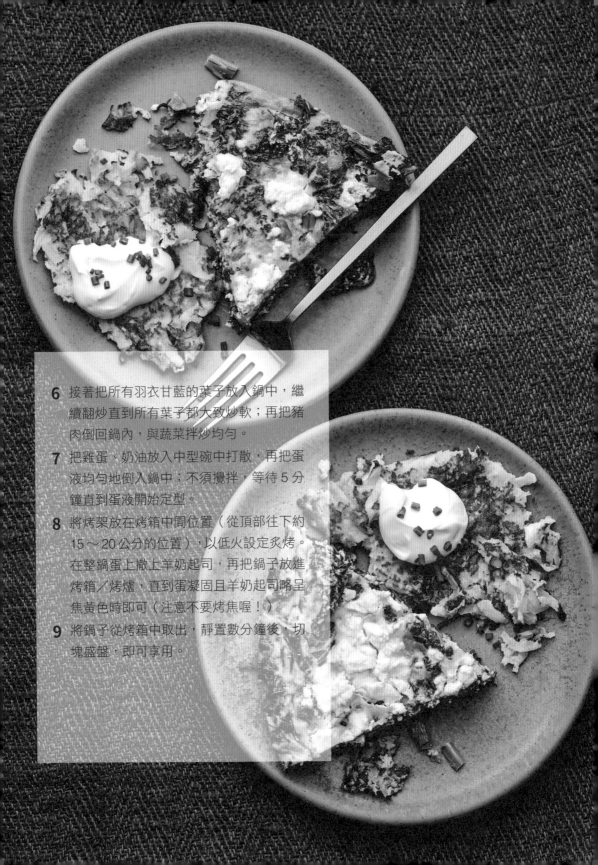

6 接著把所有羽衣甘藍的葉子放入鍋中,繼
續翻炒直到所有葉子都大致炒軟;再把豬
肉倒回鍋內,與蔬菜拌炒均勻。

7 把雞蛋、奶油放入中型碗中打散,再把蛋
液均勻地倒入鍋中;不須攪拌,等待5分
鐘直到蛋液開始定型。

8 將烤架放在烤箱中間位置(從頂部往下約
15～20公分的位置),以低火設定炙烤。
在整鍋蛋上撒上羊奶起司,再把鍋子放進
烤箱/烤爐,直到蛋凝固且羊奶起司略呈
焦黃色時即可(注意不要烤焦喔!)

9 將鍋子從烤箱中取出,靜置數分鐘後,切
塊盛盤,即可享用。

私房生酮粥

對於任何宣稱自己沒有溫熱燕麥粥當早餐就活不下去的人，這道料理就是專門為你而設計的！擺脫高醣的燕麥粥早餐吧！另外，還可以可以把這道料理省下來的蛋白，用來製作 P.352 的生酮馬卡龍喔！

分量	／	2 人份
熱量	／	656 大卡
脂肪	／	62 公克
碳水化合物	／	16 公克
蛋白質	／	15 公克

【材料】

椰奶……½ 杯（120 毫升）

大顆雞蛋蛋黃……3 個

椰子粉……¼ 杯（60 毫升）

肉桂粉……½ 茶匙（2 毫升）

香草精……1 茶匙（5 毫升）

堅果泥（核桃、杏仁、胡桃、夏威夷豆或綜合皆可）……½ 杯（60 公克）

杏仁醬……2 大匙（30 毫升）

鹽巴（如果杏仁醬含鹽即可省略）…… 茶匙（0.5 毫升）

可可粒（選用）……1 大匙（15 毫升）

【配料】

椰奶……¼ 杯（60 毫升）

可可粒（選用）……2 茶匙（10 毫升）

【作法】

1 在中型平底深鍋中，放入椰奶、蛋黃、椰子粉、肉桂、香草精、堅果泥、杏仁醬、鹽巴和可可粒（如果有用的話）。以中小火加熱，持續攪拌約 3～4 分鐘。

2 關火離鍋，分成兩小碗。每碗放上 2 大匙（30 毫升）椰奶和 1 茶匙的可可粒（如果有用的話），即可享用。

薑黃炒蛋

這道以基本炒蛋做簡單變化的料理，不僅美味又能抗發炎！薑黃在健康醫學界備受讚揚，因為它含有薑黃素（curcumin），已有研究證實此成分對人體相當有益，對於關節炎，甚至癌症預防都相當有成效。此外，千萬別省略黑胡椒！胡椒含有胡椒鹼（piperine），可提升身體吸收薑黃素的功效，事半功倍！

分量 ／ 2 人份
熱量 ／ 213 大卡
脂肪 ／ 18 公克
碳水化合物 ／ 2 公克
蛋白質 ／ 10 公克

【材料】

大顆雞蛋……3 個
鮮奶油（選用）……2 大匙（30 毫升）
薑黃粉……1 茶匙（5 毫升）
鹽巴（調味用）……適量
現磨黑胡椒（調味用）……適量
奶油……1 大匙（15 公克）

【作法】

1 把雞蛋和鮮奶油放入小型碗中，輕輕打散，再加入薑黃、鹽巴和胡椒拌勻。

2 以中火加熱長柄煎鍋，融化奶油。奶油開始冒泡時，輕輕倒入混合好的蛋液。一直攪拌約 2～3 分鐘，直到蛋液開始凝固。

3 關火離鍋，試一試味道，如果太淡可以再多加一點胡椒和鹽巴，即可盛盤享用。

火腿雞蛋瑪芬

這道料理是我極推薦的「隨手帶走」早餐。前一晚做好，隔天只需要放入微波爐或烤麵包機稍微加熱即可。另外，記得要買優質的火腿，而非廉價的午餐肉。

分量 ／ 6 人份
熱量 ／ 178 大卡
脂肪 ／ 13 公克
碳水化合物 ／ 0.5 公克
蛋白質 ／ 14 公克

【材料】

融化的椰子油⋯⋯1 大匙（15 毫升）

火腿（建議用薄片的）⋯⋯6 片

大顆雞蛋⋯⋯6 個

鹽巴和胡椒（調味用）⋯⋯適量

切達起司絲（選用）

⋯⋯3 大匙（45 毫升）

【作法】

1 以華氏 400 度（攝氏 200 度）預熱烤箱；用融化的椰子油刷 6 杯分量的瑪芬烤盤。

2 每一杯放入一片火腿，再打入一顆雞蛋，以鹽巴和胡椒調味，接著在每顆雞蛋上撒上 ½ 大匙（7.5 毫升）的切達起司絲。

3 依照個人喜愛的蛋黃熟度，把瑪芬放入烤箱烤 13 ～ 18 分鐘。

4 烤熟後取出，靜置冷卻數分鐘後，再小心拿出。可放在玻璃或塑膠容器中冷藏，以防塌陷或乾掉。

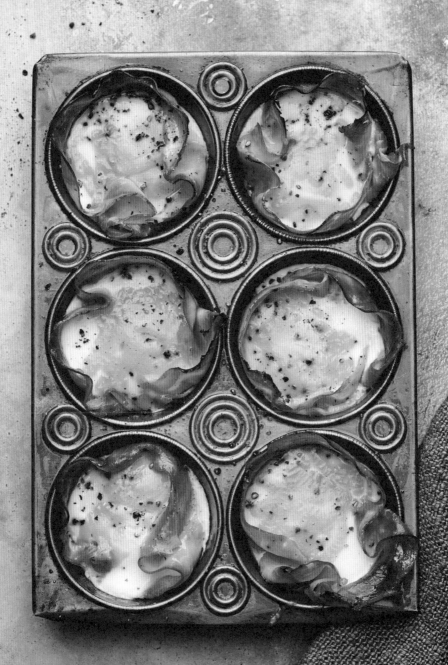

私房生酮烤脆穀

本料理取自《原始烹飪訓練營》一書（*Paleo Cooking Bootcamp*）作者，凱緹·芙蘭契（Katie French）的快速簡單料理，你可以再度迎接有穀物的人生。享用時以全脂椰奶或原味堅果奶，撒上新鮮莓果後，再放全脂希臘優格；或者，也可以把這份烤脆穀裝入點心袋中，就是能在暖天也帶著走的點心。

分量 ／ 每一份為 ½ 杯，大約能做成 6 杯

烤脆穀（½ 杯）
熱量 ／ 453 大卡
脂肪 ／ 32 公克
碳水化合物 ／ 20 公克
蛋白質 ／ 11 公克

椰奶
熱量 ／ 487 大卡
脂肪 ／ 41 公克
碳水化合物 ／ 21 公克
蛋白質 ／ 11 公克

椰奶加 ¼ 杯新鮮莓果
熱量 ／ 510 大卡
脂肪 ／ 42 公克 公克
碳水化合物 ／ 22 公克
蛋白質 ／ 11 公克

【材料】
生杏仁……1 杯（112 公克）
生腰果……1 杯（112 公克）
生南瓜籽……1 杯（120 公克）
生葵花籽……1 杯（120 公克）
融化的椰子油……¼ 杯（60 毫升）
生蜂蜜……1 大匙（15 毫升）
香草精……1 茶匙（5 毫升）
喜瑪拉雅海鹽……1 茶匙（5 毫升）
無糖椰子粉……1 杯（60 公克）
可可粒……1 杯（60 公克）

【選用配料】
全脂椰奶或無糖原味堅果奶
……¾ 杯（180 毫升）
當季藍莓……¼ 杯（40 公克）

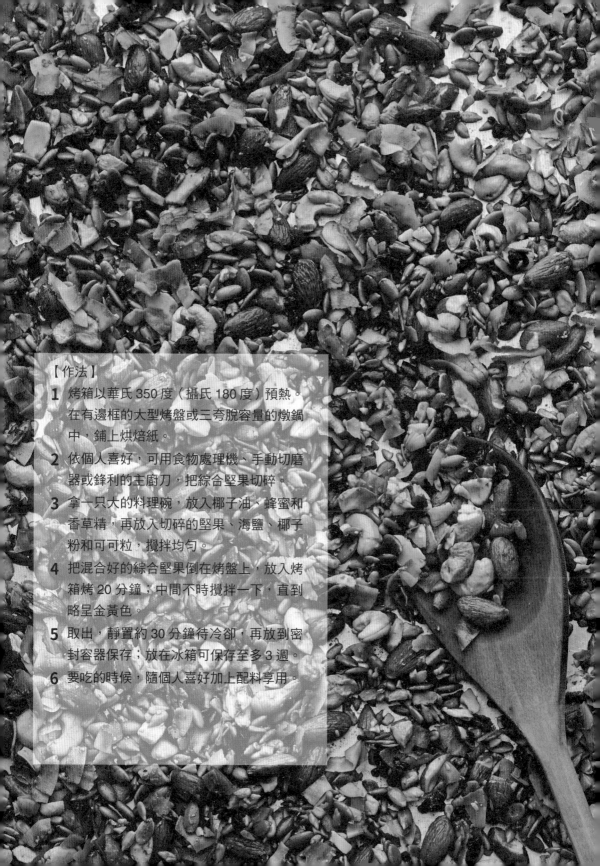

【作法】

1. 烤箱以華氏 350 度（攝氏 180 度）預熱。在有邊框的大型烤盤或三夸脫容量的燉鍋中，鋪上烘焙紙。

2. 依個人喜好，可用食物處理機、手動切磨器或鋒利的主廚刀，把綜合堅果切碎。

3. 拿一只大的料理碗，放入椰子油、蜂蜜和香草精，再放入切碎的堅果、海鹽、椰子粉和可可粒，攪拌均勻。

4. 把混合好的綜合堅果倒在烤盤上，放入烤箱烤 20 分鐘；中間不時攪拌一下，直到略呈金黃色。

5. 取出，靜置約 30 分鐘待冷卻，再放到密封容器保存；放在冰箱可保存至多 3 週。

6. 要吃的時候，隨個人喜好加上配料享用。

私房生酮雞蛋鹹點

這道雞蛋鹹點沒花多少錢就暢遊世界十年，包括布萊德老友泰勒和康納・柯爾利（Tyler and Connor Curley）和他們的孩子也讚不絕口。

分量 ／ 4 人份
熱量 ／ 287 大卡
脂肪 ／ 21 公克
碳水化合物 ／ 2 公克
蛋白質 ／ 22 公克

【材料】

椰子油……1 大匙（15 毫升）
洋蔥（切碎末）……¼ 顆
草飼牛絞肉
……¼ 磅（230 公克）
大蒜（切末）……1 瓣
孜然粉……1 茶匙（5 毫升）
猶太鹽……1 茶匙（5 毫升）
黑胡椒……½ 茶匙（2 毫升）
卡宴辣椒粉（選用）
……適量
6 個大顆雞蛋
……¼ 茶匙（1 毫升）
綜合起司絲
……½ 杯（45 公克）

【作法】

1 以華氏 400 度（攝氏 200 度）預熱烤箱。把烘焙紙（或是以將近 15 毫升融化的椰子油塗抹烤盤）鋪在六英吋（15 公分等寬）的方型烤盤上。

2 在大只長柄煎鍋裡放入椰子油加熱，翻炒洋蔥數分鐘，直到洋蔥略呈金黃色。

3 放入牛絞肉，翻炒約 10 分鐘，直到絞肉沒有粉紅色為止。

4 把肉和洋蔥推到鍋緣，放大蒜放入鍋子中央炒香後，再把所有材料拌勻。

5 放入孜然、鹽巴、胡椒和卡宴辣椒粉（如果有用的話）。攪拌均勻，繼續烹煮約 5 分鐘，直到肉全熟後關火。

6 把雞蛋打入中型碗中打散，再拿一杯炒好的肉放入蛋液中，持續攪拌以免雞蛋開始凝固，接著再放入剩下的炒肉拌勻。

7 把混合好的蛋和肉倒入烤盤中，撒上起司絲。

8 放入烤箱烤 20 分鐘。用奶油刀插入中間測試是否烤熟，確認刀面沒有生蛋後即可取出烤箱。靜置數分鐘後，切成適口大小的方塊，即可享用。

比利時鬆餅
佐美式肉汁醬

這道料理是可以利用製作堅果奶（P. 238）後所留下的殘渣所做出的另一道美味料理。我個人喜歡花時間從頭開始打香腸肉餡，製作肉醬；但你也可以購買現成的香腸餡，只要是沒有添加糖或其他不好的成分即可。

分量	4 人份
熱量	644 大卡
脂肪	56 公克
碳水化合物	7 公克
蛋白質	28 公克

【鬆餅的材料】

大顆雞蛋……2 顆

融化的椰子油……1 大匙（15 毫升）

全脂椰奶……½ 杯（120 毫升）

杏仁粉或堅果殘渣註
……¾ 杯（80 公克）

鹽巴……¼ 茶匙（1 毫升）

泡打粉……½ 茶匙（2 毫升）

葛根粉……1½ 茶匙（7 毫升）

【美式肉汁醬的材料】

豬絞肉……1 磅（450 公克）

* 也可用牛絞肉或火雞絞肉

乾鼠尾草……1 茶匙（5 毫升）

乾迷迭香……½ 茶匙（2 毫升）

大蒜粉……½ 茶匙（2 毫升）

猶太鹽……¼ 茶匙（1 毫升）

黑胡椒粉……¼ 茶匙（1 毫升）

全脂椰奶註……約 1¼ 杯（300 毫升）

【作法】

1 以中火加熱大型長柄煎鍋；放入豬絞肉，一邊烹煮一邊以叉子弄散。

2 約 5 分鐘後，在豬絞肉大致煮熟時，放入香料攪拌均勻。再烹煮約 2～3 分鐘至完全焦黃後，放入椰奶；快要滾的時候轉至小火，肉汁即完成。

3 把雞蛋打入中型碗中，再用椰子油和椰奶打勻蛋液，再放入堅果殘渣、鹽巴、泡打粉和葛根粉，混合均勻。這時鬆餅麵糊應該會比傳統麵糊還要黏稠，可以適時加入一大匙水攪拌，直至成為容易倒的稠度。

4 將麵糊倒入以中小火設定的鬆餅機（你也可以用煎鍋或煎餅鍋製作鬆餅，記得先塗抹一點油）。烤好後把取出，繼續完成其他麵糊，將其烤成鬆餅。

5 鬆餅盛盤，淋上步驟 2 的肉汁，即可享用。

*註 要製作肉醬和鬆餅，你需要一罐全脂椰奶！用半杯椰奶製作鬆餅，剩下的用在肉醬上。這道料理，也可以用其他種類的堅果殘渣製作，例如榛果。如果你沒有堅果殘渣，那就用杏仁粉加點水，攪拌到適合的稠度亦可。

奇亞籽奶茶布丁

這是一道簡單且能事先準備的布丁，只需要幾分鐘就能完成。先做好放進冰箱，起床後就能立即享用。如果你是裝在小的果醬罐裡，只要拴上蓋子，就能隨身帶走。至於綜合香料的部分，最後準備的會比這道點心需要的多，平日可以多準備一些放在空香料罐備用。

分量 ／ 2 人份
熱量 ／ 352 大卡
脂肪 ／ 32 公克
碳水化合物 ／ 12 公克
蛋白質 ／ 4 公克

【材料】

全脂椰奶……1 杯（250 毫升）

奇亞籽……¼ 杯（20 公克）

印度奶茶綜合香料
……¾ 茶匙（4 毫升）

香草精……¼ 茶匙（1 毫升）

甜菊糖漿或甜菊糖粉
……10 滴或 ¼ 茶匙（1 毫升）

切碎的堅果（杏仁、胡桃、核桃）、
椰子粉或可可粒，做為配料（選用）
……適量

【印度奶茶綜合香料】

肉桂粉……2 茶匙（10 毫升）

豆蔻粉……2 茶匙（10 毫升）

薑粉……1 茶匙（5 毫升）

丁香粉……1 茶匙（5 毫升）

多香果粉（allspice）
……1 茶匙（5 毫升）

【作法】

1 把椰奶、奇亞籽、綜合香料、香草精和甜菊糖倒入碗中，拌勻（若想要更滑順，可以用攪拌機或手持攪拌器攪打）。

2 把混合好的拌料均勻分裝在兩個小罐子或小蛋糕模內。

3 放入冰箱冷藏至少 4 小時（建議最好是冰上一晚），才能完整定型。

4 享用時，可以搭配喜愛的配料一起吃。

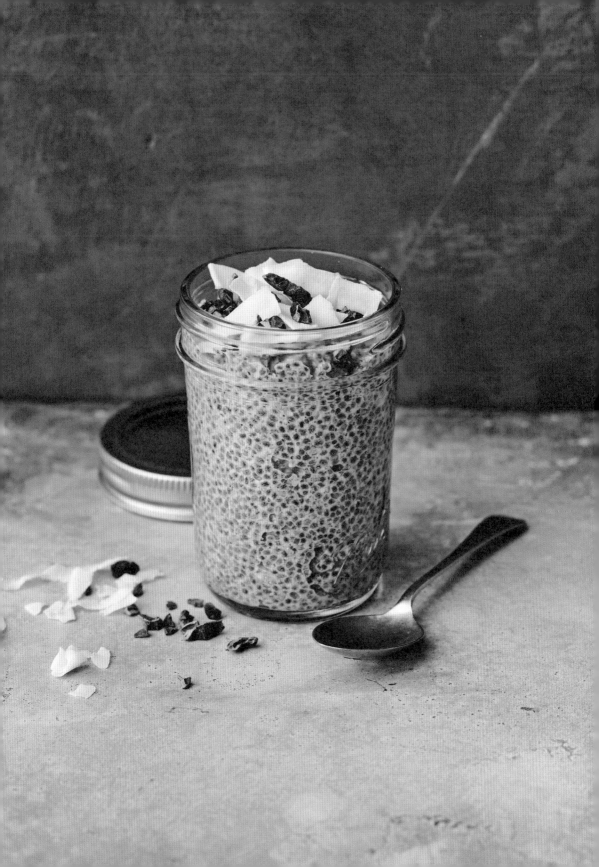

生酮咖啡

如果你習慣每天早上來杯甜咖啡，不如從今天起改喝這一道充滿美味油脂的生酮咖啡。讓你的生酮更加完美！有許多生酮朋友以喝生酮咖啡取代早餐，甚至，能撐到午餐或晚餐。雖然一開始會覺得有些油膩不習慣，建議先以 1 大匙的奶油和 MCT 油開始，如果耐受得了再增加油脂的分量。

分量 ／ 1 人份
熱量 ／ 358 大卡
脂肪 ／ 38 公克
碳水化合物 ／ 3 公克
蛋白質 ／ 1 公克

【材料】

優質咖啡……1 杯（250 毫升）
無鹽奶油……1 ～ 2 大匙
（15 ～ 30 毫升）
MCT 油
（或椰子油，但最好是使用 MCT）
……1 ～ 2 大匙（15 ～ 30 毫升）

【選用配料】

香草精……½ 茶匙（2 毫升）
無糖黑可可粉……¼ 茶匙（1 毫升）
膠原蛋白粉……1 大匙（15 毫升）
肉桂粉……1 小撮

【作法】

把咖啡、奶油和油脂放入攪拌機，或是用手動攪拌器攪打均勻，直到感覺打發起泡為止，即可品嚐！另外，無敵的馬費東博士做了一個加入生蛋黃的生酮咖啡版本。可以上他的網站 philmaffetone.com 查詢做法，試試看吧！

生酮蛋白摩卡咖啡

試著在早晨運動後，或是突然想要到咖啡館花錢買個
超貴的甜點炸彈時，改喝這個吧！

分量 ／ 1 人份
熱量 ／ 432 大卡
脂肪 ／ 40 公克
碳水化合物 ／ 7 公克
蛋白質 ／ 11 公克

【材料】

濃咖啡（或 1 份濃縮咖啡）
⋯⋯½ 杯（120 毫升）

無鹽奶油⋯⋯1 大匙（15 毫升）

MCT 油（或椰子油，但最好是
使用 MCT）⋯⋯1 大匙（15 毫升）

全脂椰奶（加熱或煮過的）
⋯⋯¼ 杯（60 毫升）

巧克力椰子原始能量代餐粉 註
⋯⋯1 勺（21 公克）

無糖可可粉⋯⋯¼ 茶匙（1 毫升）

熱水⋯⋯適量

肉桂粉⋯⋯1 小撮

打發鮮奶油（P. 351）或打發
椰奶鮮奶油（P. 346）（選用）
⋯⋯適量

*註　「原始能量」是以椰奶粉和乳清蛋白製成
　　的代餐產品。你可以用任何優質微量過濾
　　（microfiltered）的乳清蛋白粉替代。

【作法】

1　將咖啡、奶油、油脂、椰奶、蛋白粉和可
　　可粉放入攪拌機（或使用手動攪拌棒）攪
　　打，直到打發成泡。如果太濃，可以一次
　　加一大匙熱水拌勻，直到變成自身喜歡的
　　稠度為止。

2　將步驟 1 倒入溫熱過的馬克杯，撒上一小
　　撮肉桂粉；亦可以加一點鮮奶油增味。

薑味甜菜根果昔

一杯富含抗氧化素、維生素和礦物質的果昔，是努力運動過後絕佳的修復飲品。額外添加的夏威夷豆和MCT油，則可提供更多的健康脂肪，讓生酮飲食更加順利。

分量 / 1 人份		
熱量 / 589 大卡		
脂肪 / 53 公克		
碳水化合物 / 20 公克		
蛋白質 / 8 公克		

【材料】

中型甜菜根（烤熟的甜菜根比較好處理，可先切小塊備用）……½ 顆

新鮮或冷凍的藍莓
……¼ 杯（110 公克）

無糖原味堅果奶或其他堅果奶
……1 杯（250 毫升）

綠葉蔬菜（例如：羽衣甘藍或菠菜）
……1 大把（約 2 杯）

夏威夷豆……10 顆

現切薑片（切丁備用）
……1 英吋（3 公分）厚

MCT 油或椰子油
……2 大匙（30 毫升）

甜菊糖漿（選用）……5 ～ 10 滴

碎冰……⅔ 杯（150 公克）

【作法】

1 把甜菜根、藍莓、原味堅果奶、綠葉蔬菜、夏威夷豆、薑、油和甜菊糖放入高速攪拌機中攪打。如果是用生的甜菜，或夏威夷豆沒有完全打碎，可能需要攪打久一點。

2 攪打均勻後放入碎冰，再攪打至滑順狀，即可享用。

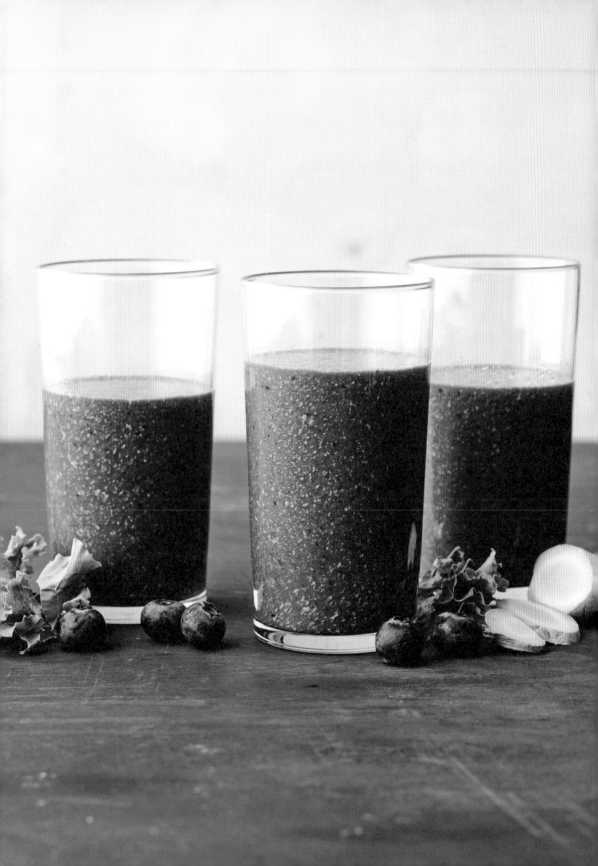

綜合綠拿鐵

如果你工作忙碌、沒有時間，這就是一個很簡單、很棒的選擇。別失去這個可以獲得大量綠色蔬菜的好機會！

分量 ／ 2 人份
熱量 ／ 558 大卡
脂肪 ／ 50 公克
碳水化合物 ／ 13 公克
蛋白質 ／ 14 公克

【材料】

全脂椰奶……1 罐（398 毫升）

香草精……1 茶匙（5 毫升）

綠葉蔬菜（羽衣甘藍，或波菜）
……一大把（約 2 杯）

MCT 油或椰子油
……1 大匙（15 毫升）

碎冰……⅔ 杯（150 公克）

原始能量代餐粉（香草椰子，
或巧克力椰子）或是乳清蛋白
粉……2 勺（42 公克）

【作法】

1 把椰奶、香草精、綠色蔬菜、油脂和冰塊，放入高速攪拌機中攪打均勻。

2 接著放入蛋白粉，以低速繼續攪打直到混合均勻後，即可享用。

綜合椰奶蔬果昔

這道果昔是靈感是來自知名鐵人三項運動員兼教練，班・格林費爾德（Ben Greenfield）。因為可以把任何食材都丟放進去，創意無限，所以我非常喜歡！各位不妨也自行創作，放入任何你想要的堅果和香草。然而，這杯份果昔本身的熱量和營養素豐富，建議完成後，分成兩次享用比較好。

分量 ／ 1 人份
熱量 ／ 927 大卡
脂肪 ／ 67 公克
碳水化合物 ／ 53 公克
蛋白質 ／ 41 公克

【材料】

羽衣甘藍葉……3 杯（50 公克）

全脂椰奶……½ 杯（120 毫升）

中型酪梨……½ 顆

（約 ¼ 杯，60 公克）

生杏仁……¼ 杯（28 公克）

巴西堅果……3 顆

袋裝新鮮香草 註

……½ 杯（30 公克）

巧克力椰子原始能量代餐粉

（見 P.211 的註）或乳清蛋白粉

……2 勺

可可粉（建議使用黑巧克力）

……1 大匙（15 毫升）

肉桂粉……1 茶匙（5 毫升）

喜馬拉雅海鹽……1 茶匙（5 毫升）

薄荷萃取物（選用）……2 ～ 3 滴

冰塊……1 或 2 杯

【作法】

1 小鍋內放入蒸盤，鍋內倒入約 2.5 公分左右的水，水滾後放入羽衣甘藍葉，蒸煮約 5 分鐘。

2 接著，把蒸過的羽衣甘藍菜放入高速攪拌機中，再加入椰奶、酪梨、堅果和香草，一起以高速攪打約 30 秒。

3 再加入蛋白粉、可可粉、肉桂、鹽巴、薄荷萃取物和冰塊，繼續攪打至滑順狀。如果太濃稠，可以加點水，打到喜歡的稠度即可享用。

*註 我最愛的搭配是 ¼ 杯新鮮薄荷葉和 ¼ 杯新鮮芫荽；巴西里也蠻適合的。或使用手邊現有的任何新鮮香草皆可。

黃金印度奶茶

許多人認為金色乳品具有療效，的確這道茶品中的薑黃和薑，具有抗發炎的功效。在這裡，我多添加了經典的印度奶茶香料；傍晚來一杯溫熱的茶飲，不僅能修護身體還能放鬆心情。

分量 ／ 1 人份
熱量 ／ 219 大卡
脂肪 ／ 19 公克
碳水化合物 ／ 5 公克
蛋白質 ／ 7 公克

【材料】

堅果奶（P.238）
……1½ 杯（375 毫升）

薑黃粉……1 茶匙（5 毫升）

印度奶茶綜合香料（P. 205）
……1 茶匙（5 毫升）

黑胡椒……½ 茶匙（2 毫升）

香草精……½ 茶匙（2 毫升）

椰子油或 MCT 油
……1 大匙（15 毫升）

膠原蛋白粉（選用）
……1 大匙（15 毫升）

甜菊糖漿……5 ～ 10 滴

【作法】

1 把堅果奶、薑黃、印度奶茶香料和胡椒，放進小型深鍋裡加熱，至很燙但不至於滾的狀態，任其慢煮約數分鐘。

2 盛杯，拌入香草精、椰子油、膠原蛋白粉（如果有用的話）和甜菊糖。

3 用手動攪拌棒，小心攪拌至稍微打發。試試味道，用甜菊糖調整甜度（不要弄太甜哦）。

雞骨高湯

高湯,特別是雞湯,是所有奶奶家一定會有的萬靈藥基底。大骨湯因為其抗炎和有助免疫力的好優點,以及富含膠原蛋白和礦物質,最近又重新受到歡迎。此外,大骨湯也是能充分利用食材的好方法,這樣一來就不會有任何浪費。這道食譜彈性很大,你可以將任何蔬菜渣、香草和香料都丟進去。你絕對不會相信利用自製高湯做出來的濃湯會如此美味。從今天起,養成涼涼的早晨或睡前宵夜享用一杯溫熱的高湯吧!

分量 / 根據所使用的食材、作法和鍋子的不同,大約 8～12 杯;每 1 份 = 1 杯。

熱量 / 927 大卡

脂肪 / 67 公克

碳水化合物 / 53 公克

蛋白質 / 41 公克

【材料】

雞骨……4 杯(300～400 公克)

* 或可用雞骨架……3 磅重(1.4 公斤)

蔬菜渣(見小技巧說明)
……2～3 杯(150～300 公克)

* 或可用以下材料:

大顆洋蔥(隨意切塊,若是有機洋蔥請保留皮和鱗莖一起使用)……1 顆

西洋芹……2 根

胡蘿蔔(隨意切塊,保留蘿蔔葉)
……2 根

大蒜(壓泥)……2 瓣

現磨薑泥……1 大匙(15 毫升)

黑胡椒粒……10 顆

乾月桂葉……1 片

新鮮香草株(如百里香或迷迭香,選用)……適量

小技巧

在冷凍庫中隨時放一個大的夾鏈袋,如此不論你何時有蔬菜渣,例如:西洋芹葉和根部、胡蘿蔔葉和尾部、綠花椰菜莖等,就能放入夾鏈袋中保存;剩餘的雞骨也可以比照辦理。這樣就無須再特別準備高湯的料理材料。

【作法】(步驟一有三種作法,可自行選擇)

1 ① 將雞骨、蔬菜渣、大蒜、薑、胡椒粒和月桂葉放入大型燉鍋內,再倒入水淹過食材。用大火煮到滾後轉小火,讓湯水持續燉煮數小時(越久越好),但請留意水位,若水變太少可以再加水。

② 把所有材料放入容量六夸脫的慢煮鍋,再倒入水淹過食材。蓋上鍋蓋,設定小火,任其煮至少 8 小時不要動它;煮越久越美味,可以煮 24 小時以上。

③ 將所有材料放入快鍋(Instant Pot)或其他壓力鍋內,加水(不要超過最大水量線)。鎖上蓋子,手動設置烹煮 2 小時(120 分鐘)。開鍋前要讓壓力自然消散。

2 高湯煮好後,用篩網過濾,快速冷卻。最簡單的方法就是把洗碗槽堵住,裝一半的冰水。拿一個金屬碗或乾淨的金屬鍋放入水中,再將高湯過濾放入鍋中。

3 冷卻後,把高湯倒入乾淨的容器內(梅森罐很好用),立刻放入冰箱冷藏。如果沒有要立刻使用,可以冷凍保存。

237

原味堅果奶

堅果奶不僅可口，且對於想要避免吃下太多乳製品的生酮狂熱者而言，是很棒的選擇！不過，市售的堅果奶通常含有不好的成分和甘味劑，建議自行製作比較好。其實堅果奶的製作方式出乎意料地簡單，不妨立刻動手試試看！

分量 ／ 4 份
（每 1 份＝ 1 杯）
熱量 ／ 35 大卡
脂肪 ／ 3 公克
碳水化合物 ／ 1 公克
蛋白質 ／ 1 公克

【材料】

生堅果（杏仁、榛果、腰果、胡桃或夏威夷豆）……1 杯（112 公克）

過濾水（可多準備些浸泡堅果）……4 杯（960 毫升）

香草精（選用）……1 茶匙（5 毫升）

鹽巴（選用）……¼ 茶匙（1 毫升）

肉桂粉（選用）……½ 茶匙（2 毫升）

生酮用甘味劑（選用）……適量

小技巧

可以將堅果殘渣用在果昔、麵包或鬆餅／比利時鬆餅麵糊上，製成比利時鬆餅佐美式肉汁醬（P. 227）或堅果生酮麵包（P. 332）。

【作法】

1 把堅果放在玻璃碗或玻璃罐，倒入過濾好的水，淹過堅果。在室溫下靜置至少 4 小時，建議是擺上 8 小時或隔夜（最多 24 小時）。

2 將堅果瀝乾洗淨後，放入高速攪拌機中，加入 4 杯新鮮的過濾水，用高速攪打至滑順狀。

3 用過濾帶或乾淨的廚房抹布過濾堅果奶。盡可能壓擠殘渣，把汁液完全擠。（見小技巧說明）。

4 若要另加任何其他配料，請洗淨攪拌機，倒入堅果奶和要加的配料，再攪打至滑順。

5 把堅果奶裝入密封容器，放入冰箱冷藏。盡量在 5 天內請吃完。

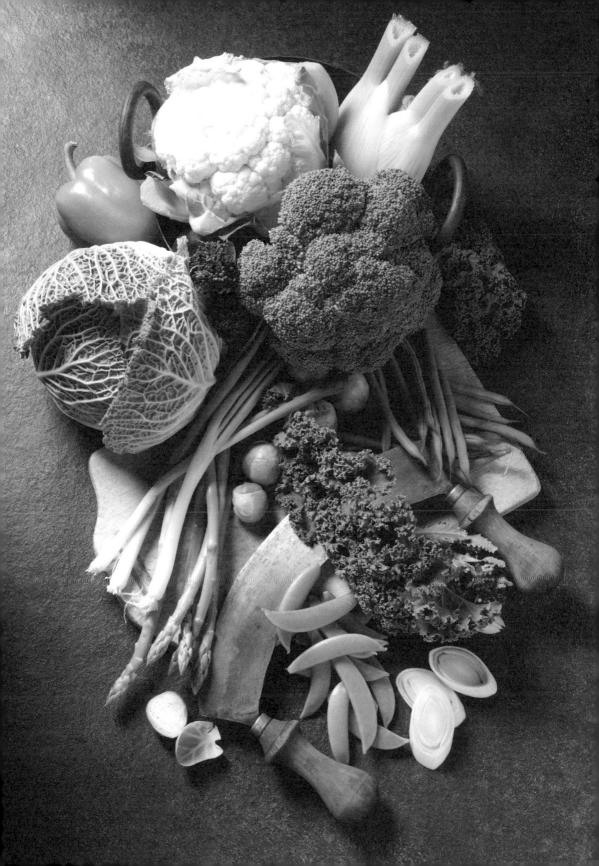

偽花生醬

我很喜歡把花生醬當成蔬菜、雞肉和蝦子的沾醬，但
很多原始飲食和生酮狂熱者因為太怕過敏，而且實際
上花生屬於豆類而非堅果，所以對於生酮者而言，花
生是不能吃的。此外，花生本身的醣也比一般的堅果
或種籽多。好在這道偽花生醬是用杏仁醬，且風味也
跟花生醬差不多，而且不含任何甘味劑。小心，不要
因為太美味就一次吃完了喔！

分量 ／ 8 份
（每 1 份＝ 2 大匙，共
約 1 杯，240 毫升）

熱量 ／ 153 大卡

脂肪 ／ 13 公克

碳水化合物 ／ 5 公克

蛋白質 ／ 4 公克

【材料】

生杏仁醬……½ 杯（120 毫升）

全脂椰奶……½ 杯（120 毫升）

大蒜（切細末）……2 大瓣

萊姆榨汁……1 小顆

溜醬油（無麩醬油）
……2 大匙（30 毫升）

現磨薑泥……1 大匙（15 毫升）

香麻油 註……½ 大匙（7.5 毫升）

酪梨油……½ 大匙（7.5 毫升）

紅椒粉（選用）
……¼ 茶匙（1 毫升）

【作法】

將所有材料放入中型料理碗拌勻，或是放入
小型的食物處理機，或用手動攪拌棒。完成
後，放入密封容器中，放入冰箱內冷藏。2～
3 周內需要食用完畢。

*註 若喜歡麻油味，可用 1 大匙（15 毫
升）麻油取代酪梨油。

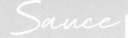

藍紋起司淋醬

或許我偏心，但「原始廚房美乃滋」確實是我們家食物櫃中最愛的主要食品。此款美乃滋的微酸，也非常適合用在這道食譜上。你也可以用自製美乃滋或是其他品牌的美乃滋，只要是不含多元不飽和油脂的即可，不過可能需要再調整淋醬最後的味道。

分量 ／ 8 份
（每 1 份＝ 2 大匙，
共約 1 杯，240 毫升）

熱量 ／ 71 大卡

脂肪 ／ 7 公克

碳水化合物 ／ 1 公克

蛋白質 ／ 1 公克

【材料】

原始廚房美乃滋
……½ 杯（120 毫升）

檸檬（榨汁）……½ 顆

全脂椰奶或鮮奶油
……¼ 杯（60 毫升）

黑胡椒……¼ 茶匙
（1 毫升，可喜好增量）

剝碎的藍紋起司
……¼ 杯（60 毫升）

鹽巴（選用）……適量

【作法】

1 把美乃滋、檸檬汁、椰奶和胡椒拌勻。

2 放入藍紋起司，攪拌均勻。試試味道，需要的話可以加點鹽巴，或是更多胡椒。

小技巧

這個沾醬的料理方式相當自由，你可以在罐子裡只剩下約 ½ 杯（120 毫升）美乃滋時，就加其他材料，然後用力搖勻就完成了！

百搭油醋醬

大部分市售的沙拉醬都含有多元不飽和、容易引起發炎的油脂；為此，何不自己製作健康又能生酮的沙拉醬呢？其實，自製沙拉醬快速又簡單，還是一種為餐點增加健康油脂的好方法。

分量 ／ 8 份
（每 1 份＝ 2 大匙，共約
1 杯，240 毫升）
熱量 ／ 182 大卡
脂肪 ／ 20 公克
碳水化合物 ／ 0.5 公克
蛋白質 ／ 0 公克

【材料】

紅蔥頭（切細末）……1 小顆
蘋果醋……3 大匙（45 毫升）
猶太鹽……¼ 茶匙（1 毫升）
黑胡椒……¼ 茶匙（1 毫升）
第戎芥末醬……½ 茶匙（2 毫升）
特級初榨橄欖油……¾ 杯（180 毫升）

【作法】

1 把紅蔥頭、醋、鹽巴和胡椒，放入小型玻璃罐中攪拌均勻；接著，靜置 10 分鐘。

2 再放入芥末和橄欖油，蓋緊蓋子，用力搖勻即完成。

【變化作法】

● 檸檬油醋醬：
用同等分量的新鮮檸檬汁取代醋，並加入 1 大匙（15 毫升）檸檬皮。

● 希臘風味醬：
加入乾奧勒岡葉、乾羅勒和大蒜粉，各加 1 茶匙（4 毫升）。

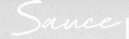

細蔥夏威夷豆起司醬

生酮狂熱者無法耐受大量乳製品，卻還是渴望著起司的香濃滑順時，「堅果起司醬」是很好的選擇！這款起司醬是使用夏威夷豆，但你也可以用其他堅果製作，例如腰果，非常萬用，但腰果含醣量較高，製作時需要留意分量（見「原味腰果醬」P.322）。請一律用生堅果製作，因為烘烤過的堅果通常含有不好的油脂。

分量 ／ 12 份
（每 1 份＝ 2 大匙，共約 1 又 ½ 杯，360 毫升）
熱量 ／ 347 大卡
脂肪 ／ 34 公克
碳水化合物 ／ 7 公克
蛋白質 ／ 4 公克

【材料】

生夏威夷豆……2 杯（240 公克）
新鮮檸檬汁……2 大匙（30 毫升）
海鹽……¼ 茶匙（1 毫升）
黑胡椒……¼ 茶匙（1 毫升）
洋蔥粉……¼ 茶匙（1 毫升）
大蒜粉……¼ 茶匙（1 毫升）
溫開水……1～2 大匙（15～30 毫升）
細香蔥（切末）……3～4 大匙
（45～60 毫升）

【作法】

1 把夏威夷豆、檸檬汁、鹽巴、胡椒、洋蔥粉和大蒜粉，放入高速攪拌機或是食物處理機，攪打至所有材料變成濃稠的膏狀；視情況可以刮除多餘的殘渣。

2 可以一邊攪打，一邊慢慢加水，直到達到理想的濃稠度。可以在還有點稠的時候就停止，或是繼續攪打至非常滑順。依個人喜好決定。

3 攪打完成後，再放入切好的新鮮細蔥，分次攪打至均勻即完成。

胡蘿蔔葉青醬

胡蘿蔔葉一直不太受到重視，但其實它營養豐富！我通常會把胡蘿蔔葉留下來，放入正在燜煮的大骨湯內；但如果你家中已備好許多大骨湯了，不如就把胡蘿蔔葉打成青醬，美味又營養！

分量 ／ 12 份
（每 1 份＝2 大匙，共約 1 又 ½ 杯，360 毫升）
熱量 ／ 166 大卡
脂肪 ／ 18 公克
碳水化合物 ／ 1 公克
蛋白質 ／ 2 公克

【材料】

散裝的胡蘿蔔葉和莖
……1 杯（30 公克）
生夏威夷豆……¼ 杯（30 公克）
生核桃……¼ 杯（30 公克）
大蒜（壓成泥）……1 小瓣
現磨帕瑪森起司……¼ 杯（25 公克）
特級初榨橄欖油……¾ 杯（180 毫升）
鹽巴和胡椒……適量

【作法】

1 用小型食物處理機，分次攪打胡蘿蔔葉、堅果、大蒜和起司，直到混合均勻為止；記得，要把碗內的殘餘醬料刮乾淨。

2 一邊攪打，一邊慢慢倒入橄欖油，直到打到自身喜愛的濃稠度。試吃看看，用鹽巴和胡椒調味即完成。

辣培根奶油醬

你沒看錯！這款沾醬結合了我們最愛的兩種東西：培根和奶油。這款綜合奶油醬有你最愛的辣肉醬味，非常適合放在嫩牛排或炒蛋上任其融化。其他更多吃法，還可以試著放在蝦肉串、烤球芽甘藍，或是某天決定吃高醣食物時，放在熱騰騰的地瓜上，都相當美味。

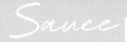

分量 ／ 6 份
（ 每 1 份＝ 2 大匙，
共約 ¾ 杯，180 毫升 ）

熱量 ／ 229 大卡

脂肪 ／ 25 公克

碳水化合物 ／ 1 公克

蛋白質 ／ 2 公克

【材料】

培根（非厚切）……2 片

無鹽奶油（放在室溫下備用）
……½ 杯（1 條；112 公克）

大蒜（切成細末）……1 瓣

紅甜椒粉……½ 茶匙（2 毫升）

辣椒粉……½ 茶匙（2 毫升）

乾奧勒岡葉（壓碎）
……½ 茶匙（2 毫升）

孜然粉……¼ 茶匙（1 毫升）

洋蔥粉……⅛ 茶匙（0.5 毫升）

猶太鹽……½ 茶匙（2 毫升）

黑胡椒……¼ 茶匙（1 毫升）

【作法】

1 把培根放在長柄煎鍋內，煎烤大約 3 分鐘直至酥脆。接著放到紙巾上吸油。保留鍋內的培根油脂，可用於其他料理。

2 奶油切塊，再放在小碗中，用叉子弄散成泥狀。

3 把大蒜、紅椒粉、辣椒粉、奧勒岡、孜然、洋蔥粉、鹽巴和胡椒，放入步驟 2，攪拌均勻。

4 把培根剝碎或切碎，拌入混合好的步驟 3。

5 把步驟 4 放在 12 英吋（30 公分）長的烘焙紙上，整成樹幹長形狀，再捲起來，兩端扭緊。

6 放入冰箱冷藏（或冷凍），要享用時直接取出加熱。

椰子奶油醬

如果你從未嘗試過椰子奶油醬，請務必試試看！這款萬用的奶油醬可以加入咖啡或果昔、拌入根莖類蔬菜泥、放入咖哩，或是直接厚厚地塗在蘋果片或特級黑巧克力片上享用。這也是脂肪炸彈球（見 P. 338）的主要成分。誠心建議，千萬別把這罐奶油放在手邊，因為會一不小心吃太多！

分量 ／ 8 份
（每 1 份＝2 大匙，
共約 1 杯，240 毫升）

熱量 ／ 210 大卡

脂肪 ／ 21 公克

碳水化合物 ／ 8 公克

蛋白質 ／ 2 公克

【材料】

無糖乾椰子粉 註
……4 杯（360 至 400 公克）

*註　只有乾椰子粉能成功做出這道奶油。也可以用椰子絲，但可能滑順感不會這麼好。千萬別用脫水、減脂的加糖椰子粉或是新鮮椰肉。

【作法】（步驟一有兩種作法，可自行選擇）

1 ① 使用食物處理機：把椰子粉放入食物處理機，攪打 15 分鐘，必要時刮下容器側面的殘餘，再繼續攪打至滑順（有些食物處理機會花比較久的時間）

② 使用高速攪拌機：先把一半的椰子粉放入攪拌機，攪打 1 分鐘。再把剩下的椰子粉放入，繼續攪打至最多 10 分鐘，必要時刮下容器側面的殘餘。記得，別讓攪拌機運行過久變得太燙，請打打停停。

不論是上述哪一種做法，椰子奶油醬將會呈現三階段：首先是細末，接著是粗粒膏狀，最後會成為滑順的奶油狀。這會花上一段時間，如果你不確定是否完成了，可以先試吃看看。成品應該是滑順，帶一點粗粒口感，就像新鮮現磨的堅果醬。

2 把椰子奶油醬放入密封容器內保存（可放室溫保存）。享用時，可視奶油的狀態，放入微波爐加熱 5 ～ 10 秒，使奶油軟化再用。

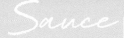

蒜味洋蔥雞肝醬

肝臟是你能吃到最健康的食物之一，真可惜它的名聲不太好。希望這道風味絕佳的抹醬可以改變你對於這個營養明星的看法。肝醬可以搭配任何新鮮蔬菜享用；例如：西洋芹蔬菜棒、小黃瓜片或紅甜椒片，甚至是蘋果片也相當美味。

分量 ／ 16 份
（每 1 份＝ 2 大匙，
共約 2 杯，480 毫升）
熱量 ／ 322 大卡
脂肪 ／ 28 公克
碳水化合物 ／ 2 公克
蛋白質 ／ 14 公克

【材料】

雞肝……½ 磅（225 公克）
奶油……6 大匙（85 公克）
培根油脂……2 大匙（30 毫升）
小顆洋蔥（切末）……½ 個
大蒜（切末）……1 大瓣
紅酒醋……2 大匙（30 毫升）
巴薩米克醋……1 大匙（15 毫升）
第戎芥末醬……1 茶匙（5 毫升）
新鮮迷迭香（切末）
……½ 大匙（7.5 毫升）
鹽巴和胡椒（調味用）……適量
粗鹽（如馬爾頓鹽）
……少許（裝飾用）

【作法】

1 把肝臟上的黏液或黏膜，徹底清乾淨。在中型長柄煎鍋中，以中火加熱 2 大匙的奶油和培根油脂。接著，放入洋蔥和肝臟，翻炒 6 ～ 8 分鐘，直至洋蔥變軟，肝臟呈焦黃狀。

2 放入大蒜，再翻炒約 1 分鐘。稍微把火轉小一點，再倒入醋、芥末和迷迭香，續煮約 5 分鐘，至鍋內液體大多燒乾，肝臟煮熟為止。

3 把步驟 2 放進食物處理機中，分次攪打至混合均勻。把調理機上的殘渣刮乾淨，加入 2 大匙（30 公克）奶油，繼續攪打至滑順為止。再次刮除殘留在調理機上的醬，再把剩餘的 2 大匙（30 公克）奶油加入，攪打至呈滑順狀。

4 試吃看看，以鹽巴和胡椒調味即完成。可以把整個抹醬裝在一個個小型蛋糕模中，以保鮮膜包覆後，放進冰箱冷藏保存。享用前，在每一小碟撒上些許海鹽裝飾。

煙燻鮭魚抹醬

這款沾醬原是我在我的部落格「Mark's Daily Apple」上分享，一個能妥善利用剩下鮭魚（例如 P.266 的鮭魚料理）的好方法，是一款富含健康油脂，可以當作早餐、午餐或晚餐，甚至是健康的點心享用的美味沾醬。製作時間只需要幾分鐘，但卻美味到可以讓晚餐宴會上的客人大為驚艷。挖幾匙放在菊苣葉或萵苣葉上，就是很棒的宴客開胃菜。

分量 ／ 10 份
（每 1 份＝ ¼ 杯，
約 2 又 ½ 杯，600 毫升）

熱量 ／ 83 大卡
脂肪 ／ 6 公克
碳水化合物 ／ 1 公克
蛋白質 ／ 7 公克

【材料】

奶油（放在室溫備用）……4 大匙
（½ 條；60 公克）

特級初榨橄欖油……1 大匙
（15 毫升）

新鮮細香蔥（切末）……2 大匙
（30 毫升）

酸豆（瀝乾）……2 大匙（30 毫升）

新鮮檸檬汁……2 大匙（30 毫升）

去皮無刺鮭魚排（煮熟）……8 盎司
（225 公克）

煙燻鮭魚（切丁）……4 盎司（115 公克）

鹽巴和胡椒（調味用）……適量

【作法】

1 把奶油和橄欖油倒進中型料理碗中，用叉子拌勻；再拌入細蔥末、酸豆和檸檬汁。

2 用叉子把煮熟的鮭魚撥散，放入步驟 1 中。接著，再放入煙燻鮭魚，輕輕壓碎，攪拌均勻。最後放入碗中，包起來放入冰箱冷藏保存，要用時再取出。

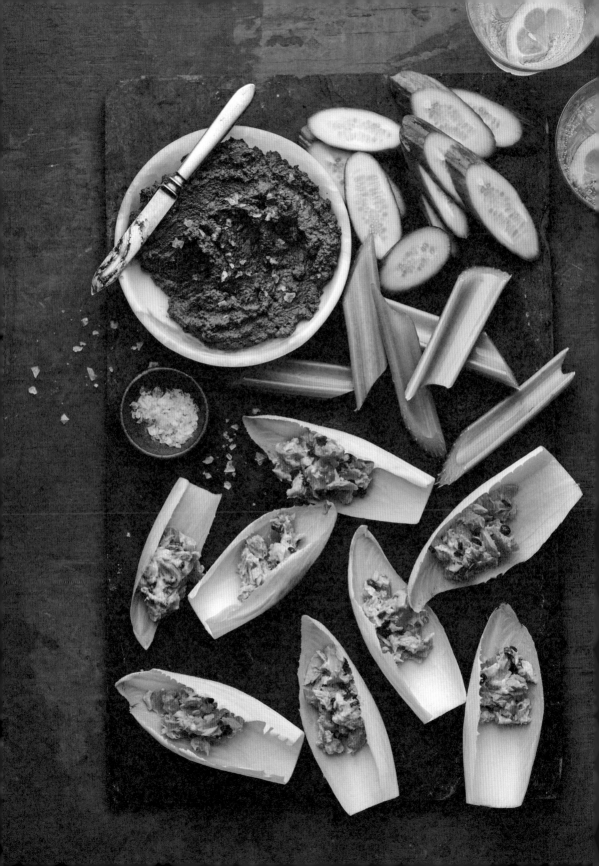

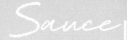

堅果酸豆橄欖醬

傳統的酸豆橄欖醬是用橄欖、酸豆、鯷魚和洋蔥放入研磨缽中，用杵碾碎，通常會放在克羅斯蒂尼（crostini）小烤麵包片上享用；這是一個把含有豐富 omega、油脂肥美小魚放入餐點中的好方法。這款沾醬中另外加的堅果，是用來補足克羅斯蒂尼的脆口口感。用小黃瓜片或甜椒片沾裹這款醬料，或是放在烤雞上當作配料，或是另外加橄欖油混合製成沙拉淋醬，都十分對味。

分量 / 12 份
（每 1 份＝ 2 大匙，共約 1 又 ½ 杯，360 毫升）
熱量 / 39 大卡
脂肪 / 4 公克
碳水化合物 / 1 公克
蛋白質 / 1 公克

【材料】

去籽橄欖（可依照個人喜好，混用綠橄欖、黑橄欖和尼斯橄欖）
……1 杯（250 毫升）

橄欖油漬的鯷魚 註……2 片

核桃碎……¼ 杯（60 毫升）

大蒜（壓成泥狀）……1 瓣

酸豆（瀝乾）……1 大匙（15 毫升）

新鮮羅勒葉（切碎）
……1 大匙（15 毫升）

特級初榨橄欖油
……3 大匙（45 毫升）

【作法】

1 用小型食物處理機（或使用大型的研磨缽和杵）把所有材料充分攪打均勻，請按按、停停約 10 次。過程中，記得把側面殘餘的醬料刮下來，再繼續攪打至自己喜愛的濃稠度。

2 完成後倒入碗中，用保鮮膜包好，放入冰箱冷藏保存，要吃再取出使用。

＊註　可以用罐頭內剩下的鯷魚製作凱薩沙拉和淋醬。

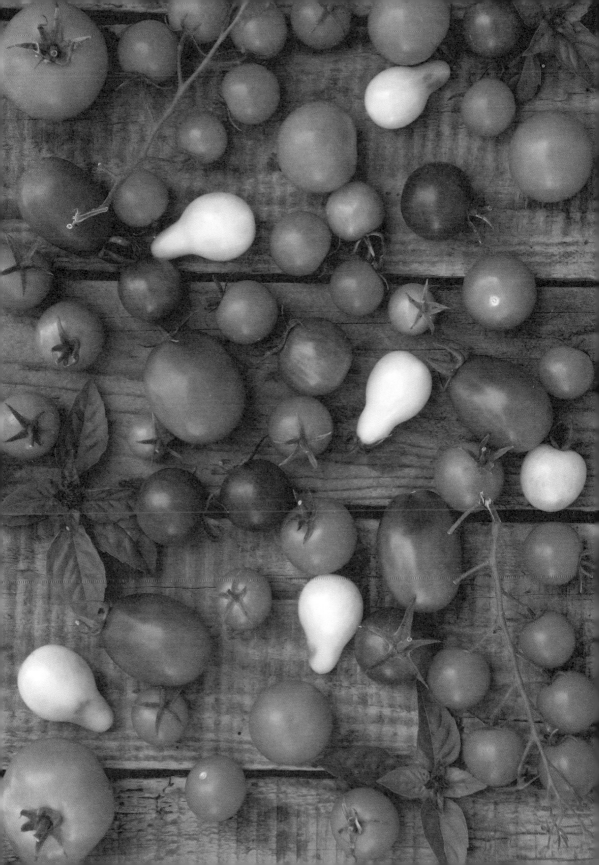

慢燉墨式手撕豬肉

若我知道下一週會很忙，我通常會在週日做這道手撕豬肉，並在週間內利用它變化不同菜色。加熱這道菜的最佳方法，就是把平底鍋鋪上烘焙紙，以炙烤的方式加熱，非常方便。

分量 ／ 約 10 份（10 杯）
熱量 ／ 336 大卡
脂肪 ／ 19 公克
碳水化合物 ／ 1 公克
蛋白質 ／ 32 公克

【材料】

猶太鹽……1 茶匙（5 毫升）

孜然粉……1 茶匙（5 毫升）

乾奧勒岡葉……1 茶匙（5 毫升）

黑胡椒……½ 茶匙（2 毫升）

去骨豬肩肉……1 整塊

（4～5 磅重；1.8 公斤）

雞高湯或牛骨高湯……1 杯

（250 毫升）

香橙（切薄片）……1 顆

【可選用的配料／配菜】

切細絲的白洋蔥或紫洋蔥

切末的新鮮芫荽

酪梨切丁

切薄片的櫻桃蘿蔔

萊姆切片

墨西哥辣椒切圈

萵苣葉或高麗菜葉

【作法】

1　把鹽巴、孜然、奧勒岡葉和胡椒放入小碗中，混合均勻。切除肉上的多餘油脂（若想保留多一點的脂肪，就切掉大塊的肥油就好），再把混合好的調味醃料均勻抹在肉上。

2　把高湯倒入慢煮鍋，再把步驟 1 的肉放進去，頂部鋪上香橙薄片。以小火烹煮（最好是）8～10 小時，或是用大火煮上 6 小時。

3　小心地將烤肉從慢煮鍋移出，香橙片丟掉。雙手各拿一隻叉子，把肉塊撥散成肉絲狀。

4　可以將撕下來的肉放在大型烤盤或炙烤盤上，烤箱的炙烤設定為「低」，把烤架設置在距離熱源約 10 公分處，再把烤盤放上烤架任其炙烤；肉會變得有點香脆，但要小心不要烤焦了。

5　把弄好的肉按分量分好，再放上配料搭配享用；也可以把肉放在萵苣葉或高麗菜葉裡，就是原始風格的塔可了。

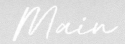

手撕豬肉炒羽衣甘藍

這是一個可以利用剩下手撕豬肉又可以變換不同菜色的好方法。早餐如果不太想吃蛋時，不妨改吃這道吧！

分量 ／ 約 2 人份
熱量 ／ 592 大卡
脂肪 ／ 41 公克
碳水化合物 ／ 12 公克
蛋白質 ／ 12 公克

【材料】

培根油脂或酪梨油
……2 大匙（30 毫升）
紫洋蔥（切丁）……¼ 杯（50 公克）
紅甜椒（切丁）……¼ 杯（40 公克）
大蒜（切末）……1 瓣
日曬或烤乾番茄 註……1 大匙（5 公克）
慢燉墨式手撕豬肉
……2 杯（475 公克）
猶太鹽……1 茶匙（5 毫升）
乾奧勒岡……1 茶匙（5 毫升）
孜然粉……¾ 茶匙（4 毫升）
現磨黑胡椒……適量
羽衣甘藍葉（隨意切碎）
……2 杯（30 公克）
檸檬榨汁……½ 顆
生切達起司絲……⅓ 杯（30 公克）

【作法】

1 大型長柄煎鍋內放入培根油脂，以中火加熱；再放入洋蔥和甜椒，烹煮約 5 分鐘直到蔬菜開始變軟；接著放入大蒜，續煮 1 分鐘。

2 先放入番茄翻炒，再下肉；煮至所有材料確實溫熱。

3 把鹽巴、奧勒岡、孜然和胡椒放入小碗中，混合均勻後倒入煎鍋內，翻炒均勻。

4 放入切碎的羽衣甘藍菜（依照鍋子大小，可能需要分兩次下鍋）。待菜葉開始變軟後，加入檸檬汁，繼續翻炒均勻。

5 均勻地撒上起司，轉小火，蓋上鍋蓋。續煮約幾分鐘，直到起司融化（若鍋子耐熱，也可以放進烤箱，用炙烤的方式使起司上色）。

6 完成後分成兩份，即可享用。

*註 切記，一定要使用橄欖油漬的日曬番茄乾，而不是用紅花油、菜籽由、大豆油或其他多元不飽和油脂製作。若找不到，那就用新鮮番茄切丁或 ½ 大匙番茄膏替換。

生酮古巴三明治

這也是另一個可以應用手撕豬肉的美味方法！只要將傳統古巴三明治稍做變化，去掉麵包，留下美味的三明治內餡，就是一道適合生酮者的佳餚。可以直接用刀叉切來吃，或是用羽衣甘藍葉包起來吃，都不錯。

分量／6人份
熱量／426 大卡
脂肪／26 公克
碳水化合物／8 公克
蛋白質／36 公克

【材料】

酪梨油……1 茶匙（5 毫升）

慢燉墨式手撕豬肉……4 杯
（950 公克）

猶太鹽……1 茶匙（5 毫升）

現磨黑胡椒……適量

萊姆榨汁……½ 顆

醃黃瓜片（原味、辣味皆可；
但不要甜味！）……1 杯（250 毫升）

薄切火腿（要買處理最乾淨的）
……6 片

第戎芥末醬……3 大匙（45 毫升）

瑞士起司絲……2 杯（180 公克）

【作法】

1 將烤架放在距離炙烤熱源約 10～15 公分處，設定最低溫。在大型烤盤或可以炙烤的平底鍋上，抹上些許酪梨油。放入手撕豬肉，鋪約 2 公分厚（平底鍋烤盤非常好用）。撒上鹽巴、胡椒和萊姆汁。接著放在烤架上，以炙烤的方式烤約 2 分鐘，直到頂部上色。

2 移出烤盤，但別關火。依序把醃黃瓜、火腿放在肉絲上，再用湯匙背或抹刀小心抹上一層芥末醬，最後再均勻撒上起司絲。

3 把烤盤放回烤箱中，繼續炙烤至頂部上色，約 1～2 分鐘。小心看著起司，最佳的狀態是起司要融化，接近冒泡有焦色，注意不可烤焦。

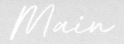

肉桂杏仁牛肉醬

這道料理雖然簡單，但所含食材的品質可不馬虎！我建議用和牛等級的牛絞肉（如果本地商店找不到，可以上 MarxFoods.com 網站訂購）。第一眼你可能會覺得這道食譜有點奇怪，但你可以在需要保持精力的時候嘗試一下。這道菜可以讓你充滿原始爆發力，完全飽足，讓你在熱帶雨林裡連續健走 6 小時都不累。

分量 ／ 4 人份
熱量 ／ 616 大卡
脂肪 ／ 46 公克
碳水化合物 ／ 6 公克
蛋白質 ／ 46 公克

【材料】

牛絞肉……1 又 ½ 磅（675 公克）
喜馬拉雅粉鹽……1 茶匙（5 毫升）
胡椒粉……½ 茶匙（2 毫升）
肉桂粉……½ 茶匙（2 毫升）
生杏仁醬……½ 杯（120 毫升）

【作法】

1 在中型長柄煎鍋裡，以中火翻炒牛絞肉，約 6～8 分鐘直到絞肉全熟；再加入鹽巴、胡椒和肉桂粉，翻炒均勻。

2 把杏仁醬一匙一匙地慢慢加入，再用力攪拌。待杏仁醬和肉完全結合後，離鍋關火。再分成四碗，即可享用。如果輪到你為全消防站的人做飯，你可以把食材分量加乘四倍，就能讓全組消防員安然度過整個週末班次。

塔香牛肉番茄盅

這一道簡單的料理，建議使用新鮮現採的夏季番茄製作。另外內餡也可以用火雞絞肉或雞絞肉，甚至羊絞肉取代。

分量 ／ 6 人份
（每 1 份＝ 1 個番茄盅）

熱量 ／ 204 大卡
脂肪 ／ 12 公克
碳水化合物 ／ 5 公克
蛋白質 ／ 18 公克

【材料】

中型番茄……6 個
牛絞肉……½ 磅（225 公克）
乾羅勒……1 茶匙（5 毫升）
猶太鹽……½ 茶匙（2 毫升）
黑胡椒……¼ 茶匙（1 毫升）
中型雞蛋……6 個

【作法】

1 烤箱以華氏 400 度（攝氏 200 度）預熱。用鋒利的水果刀切除番茄的蒂頭，再用湯匙輕輕地將裡面的籽刮除。

2 把番茄放在可以烘烤或炙烤的烤盤上，或者用分量較大的瑪芬烤模，放入烤箱烤 5 分鐘。

3 把絞肉放入中型長柄煎鍋裡炒熟，接著放入羅勒、鹽巴和胡椒調味。

4 把番茄從烤箱中取出，將設定切換成炙烤（可以調整的話請以低火炙烤）。把炒好的肉分成 6 份，再用湯匙均勻放進每顆番茄裡。

5 在每一顆番茄上打上一顆雞蛋，再撒上些許鹽巴和胡椒。

6 把步驟 5 放在離熱源約 10～15 公分左右，烘烤約 5 分鐘，在旁小心留意，待蛋白凝固定型、蛋黃仍處半熟狀態時，即完成。

極品炙燒雞胸肉

我敢說，這道風味絕佳的烤雞一定很快就能成為你或你的家人最愛！雞肉擺在色彩繽紛的田園沙拉上、用寬葉羽衣甘藍包起來再加一點原始廚房美乃滋、或是直接搭配你愛的烤蔬菜一起享用，都好吃！這道料理的致勝關鍵，就在一開始的準備工序，可以讓雞肉既美味又軟嫩。

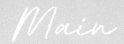

分量／4〜8人份
（每1份140公克）

熱量／245大卡

脂肪／6公克

碳水化合物／0公克

蛋白質／44公克

【材料】

去皮無骨雞胸肉（總重為 1.1 公斤）
……4 片

猶太鹽……3 大匙（45 毫升）

冰塊……適量

酪梨油……2 大匙（30 毫升）

禽肉調味料（不含糖）
……2 大匙（30 毫升）

【作法】

1 每塊雞胸肉斜切成三塊。

2 煮滾 1 杯（240 毫升）水。把滾水和鹽巴放入大型玻璃碗或金屬碗中，待鹽巴溶解後，倒入 1 夸脫的冷水，再放入冰塊冷卻。接著，把雞肉塊放入水中，使水淹過雞肉至少 2 〜 5 公分高，再放入冰箱冷藏 15 分鐘。

3 瀝乾雞肉，若不想要雞肉有鹹味，可以先沖洗一下（非必要程序）。將油和禽肉調味料放入另一只空碗裡拌勻，再把雞肉放進去，靜置數分鐘。

4 以中大火加熱烤爐；燒熱後，把雞肉片放在烤盤上，蓋上蓋子，炙烤約 4 分鐘後翻面，繼續炙烤約 3 〜 4 分鐘，直到裡面的溫度達到華氏 165 度（攝氏 75 度）。

5 把雞肉取出，即可享用。

炙燒夏威夷生鮭魚
佐香草萊姆醬

「炙燒夏威夷生鮪魚」聽起來似乎很困難，但只要做過一次，你就會不敢置信其實竟然這麼簡單！若想做一道能讓賓客驚艷的快速簡便料理，就是它了！搭配簡單的綠蔬沙拉就能立刻端上桌。

分量 ／	2 人份
熱量 ／	551 大卡
脂肪 ／	49 公克
碳水化合物 ／	7 公克
蛋白質 ／	24 公克

【材料】

壽司等級的生鮪魚塊……6 盎司（168 公克）

海鹽……適量

現磨黑胡椒……適量

酪梨油……2 大匙（30 毫升）

【沾醬的材料】

袋裝新鮮芫荽……1 杯（150 公克）

袋裝新鮮巴西里……1 杯（150 公克）

現磨萊姆皮……1 茶匙（5 毫升）

萊姆搾汁（約 1 又 ½ 至 2 大匙；25 毫升）
……2 小顆

溜醬油（無麩醬油）……2 大匙（30 毫升）

香麻油……1 大匙（15 毫升）

大蒜（切細末或壓泥）……1 瓣

新鮮薑片（切細末或磨泥）
……1 塊（2.5 公分）

特級初榨橄欖油或酪梨油……¼ ～ ½ 杯
（60 至 120 毫升）

紅椒粉（選用）……1 小撮

【作法】

1　將鮪魚塊切成兩或三片的長方形，並在每一面上大方地撒上鹽巴和胡椒調味。

2　在小型食物處理幾內放入芫荽和巴西里（註），按按鈕攪碎。接著，放入萊姆皮、萊姆汁、溜醬油、香麻油、大蒜和薑，分次攪打至混合均勻；調理機側上殘餘的食材也請刮下來。

3　一邊運轉時，一邊慢慢的倒入 ¼ 杯的橄欖油。再次刮下處理機側殘餘的食材，再攪打數次。若醬汁太濃，可以再加一點油，繼續攪打至自身喜愛的稠度為止。

4　酪梨油倒入大型長柄煎鍋中，再以中大火燒熱。小心地把鮪魚放入鍋中油煎，正反面各煎約 1 分鐘，直到稍微變色；此時，鮪魚的中間應該會呈粉色。

5　把煎好的鮪魚放到砧板上，切厚片盛盤。淋上步驟 2 的醬汁，即可享用。

*註　如果你沒有食物處理機，可以把香草切成細末，放入碗裡和其他淋醬食材拌勻亦可。

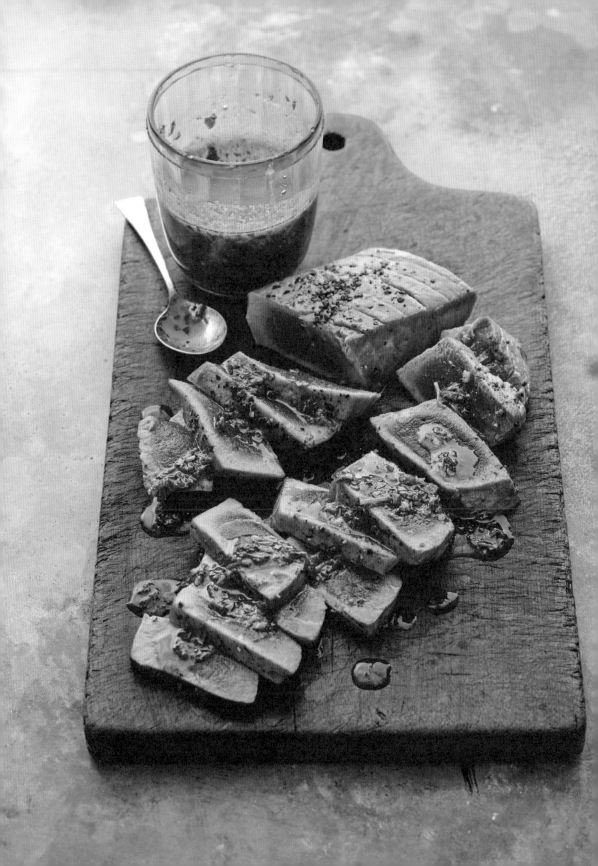

花椰菜飯高麗菜捲

傳統的菜捲會用米飯來填滿內餡，但這當然不適用於生酮者。因此，這道料理改用白花椰菜飯作為內餡。捲好後，可以放在爐火烹煮，或用慢煮鍋烹調。

分量／6 人份
熱量／233 大卡
脂肪／13 公克
碳水化合物／7 公克
蛋白質／21 公克

【材料】

高麗菜……1 顆
小型花椰菜……1 顆
培根油脂或酪梨油
……2 大匙（30 毫升）
洋蔥（切丁）……¼ 杯（40 公克）
青椒（切丁）……¼ 杯（40 公克）
牛骨高湯……1 杯（250 毫升）
大顆雞蛋……1 個
番茄丁（瀝乾但保留湯汁）
……1 罐（14.5 盎司；411 公克）
猶太鹽……1 茶匙（5 毫升）
黑胡椒……½ 茶匙（2 毫升）
牛絞肉……1 磅（450 公克）

【作法】

1 取下 12 片高麗菜菜葉；熱水煮滾後放入菜葉，燙約 2 分鐘直到菜葉變軟。取出，放在紙巾上瀝乾冷卻備用。

2 用裝有切碎刀片的食物處理機（或是用刨刀盒），打碎花椰菜菜株。欲使用的白花椰菜量，約兩杯（300 公克），多的可以用在其他料理，例如蔬食花椰米壽司。（P.301）

3 把培根油脂倒入中型長柄煎鍋內，以中火燒熱。放入洋蔥和青椒，翻炒 2 分鐘。接著放入白花椰菜飯和 ½ 杯（120 毫升）高湯，烹煮約 5 分鐘，不時攪拌一下，直到白花椰菜飯呈現煮透但不至於軟爛的程度，保留口感。完成後，鍋子離火後讓食材慢慢冷卻。

4 把雞蛋打入大型料理碗中，蛋液打散後拌入瀝乾的番茄、鹽巴和胡椒。接著，放入絞肉攪拌，最後加入白花椰菜飯，充分混合均勻。

5 把步驟 4 平均鋪在菜葉中央，從一側開始捲，確實壓緊捲好後，用牙籤固定。

6 把剩餘 ½ 杯（120 毫升）高湯，倒入留下來的番茄湯汁，攪拌均勻。

7 ① 以爐火煮：在烹煮白花椰菜飯的煎鍋中，把高麗菜捲平鋪擺好一層，倒入步驟 6，蓋上鍋蓋，以中大火加熱，直到湯汁煮滾後，轉小火，續煮 40 分鐘，並時不時以湯匙舀取湯汁，淋在菜捲上。

　② 以慢煮鍋煮：把菜捲放入小型的慢煮鍋內，倒入步驟 6，蓋上鍋蓋，以低火烹煮 7 ～ 8 小時。

8 用烹飪用的溫度計，量測菜捲，看看裡頭的肉是否熟了；菜捲內的溫度至少要華氏 160 度（攝氏 70 度）。

單鍋鮮蝦拌蘆筍

我很討厭洗鍋子，所以我很喜歡單鍋料理！此外，這道料理從頭到尾不需要 20 分鐘就能完成，快速又美味，你一定會喜歡！

分量 ／ 6 人份
熱量 ／ 267 大卡
脂肪 ／ 17 公克
碳水化合物 ／ 2 公克
蛋白質 ／ 28 公克

【材料】

酪梨油……2 大匙（30 毫升）
大蒜（切末）……3 瓣
奶油……4 大匙
（½ 條；60 公克）
蘆筍……1 把
（將近 1 磅；450 公克）
猶太鹽……2 茶匙（10 毫升）
現磨黑胡椒……1 茶匙（5 毫升）
蝦子（去殼清腸泥）
……1 又 ½ 磅（680 公克）
紅椒粉（選用）
……¼ ～ ½ 茶匙（1～2 毫升）
中型檸檬（切半）……1 顆
現磨帕瑪森起司絲
……1 杯（90 公克）
新鮮現切巴西里（選用）
……2 大匙（30 毫升）

【作法】

1 製作大蒜奶油淋醬：烤箱以華氏 400 度（攝氏 200 度）預熱。把酪梨油倒進小型深鍋中，以中火加熱。放入大蒜，翻炒約三分鐘至有香氣；注意別讓大蒜燒焦。接著放入奶油，直至奶油開始發泡後，離鍋關火備用。

2 切除蘆筍尖部的韌口，再把蘆筍放入大型烤盤中；用湯匙挖兩大匙（30 毫升）大蒜奶油，淋在蘆筍上，搖晃烤盤讓蘆筍均勻裹上奶油。接著，把蘆筍平鋪，撒上一半的鹽巴和胡椒，放入烤箱烤 5 分鐘，直到蘆筍變軟上色。

3 將蘆筍推至烤盤一邊，另一邊放上蝦子。將剩下的大蒜奶油淋上，讓蝦子均勻裹上。接著平鋪後撒上剩下的鹽巴和胡椒（若有用紅椒粉可此時灑上），擠些檸檬汁淋在蝦子上。接著把檸檬切片，間隔擺在蝦子間。

4 把撒帕瑪森起司撒在蘆筍上，再將烤盤放入烤箱烤 5～8 分鐘，或直到蝦肉熟成即可。把巴西里（如果有使用的話）撒在蝦子上，即可享用。

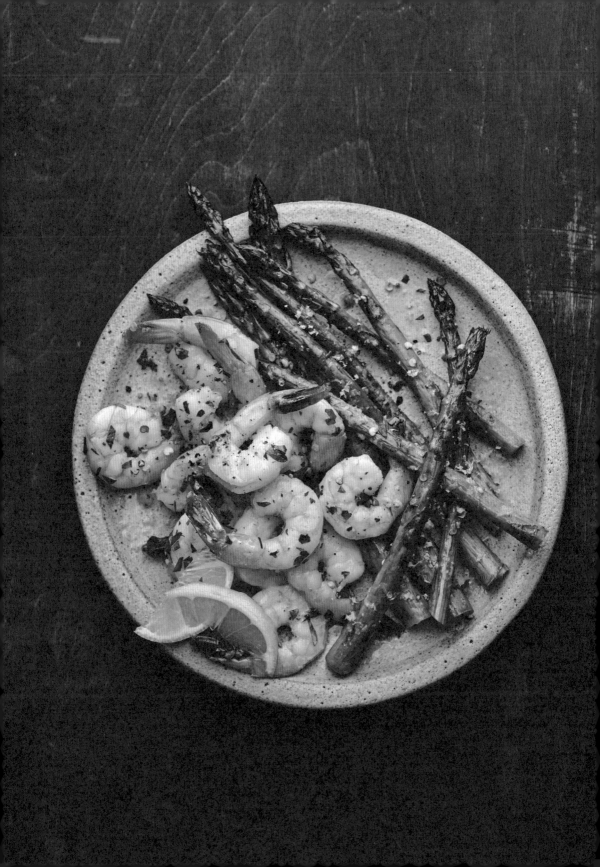

土耳其烤肉串

宴請客人來家作客的夏日烤肉會，我一定會準備土耳其烤肉串！你可以事先串好，或是讓客人自己串。因為很快就能烤熟，完全不用在客人享樂時自己還守著烤爐，錯失歡樂時刻。

分量 ／ 8 人份
（每一份＝ 1 串）

熱量 ／ 286 大卡

脂肪 ／ 12 公克

碳水化合物 ／ 14 公克

蛋白質 ／ 32 公克

【材料】

去皮無骨雞胸肉……2 磅（900 公克）

小型鈕扣菇……24 個
（將近 8 盎司；225 公克）

黃洋蔥……1 大顆

甜椒（任何顏色皆可）……2 個

酪梨油……¼ 杯（60 毫升）

乾奧勒岡……1 茶匙（5 毫升）

乾羅勒……1 茶匙（5 毫升）

大蒜粉……½ 茶匙（2 毫升）

猶太鹽……½ 茶匙（2 毫升）

黑胡椒……½ 茶匙（2 毫升）

烤肉竹籤（如果是木製／竹製請先泡水）……8 根

【作法】

1 把每片雞胸肉切成 8 ～ 10 塊相同大小的肉塊，放入玻璃碗中。鈕扣菇洗淨切除蒂頭；洋蔥和甜椒切大塊，所有的蔬菜放進另一個碗中。

2 把油和調味料混和均勻。分別倒入一半至步驟 1 的兩碗食材，讓食材均勻裹上調味料。再把兩碗食材放入冰箱，冷藏醃製至少 20 分鐘。

3 分別依序把雞肉和蔬菜串在竹籤上。烤爐以中大火預熱。

4 把烤肉串放在烤爐上（或是烤箱裡炙烤），每一面烤約 3 分鐘再翻面，讓每一面都均勻上色；大約要烤 10 ～ 12 分鐘。請用烹飪用溫度計量測雞肉，確保雞肉熟透（內部溫度應該是華氏 160 度或攝氏 75 度）。

5 烤好的肉串盛盤，即可享用。

香腸佐羽衣甘藍

如果你有朋友或家人不喜歡羽衣甘藍，可以建議他們從這道料理開始嘗試！這道料理的作法，可依個人喜好調整：任加何喜歡的蔬菜，以及任何種類的香腸；你可以試著搭配出自己最喜歡的組合。不過請確保所選的香腸沒有添加糖、硝酸鹽等不好的成分。

分量 ╱ 4 人份
熱量 ╱ 276 大卡
脂肪 ╱ 21 公克
碳水化合物 ╱ 5 公克
蛋白質 ╱ 21 公克

【材料】

羽衣甘藍菜（任何品種皆可）
……1 把
中型洋蔥（切丁）……½ 顆
雞肉香腸（例如：「喬氏超市」販售的大蒜香草雞肉香腸）……1 包
椰子油或酪梨油……2 大匙
（30 毫升）
奶油……2 大匙（30 公克）
鈕扣菇……8 顆
（修整好並切片）
猶太鹽……1 茶匙（5 毫升）
黑胡椒……½ 茶匙（2 毫升）
雞高湯（建議自製，P.237）
……1 杯（250 毫升）
紅椒粉（選用）
……¼ 茶匙（1 毫升）

【作法】

1 用鋒利的削皮刀，將羽衣甘藍上厚硬的梗切掉。莖部和菜葉的分開處理：莖部切成像是洋蔥丁般的大小；菜葉部分切成條狀。

2 香腸切成 ½ 英吋（2.5 公分）的塊狀。在大型煎鍋裡燒熱 1 大匙（15 毫升）的油，把一半的香腸鋪平，煎約 2～3 分鐘直到香腸上色，再翻面煎 2 分鐘，煎熟後取出，再放入另一半的香腸，以相同方法煎熟，完成後從鍋中取出。

3 將剩下的油（15 毫升）放入同一只鍋中，並以中火燒熱。接著，放入洋蔥和切丁的羽衣甘藍菜莖，翻炒約 5 分鐘至蔬菜變軟。把蔬菜推到鍋邊，先放入奶油融化，再放入蘑菇翻炒數分鐘，最後以鹽巴和胡椒，拌炒均勻。

4 把羽衣甘藍菜葉放入一起拌炒，約 3～5 分鐘至菜葉變軟。把香腸放回鍋內，再放入高湯（若有使用紅椒粉此時可以加入）。轉至中大火，至湯汁開始煮滾後轉小火，繼續燉煮直到湯汁收乾。試試味道，可以多加一點鹽巴調味，即可享用。

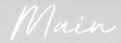

慢烤鮭魚佐
蒔蘿大蒜蛋黃醬

慢烤過程可以使鮭魚魚肉軟嫩且入口即化；此外，以這種方式烹煮，鮭魚會呈現粉紅色，所以別因此覺得怎麼沒烤熟喔！我想，這可能是你所吃過最美味的鮭魚肉！

分量 ／ 4 人份
熱量 ／ 462 大卡
脂肪 ／ 36 公克
碳水化合物 ／ 1 公克
蛋白質 ／ 33 公克

【材料】

鮭魚排（保留魚皮）……4 片
（每一片將近 6 盎司；168 公克）
酪梨油……½ 大匙（7.5 毫升）
大顆檸檬的檸檬皮……½ 個
猶太鹽……適量
現磨黑胡椒……適量

【蛋黃醬的材料】

原始廚房美乃滋
……½ 杯（120 毫升）
* 或是其他符合原始飲食的美乃滋
大蒜（切細末）……2 小瓣
大顆檸檬的檸檬皮……½ 個
新鮮檸檬汁……2 茶匙（15 毫升）
新鮮蒔蘿（切碎）……1 大匙（15 毫升）
猶太鹽……¼ 茶匙（1 毫升）
現磨黑胡椒……¼ 茶匙（1 毫升）

【作法】

1 烤箱以華氏 275 度（攝氏 135 度）預熱。將鮭魚排放在燉菜鍋或烤盤中，把油和一半檸檬皮混勻，均勻抹在魚肉上，再撒上鹽巴和胡椒；放入烤箱烤 16～18 分鐘，至可以直接用叉子撥散魚肉為止。

2 烤鮭魚的過程，同時把美乃滋、大蒜、檸檬皮、檸檬汁、蒔蘿、鹽巴和胡椒放入小碗中，混合均勻。

3 盛盤，將蛋黃醬放在一旁搭配享用。

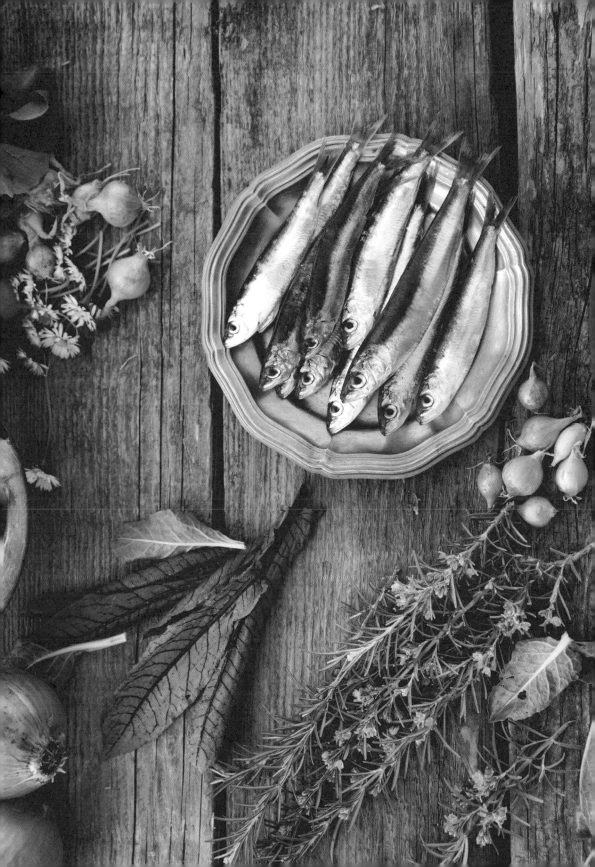

火雞肉法士達

這道料理使用的是火雞絞肉，但你也可以用剩下的炙烤雞肉（如 P. 257 的「極品炙燒雞胸肉」）加快料理程序。生鮮的綠高麗菜有很棒的脆口感，可以取代傳統法士達中的塔可餅和玉米薄片。

分量 ／ 4 人份
熱量 ／ 645 大卡
脂肪 ／ 48 公克
碳水化合物 ／ 19 公克
蛋白質 ／ 40 公克

【法士達調味料的材料】

辣椒粉……1 大匙（15 毫升）

孜然粉……1 茶匙（5 毫升）

鹽巴……1 茶匙（5 毫升）

甜味紅椒粉……½ 茶匙（2 毫升）

乾奧勒岡（抹肉用）……½ 茶匙（2 毫升）

黑胡椒……¼ 茶匙（1 毫升）

【辣椒萊姆醬的材料】

原始廚房的辣椒萊姆美乃滋
……¼ 杯（60 毫升）

全脂椰奶……3 大匙（45 毫升）

新鮮萊姆汁……1 茶匙（5 毫升）

法士達調味料……¼ 茶匙（1 毫升）

【沙拉的材料】

酸奶油……½ 杯（120 毫升）

法士達調味料……2 大匙（30 毫升）

酪梨油……2 大匙（30 毫升）

黃洋蔥（切片）……1 小顆

青椒（去籽切片）……1 顆

火雞絞肉……1 磅（450 公克）

辣味番茄丁（瀝乾）……1 罐

（14.5 盎司；411 公克）

高麗菜……1 小顆

嫩菠菜葉……2 杯（56 公克）

切達傑克起司絲……½ 杯（56 公克）

酪梨（切丁）……1 顆

萊姆片……少許

【作法】

1 把法士達調味料的材料，放入小碗中混勻。

2 製作醬料。混合美乃滋、椰奶、萊姆汁和 ¼ 茶匙的法士達調味料。若醬汁太稠可以一次加一點水攪拌，至喜愛的濃稠度為止。

3 把酸奶油和 1 茶匙（4 毫升）的法士達調味料，放入小碗中混勻。

4 倒入 1 大匙（15 毫升）的油進大型長柄煎鍋中，以中大火燒熱；放入洋蔥和青椒，翻炒 3 ～ 5 分鐘，至蔬菜變軟但仍清脆的熟度後，取出盛盤。

5 轉至中火，放入剩下的油（15 毫升）至鍋中。再放入火雞肉，撥散大團的絞肉，直到只剩下一丁點粉色後，加入剩下的 5 茶匙（25 毫升）法士達調味料，攪拌均勻。接著放入番茄，另外烹煮數分鐘，直到火雞肉沒有粉色。

6 高麗菜切成 4 等份，把中間的梗芯切除，用鋒利的刀把每一等份切成細絲。

7 將高麗菜絲和嫩菠菜葉均分至四個寬口的淺碗中。每一碗再放上洋蔥和青椒、火雞肉、一匙調味過後的酸奶油、起司絲和酪梨丁。最後，淋上醬汁、放上萊姆片後即完成。

起司雞肉火腿捲

這是將傳統法式藍帶雞排加以調整之後的料理。傳統做法是用火腿和起司包住雞胸肉，沾裹麵包粉後入鍋油炸。麵包粉當然絕對不能出現在生酮飲食計畫中，但這道菜依然有相同口感喔！

分量 ／ 4 人份
熱量 ／ 507 大卡
脂肪 ／ 40 公克
碳水化合物 ／ 4 公克
蛋白質 ／ 33 公克

【材料】

去皮無骨雞胸肉（約 2 又 ½ 磅；
1.1 公斤）……4 片
義式帕瑪火腿……4 片
瑞士起司……4 片
鹽巴……1 茶匙（5 毫升）
黑胡椒……1 茶匙（5 毫升）
乾百里香……2 茶匙（10 毫升）
酪梨油……少許
格魯耶爾乾酪絲……1 杯（250 毫升）
雞骨高湯（建議自製，見 P. 237）
……½ 杯（120 毫升）
第戎芥末醬……1 大匙（15 毫升）
奶油……2 大匙（30 公克）
鮮奶油……½ 杯（120 毫升）
磨碎的帕瑪森起司……½ 杯
（120 毫升）

【作法】

1 一次一個，將雞胸肉放在兩張蠟紙或烘焙紙之間，以拍肉鎚或桿麵棍打鬆肌肉，直到每一片肉變成約 ½ 英吋（13 公釐）厚的薄片；盡量將雞肉拍鬆呈長方形而非圓形。

2 義式帕瑪火腿片切半後，將半片火腿片和一片瑞士起司放在雞肉上，再捲起來用牙籤固定。

3 把鹽巴、胡椒和百里香放入小碗中混勻，再把混合好的調味料均勻抹在每塊雞肉捲表面。

4 選擇能一次放入 4 塊雞肉捲的長柄煎鍋，加油燒熱。從每一卷的接縫開始煎，煎至每卷的四面都均勻上色。

5 雞肉捲成焦黃色後，把另一半火腿放在每塊雞肉捲上，撒上格魯耶爾乾酪（Gruyère）。倒入高湯，蓋緊鍋蓋密，以中小火烹煮約 30 分鐘，或直到雞肉熟透為止（見小技巧）。

6 用夾子把雞肉捲取出，放在炙烤盤或大型
烤盤，靜置備用。預熱炙烤爐（如果可以
調整請設定「低」）。

7 開中火，加熱步驟 5 中長柄煎鍋裡的湯
汁，依序放入芥末、奶油、鮮奶油，持續
混合攪拌。最後，放入帕瑪森起司，拌勻
融合。試試味道，以鹽巴和胡椒調味。

8 把步驟 6 放涼的雞肉捲，放入烤爐中，炙
烤約 1 分鐘，讓起司呈焦黃。盛盤，把步
驟 7 的醬汁淋在雞肉捲上，即可享用。

小技巧

也可以用快速壓力鍋製作。用「翻炒」功能將雞肉捲上色，再用
手動設定烹煮 7 分鐘。接著釋出壓力後調回「翻炒」功能，製作
醬汁。

火雞胸肉蔬菜總匯捲餅

經過多次搭配實驗，我發現寬葉羽衣甘藍（芥藍菜葉）類蔬菜，是代替麵餅和墨西哥玉米薄餅的最佳選擇。這類型蔬菜有驚人的溫和風味，葉片大又厚實，可以緊實裹住餡料。這樣做法的三明治雖然吃相會有些狼狽，但美食當前誰還會在乎形象，是吧！

分量 ／ 2 人份
熱量 ／ 364 大卡
脂肪 ／ 26 公克
碳水化合物 ／ 10 公克
蛋白質 ／ 23 公克

【材料】

寬葉羽衣甘藍葉（葉片越大越好）
……2 片
有機火雞胸肉薄片（無加糖或硝酸鹽）
……4 片
培根（煎至酥脆）……4 片
瑞士起司，切半……2 片
生酮高麗菜沙拉（P. 294）
……½ 杯（120 毫升）

【作法】

1 用鋒利的切皮刀切除寬葉羽衣甘藍中心的粗莖（你可能得切開葉片，這樣葉片就會呈心形）。

2 每片葉子中間，疊上 2 片火雞肉、2 片培根和 2 半片起司，葉緣要空下來。放上 ¼ 杯（60 毫升）的高麗菜沙拉，橫擺在葉子上靠近頂端的位置（遠離根部）。

3 從頂部開始，將葉片開始往高麗菜沙拉的地方捲，一邊將葉緣收緊，包成像墨西哥捲餅的樣子。最後用兩根牙籤固定兩端，再從中間切半享用。

脆口鮪魚沙拉

這是另一個以寬葉羽衣甘藍葉包卷餡料的料理。你也可以把這道沙拉放在其他綠葉蔬菜上、櫻桃蘿蔔薄片或小黃瓜片,甚至單吃也可以。另外,鮪魚罐頭請挑選能持續抓捕的鮪魚,並且是水漬或橄欖油漬的產品;其中一個最受歡迎的品牌「野生星球(Wild Planet)」,大部分商店裡都可以找到。

分量	4 人份
熱量	407 大卡
脂肪	35 公克
碳水化合物	4 公克
蛋白質	19 公克

【材料】

鮪魚罐頭(不需瀝乾)⋯⋯2 罐
(5 盎司;每罐 142 公克)

原始廚房美乃滋
⋯⋯½ 杯(120 毫升)
* 或是其他符合原始飲食的美乃滋

酸豆(瀝乾)⋯⋯2 大匙(30 毫升)

西洋芹(切丁)⋯⋯1 根

胡蘿蔔(切丁)⋯⋯1 小根

櫻桃蘿蔔(切丁)⋯⋯4 顆

鹽巴和胡椒(調味用)⋯⋯適量

切碎的杏仁⋯⋯½ 杯(60 公克)

葵花籽⋯⋯2 大匙(15 公克)

【作法】

1 把罐頭內的鮪魚連湯汁倒進碗內。用叉子撥散後,拌入美乃滋、酸豆、西洋芹、胡蘿蔔和櫻桃蘿蔔。試試味道,用鹽巴和胡椒調味。

2 用廚師刀把杏仁切碎備用;盛盤前把杏仁碎拌入鮪魚沙拉,再撒上葵花籽,即完成。

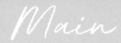

鬼頭刀佐夏威夷豆酥奶油醬

不論是何時想吃海鮮，請上 seafoodwatch.org 網站，搜索最健康且最友善環境的最新漁獲建議。鬼頭刀是相對來說口味溫和的白魚，口感比鱈魚或吳郭魚厚實，因此非常適合做成這道料理。如果你能在本地市場找到月魚（opah），也非常適合。

| 分量 ／ 4 人份 |
| 熱量 ／ 852 大卡 |
| 脂肪 ／ 74 公克 |
| 碳水化合物 ／ 8 公克 |
| 蛋白質 ／ 43 公克 |

【材料】

鬼頭刀魚排……4 片

（每片約 6～8 盎司；150 公克）

椰子油或酪梨油……適量

生夏威夷豆……1 杯（120 公克）

椰子粉……3 大匙（45 毫升）

黑胡椒……½ 茶匙（2 毫升）

大蒜粉……½ 茶匙（2 毫升）

原始廚房美乃滋

……½ 杯（120 毫升）

* 或是其他原始飲食許可的美乃滋

鹹味草飼奶油（分成 8 小塊）

……½ 杯（120 毫升）

【作法】

1 烤箱以華氏 425 度（攝氏 220 度）預熱。用些許椰子油或酪梨油塗抹燉菜烤盤，再把魚肉放在烤盤上。

2 把夏威夷豆放入食物處理機，攪打至細碎但不至於變成膏狀。接著，放入椰子粉、鹽巴、胡椒和大蒜粉，再次攪打數次直到混合均勻。

3 魚肉表面均勻塗上一層美乃滋，再小心地把步驟 2 沾裹在魚肉上。輕壓，好讓堅果黏在在美乃滋上。沾覆好後，放入烤箱烤25 分鐘。

4 以中火加熱小型湯鍋，再放入奶油融化；一邊煮一邊攪拌約 5 分鐘，直到奶油略呈焦黃為止（見註）。

5 把魚肉從烤箱取出，再把焦化奶油澆淋在魚肉上，即可盛盤享用。或者也可把奶油成裝在小碟子裡，放在魚肉旁沾著吃。

*註 焦化奶油其實相當簡單，但很容易燒焦。奶油成功焦化後別留在熱的鍋子裡，倒入另一個碗備用。

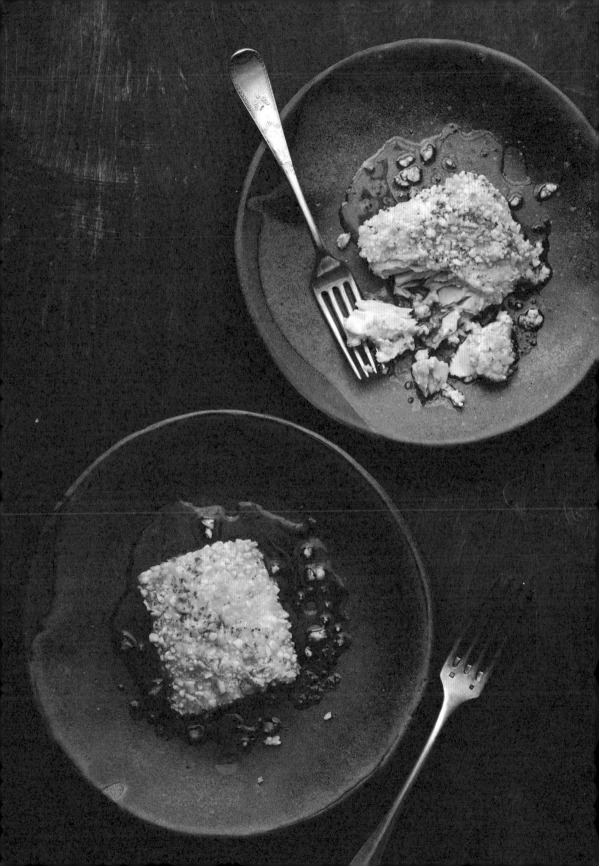

髒髒白花椰菜飯

你可能已經知道白花椰菜飯有多營養，但我敢說你從來沒吃過這樣的花椰菜飯！雞肝與香腸的強烈風味與香料十分搭配，但還不至於有非常「肝」的口感，因此，如果不愛雞肝的人，或許也能接受哦！（但如果你真的不願意吃到雞肝，雞肝可省略）

分量／6 人份
熱量／432 大卡
脂肪／33 公克
碳水化合物／11 公克
蛋白質／23 公克

【材料】

酪梨油……1 大匙（15 毫升）

安督伊煙燻肉腸（切成 ¼ 英吋；6 公釐薄片）……4 根（約 12 盎司；340 公克）

雞肝……8 盎司（230 公克）

奶油……1 大匙（15 公克）

洋蔥丁……½ 杯（120 毫升）

西洋芹丁……½ 杯（120 毫升）

青椒（切丁）……1 個

大蒜（切末）……3 瓣

中型花椰菜（磨碎；見 P. 266）……1 顆（約 4 杯；600 公克）

煙燻辣紅椒粉（可以換成甜味的）……1 大匙（15 毫升）

乾奧勒岡葉（壓碎）……1 大匙（15 毫升）

乾百里香……1 茶匙（5 毫升）

鹽巴……1 茶匙（5 毫升）

黑胡椒……½ 茶匙（2 毫升）

雞骨高湯（建議自製；見 P. 216）……½ 杯（120 毫升）

酸奶油……適量

【作法】

1 以中大火，燒熱大型煎鍋裡的油，把一半的香腸片平鋪在鍋中，煎 5 分鐘，煎至兩面均勻上色；重複煎剩下一半的香腸片。煎好後取出，放在碗內靜置備用。

2 將肝臟上的粘膜徹底清除，再切成適口的大小。接著，在已經燒好油的鍋中放入奶油融化後，放入雞肝煎炒至上色（大約是每一面 2～3 分鐘），完成後取出備用。

3 洋蔥、西洋芹和甜椒放入鍋中，翻炒 5 分鐘直至蔬菜變軟，再放入大蒜，續炒 1 分鐘。

4 放入磨好的白花椰菜飯。把辣紅椒粉、奧勒岡、百里香、鹽巴和胡椒放入小碗中混勻，再倒入鍋中，攪拌均勻。轉至中火，續煮 3～4 分鐘。

5 把雞肝和香腸放回鍋中，倒入高湯，煮到白花椰菜飯變軟（但不致軟爛）。試試味道，以鹽巴調味。

6 盛盤時，每一份上可以舀一匙（2 大匙或 30 毫升）酸奶油，增添味道。

奶油雞肉綠花椰燉菜

如果想要吃些傳統家常料理，我非常推薦這道！你也可以用吃剩的綠花椰菜和烤全雞，快速完成這道料理喔！

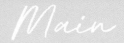

分量 ／ 6 人份
熱量 ／ 453 大卡
脂肪 ／ 33 公克
碳水化合物 ／ 9 公克
蛋白質 ／ 31 公克

【材料】

綠花椰菜株……2 杯（300 公克）

酪梨油……2 大匙（30 毫升）

猶太鹽……2 茶匙（5 毫升）

奶油……2 大匙（30 公克）

鈕扣菇（切片）……8 盎司
（225 公克）

大蒜（切末）……1 瓣

熟的雞肉或火雞肉（切丁）
……3 杯（約 750 公克）

水漬洋薊心（瀝乾切碎）
……1 小罐（約 6 盎司；170 公克）

全脂椰奶……1 杯（250 毫升）

雞高湯（建議自製，見 P. 216）
……1 杯（250 毫升）

大顆雞蛋……2 個

黑胡椒……½ 茶匙（2 毫升）

肉豆蔻粉……½ 茶匙（2 毫升）

磨碎的帕瑪森起司
……1 杯（90 公克）

【作法】

1 烤箱以華氏 425 度（攝氏 220 度）預熱。綠花椰菜株淋上 1 又 ½ 大匙（22 毫升）酪梨油，拌勻後鋪在烤盤上，撒上 1 茶匙（5 毫升）鹽巴。放入烤箱烤 10 分鐘，直到蔬菜變軟。

2 在中型長柄煎鍋中，放入奶油加熱，再放入蘑菇。以中火翻炒約 4 分鐘直到蘑菇變軟，接著放入大蒜續炒約 1 分鐘。最後放入雞肉和洋薊繼續拌炒，確實加熱後將鍋子離火。

3 把烤箱溫度調降為華氏 350 度（攝氏 180 度）備用。把步驟 1 放入步驟 2 中，攪拌均勻。

4 把椰奶、高湯、蛋液、剩下 1 茶匙鹽巴、胡椒和肉豆蔻，放入小碗中攪拌均勻。

5 用剩下 ½ 酪梨油稍微塗抹小型燉菜烤盤，再把步驟 3 放入烤盤中，均勻鋪整。最後將混合好的蛋液淋在上面（注意，一定要讓蛋液流入所有空隙中）。

6 整盤烤菜放入烤箱烤 30 分鐘後，取出均勻撒上起司，再烤 10 分鐘即完成。取出靜置 5 〜 10 分鐘，再盛盤享用。

韓式牛肉高麗菜盅

泡菜是韓國料理的主食之一。這種醃菜似德國酸菜，是由發酵過的蔬菜和辣椒製成。與所有發酵食物雷同，泡菜對腸道健康很好，建議多加食用。

分量 ／ 10 人份
熱量 ／ 226 大卡
脂肪 ／ 12 公克
碳水化合物 ／ 9 公克
蛋白質 ／ 19 公克

【材料】

帶骨烤牛肉……1 塊
（約 5 磅重；2.25 公斤）
猶太鹽……2 大匙（30 毫升）
黑胡椒……2 茶匙（10 毫升）
酪梨油……2 大匙（30 毫升）
牛骨高湯……1 杯（240 毫升）
黃洋蔥（切碎）……½ 顆
青蔥（切碎）……3 根
新鮮薑塊（去皮切碎）
……1 片（厚度約 1 英吋；2.5 公分）
溜醬油（無麩醬油）……¼ 杯（60 毫升）
泰國或越南魚露……2 大匙（30 毫升）
大蒜（壓成泥狀）……6 瓣
蜂蜜……1 大匙（15 毫升）
綠色或紫色高麗菜……1 小顆
韓式泡菜（任何口味皆可）……1 罐

【作法】

1 在烤牛肉的每一面都抹上鹽巴和胡椒，以中大火燒熱深煎鍋裡的油。鍋燒熱後，再將牛肉每一面都烙煎約 5 分鐘。

2 把高湯、兩種洋蔥、薑、溜醬油、魚露、大蒜和蜂蜜，放入高速攪拌機中，攪打至滑順。

3 把烤肉放在慢煮鍋內。倒入步驟 2，蓋上鍋蓋，以「高溫」烹煮 5 ～ 6 小時，直到烤肉變軟為止。接著，把烤肉取出，用兩把叉子剝下肉絲備用（骨頭可以丟棄）。

4 準備享用時，小心摘下 10 片高麗菜葉，放在大盤子上，擺成像是小碗一樣。每一盅放入 ½ 杯（120 毫升）的烤牛肉絲和 2 大匙泡菜，即完成。

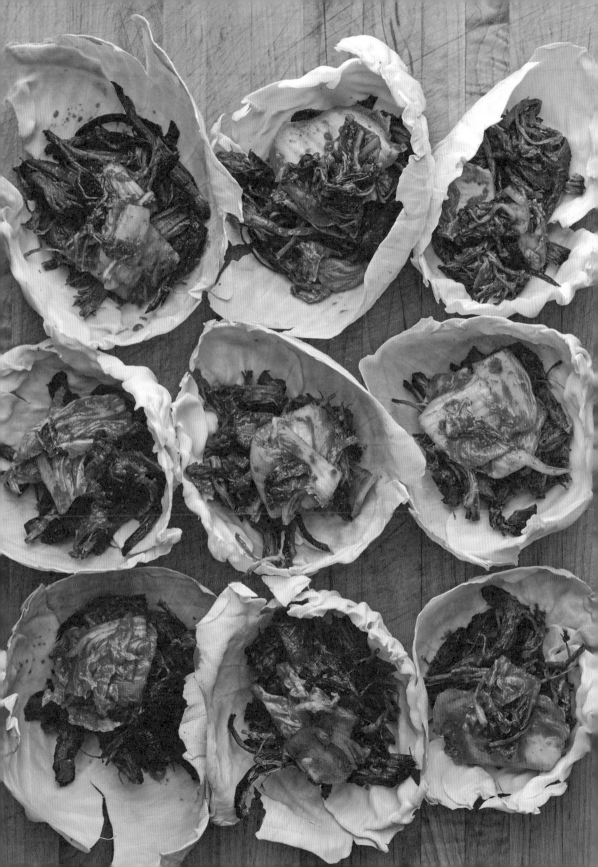

爐烤起司吳郭魚

起司和魚肉，一般人不會聯想到一起，但這個組合很
搭配，不妨試試看！

【材料】

吳郭魚魚排……3 片中型或
4 片小型（總重近 1 磅；450 公克）

猶太鹽……1 茶匙（5 毫升）

黑胡椒……1 茶匙（5 毫升）

奶油……2 大匙＋1 茶匙（35 公克）

中型大蔥（蔥白部分切薄片）
……1 根（¾ 杯；175 毫升）

嫩菠菜葉……10 盎司（284 公克）

鮮奶油……¼ 杯（60 毫升）

乾巴西里……½ 茶匙（2 毫升）

乾奧勒岡……½ 茶匙（2 毫升）

紅甜椒粉……¼ 茶匙（1 毫升）

剝碎的費達起司
……1 杯（250 毫升）

【作法】

1. 烤箱以華氏 425 度（攝氏 220 度）預熱。
   在吳郭魚魚排的兩面，分別抹上 ½ 茶匙（2
   毫升）的鹽巴和胡椒。

2. 大型長柄煎鍋中，以中大火熔化 2 大匙
   （30 公克）奶油。再放入大蔥翻炒數分
   鐘至軟化不需焦黃，接著一次放入一把菠
   菜（菠菜熟成會大幅減量）。最後放入鮮
   奶油和巴西里、奧勒岡和紅甜椒粉，以及
   剩下的 ½ 茶匙（2 毫升）鹽巴和胡椒。轉
   至中小火續煮，需不斷攪拌，直到鍋中炒
   料變稠為止。

3. 把剩下 1 茶匙（5 公克）奶油，塗抹在小
   型玻璃烤盤。將四分之三的步驟 2 放入烤
   盤中，再把步驟 1 的魚排平鋪其上，再把
   剩下的步驟 2 放在魚肉上，最後均勻撒上
   費塔起司，放入烤箱烤 20 ～ 25 分鐘，
   或直到魚肉全熟，即完成。

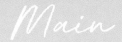

泰式蝦湯

這道湯品中的微微辣味和萊姆、香濃的椰奶，十分搭配。如果你也認為芫荽嚐起來像是肥皂（你知道這是因為個人基因的關係嗎？），則可以省略不用。

分量 ／ 4 人份
熱量 ／ 464 大卡
脂肪 ／ 40 公克
碳水化合物 ／ 15 公克
蛋白質 ／ 11 公克

【材料】

猶太鹽……1 茶匙（5 毫升）

黑胡椒……1 茶匙（5 毫升）

薑黃粉……1 茶匙（5 毫升）

孜然粉……½ 茶匙（2 毫升）

肉桂粉……¼ 茶匙（1 毫升）

椰子油……2 大匙（30 毫升）

青蔥（挑整後切末）……4 根

新鮮薑片（現磨或切細末）……1 大匙（15 毫升）

雞骨高湯（建議自製，見 P. 237）……3 杯（700 毫升）

溜醬油（無麩醬油）……2 大匙（30 毫升）

泰國或越南魚露……1 茶匙（5 毫升）

紅甜椒粉……½ 茶匙（2 毫升）

全脂椰奶……1 罐（14 盎司；400 毫升）

中型蝦子（去殼去腸泥）……12 隻（約 60 公克）

萊姆榨汁……1 顆

新鮮芫荽葉（選用）……¼ 杯（75 公克）

酪梨（切丁）……1 大顆

【作法】

1 把鹽巴、胡椒、薑黃、孜然和肉桂放入小碗中，混合均勻。

2 高湯鍋裡先融化椰子油，再放入青蔥和薑炒香（約 2 分鐘），接著放入步驟 1 拌炒約 30 秒。

3 慢慢倒入雞高湯，持續攪拌。再放入溜醬油、魚露和紅甜椒粉，煮滾後續煮 5 分鐘至收乾。

4 倒入椰奶攪拌，煮到快要滾開時放入蝦子；續煮約五分鐘，或直到蝦子熟透。

5 鍋子離火，拌入萊姆汁和芫荽。以湯勺分裝成 4 碗，每一碗再放上四分之一的酪梨丁，即完成。

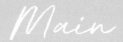

腰果炒牛柳

這道簡單又飽足的腰果炒牛柳，是當你非常想吃中式料理時，可以快速製作的料理。放在白花椰菜飯（P. 299）上，大口吃吧！

分量 ／ 4 人份
熱量 ／ 429 大卡
脂肪 ／ 25 公克
碳水化合物 ／ 6 公克
蛋白質 ／ 44 公克

【材料】

溜醬油（無麩醬油）
……½ 杯（120 毫升）
生杏仁醬……¼ 杯（60 毫升）
香麻油……1 大匙（15 毫升）
紅甜椒粉（選用）
……½ 茶匙（2 毫升）
酪梨油……2 大匙（30 毫升）
腰腹牛排肉（逆紋切成薄片）
……1 又 ½ 磅（680 公克）
中型櫛瓜（切成 ¼ 英吋；6 公釐的薄片）……2 條
大蒜（切末）……1 瓣
青蔥（挑整後切細絲）……3 根
生腰果（整顆或切碎皆可）
……1 杯（150 公克）

【作法】

1 把溜醬油、杏仁醬、香麻油和紅甜椒粉倒入小碗中，混合均勻。

2 把酪梨油倒入大型炒鍋或煎鍋中，以中大火燒熱。接著，放入牛肉片，煎 2 分鐘，翻面後放入櫛瓜，續炒兩 2 分鐘左右。

3 把酪梨油倒入大型炒鍋或煎鍋中，以中大火燒熱。接著，放入牛肉片，煎 2 分鐘，翻面後放入櫛瓜，續炒兩 2 分鐘左右。

4 加入醬汁拌炒，使食材均勻裹上醬汁。續炒 2 分鐘，或直到櫛瓜開始變軟但不至於爛為止。

5 盛盤，拌入腰果後即可享用。

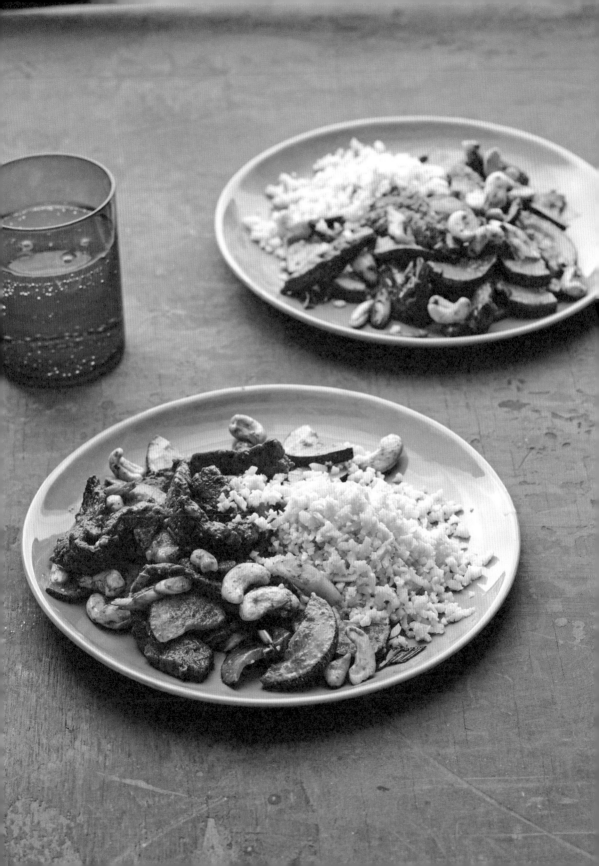

乾煎鱈魚佐蒔蘿酸豆醬

我很喜歡手邊隨時有自製的醬汁，不論是這道的蒔蘿酸豆醬、偽花生醬（P. 240）、青醬或阿根廷青醬（chimichurri）等。這些自製醬汁，無論用在肉類或蔬菜，都能讓料理變得更豐富。這道料理的醬汁可以冷藏很久，所以可以一次做多一點常備，這道料理 5 分鐘內就可完成；用剩的醬汁也很適合淋在烤胡蘿蔔上。

分量 ／	6 人份
熱量 ／	336 大卡
脂肪 ／	24 公克
碳水化合物 ／	10 公克
蛋白質 ／	19 公克

【蒔蘿酸豆醬的材料】

酸豆（瀝乾）……¼ 杯（60 毫升）
新鮮蒔蘿（切碎）……1 大匙（15 毫升）
特級初榨橄欖油……¼ 杯（60 毫升）
檸檬榨汁……1 小顆
鹽巴和胡椒（調味用）……適量

【魚的材料】

鱈魚排（或任何味道溫和的白魚肉）
……1 又 ½ 磅（680 公克）
鹽巴和胡椒（調味用）……適量
奶油……1 大匙（15 公克）
酪梨油……2 茶匙（10 毫升）
檸檬榨汁……½ 顆

【作法】

1 先準備醬汁，可以提前一兩天前完成沒問題。把酸豆、蒔蘿、橄欖油和檸檬汁放入有密封蓋的罐子裡，蓋好後用力搖晃。如果你希望質地更像醬汁而非淋醬，那也可以用食物處理機或手持攪拌棒，攪打數次上述食材。嚐嚐味道，可以用鹽巴和胡椒調味。

2 魚的兩面分別用用鹽巴和胡椒調味。以中火燒熱大型的長柄煎鍋，再放入奶油和酪梨油，加熱直到奶油開始起泡。搖晃鍋子使奶油均勻分布，再把魚放入鍋中，根據厚度煎烤約 2 分鐘。小心翻面，雙面皆上色後，在魚肉上淋些檸檬汁。續煮 1～2 分鐘即完成（不要煮太久，以免魚肉過老）。

3 盛盤，每 1 份舀 2 大匙醬汁，即可享用。

水牛城辣雞肉沙拉

這道沙拉超級簡單,可以用吃剩的雞肉或剩下的烤雞製作。也可以把雞肉放在萵苣葉上、以寬葉羽衣甘藍葉包裹吃,吃法多變。若想要多吃一點醣類,也可以放在烤地瓜上享用。

分量 ／ 4 人份
熱量 ／ 487 大卡
脂肪 ／ 36 公克
碳水化合物 ／ 9 公克
蛋白質 ／ 31 公克

【材料】

奶油起司⋯⋯8 盎司(225 公克)
藍紋起司碎⋯⋯1 杯(90 公克)
熟雞肉絲⋯⋯2 杯(500 公克)
西洋芹(切薄片)⋯⋯2 根
胡蘿蔔(切小丁)⋯⋯1 大根
猶太鹽⋯⋯½ 茶匙(2 毫升)
黑胡椒⋯⋯¼ 茶匙(1 毫升)
辣醬 註⋯⋯¼ 杯(60 毫升)

【作法】

1 把奶油起司放在可微波的碗中,微波加熱 20 秒,取出攪拌後再放入微波加熱 10 秒,反覆這個動作,直到起司變軟但未完全融化為止。接著,拌入藍紋起司,再加入雞肉絲、西洋芹、胡蘿蔔、鹽巴和胡椒,攪拌均勻。

2 倒入一半的辣醬,攪拌均勻。嚐嚐味道,需要的話可以再加剩下的辣醬,並用鹽巴和胡椒調味,即完成。

*註 請一定要使用不含有害成分的辣醬;墨西哥「嬌露辣(Cholula)」是我推薦的其中一個品牌。各品牌辣醬的辣度不一,所以我才會建議第一次做這道菜時,先用幾大匙嚐嚐看。另外,這道沙拉可以當作一般冷沙拉,也可以當做溫沙拉吃喔!

綜合香料橄欖燉雞

你可以用雞肉的任一部位製作這道料理，但我認為用帶骨帶皮的雞大腿肉（或是雞腿肉和棒棒腿）最適合。雞腿肉可以燉煮的十分軟嫩，雞胸肉則容易變乾。帶骨的雞肉風味最好，骨頭也能留下來製作大骨湯（P. 237）。如果沒有要馬上製作大骨湯，也可以把骨頭冷凍保存。

分量 ／ 6 人份
熱量 ／ 368 大卡
脂肪 ／ 26 公克
碳水化合物 ／ 7 公克
蛋白質 ／ 27 公克

【材料】

帶骨帶皮雞腿肉……6 塊
（約 2 磅；900 公克）
猶太鹽……2 茶匙（10 毫升）
現磨黑胡椒……適量
酪梨油……3 大匙（45 毫升）
洋蔥（剖半後切絲）……1 小顆（約 ½ 杯；70 公克）
大蒜（切末）……4 瓣
孜然粉……2 茶匙（10 毫升）
煙燻辣紅椒粉……1 茶匙（5 毫升）
薑泥……1 茶匙（5 毫升）
肉桂粉（選用）……1 茶匙（5 毫升）
或肉桂棒（選用）……2 根
雞骨高湯（建議自製，見 P. 216）……2 杯（500 毫升）
乾月桂葉……1 片
檸檬（建議用梅爾黃檸檬）……2 顆
去籽橄欖（任何種類皆可；綠橄欖、黑橄欖、卡拉瑪塔橄欖或綜合使用皆可）……1 杯（250 毫升）

【作法】

1 雞腿肉表面抹上 1 茶匙（2 毫升）鹽巴和些許胡椒調味。取一只大型長柄煎鍋，以中大火把油燒熱。雞皮朝下，把雞肉放入鍋中，不要翻動煎 3 ～ 5 分鐘。接著以更多鹽巴和胡椒調味，翻面，續煎個 3 分鐘左右。

2 把雞肉取出備用。用同一個鍋子（如果鍋內太乾可以加一點油），轉成中火，放入洋蔥，翻炒 5 分鐘直到洋蔥變軟。再放入大蒜翻炒 1 分鐘。最後，加入孜然、辣紅椒粉和薑，如果有要用肉桂粉此時也加入，攪拌均勻（如果是用肉桂棒，稍後再加）。

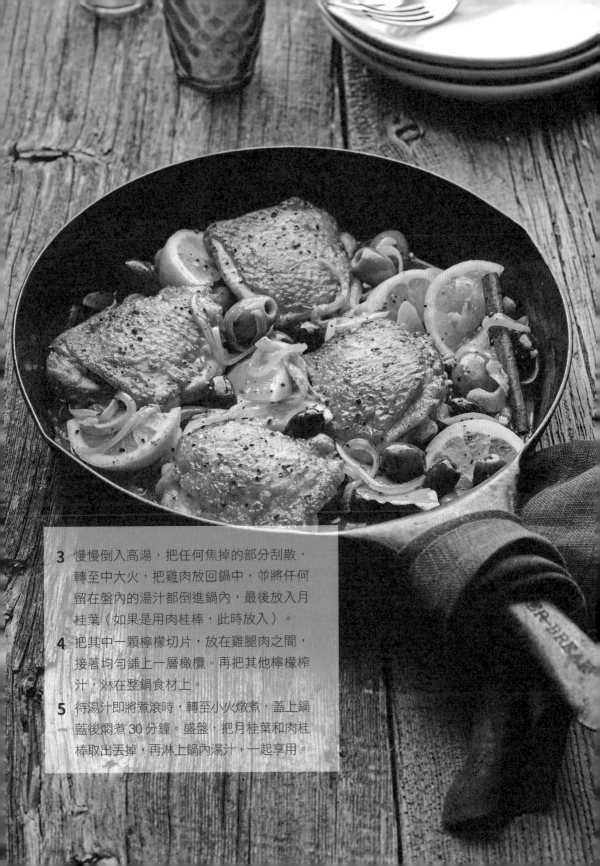

3　慢慢倒入高湯，把任何焦掉的部分刮散，
　　轉至中大火，把雞肉放回鍋中，並將任何
　　留在盤內的湯汁都倒進鍋內，最後放入月
　　桂葉（如果是用肉桂棒，此時放入）。

4　把其中一顆檸檬切片，放在雞腿肉之間，
　　接著均勻鋪上一層橄欖。再把其他檸檬榨
　　汁，淋在整鍋食材上。

5　待湯汁即將煮滾時，轉至小火燉煮，蓋上鍋
　　蓋後燜煮 30 分鐘。盛盤，把月桂葉和肉桂
　　棒取出丟掉，再淋上鍋內湯汁，一起享用。

羊奶起司火雞肉漢堡排

這道料理只是多用了一些簡單的食材，便將無聊的火雞肉漢堡排變成驚奇又美味的料理！

分量 ／ 4 人份
熱量 ／ 510 大卡
脂肪 ／ 37 公克
碳水化合物 ／ 1 公克
蛋白質 ／ 43 公克

【材料】

猶太鹽……1 茶匙（5 毫升）

乾奧勒岡……¾ 茶匙（4 毫升）

乾百里香……¾ 茶匙（4 毫升）

黑胡椒……¼ 茶匙（1 毫升）

契福瑞起司（羊奶起司）

……11 盎司（條裝，約 320 公克）

火雞絞肉（分成 4 等分）

……1 又 ½ 磅（680 公克）

酪梨油……少許

【作法】

1 把鹽巴、奧勒岡、百里香和胡椒放入小碗中，混合均勻。

2 切下 4 片各 ¼ 英吋（6 公釐）厚的起司片（步驟 5 會用完剩下的的起司）。

3 把火雞肉分成兩等分，每一份再捏成兩片薄漢堡排，大約直徑 3 ～ 4 英吋（8 公分）。兩片漢堡排中間夾一片羊奶起司，並將邊緣捏緊稍微壓平，剩下 3 份用相同方式處理。

* 如果火雞肉比較黏，可以將手沾溼再捏。

4 取一只大型長柄煎鍋，倒入能淹到鍋底的酪梨油，再以中火稍熱。先在每一份漢堡排撒上混合好的步驟 1 香料，再把沾有香料的那一面朝下放進鍋中。煎約 5 分鐘，直到該面稍微上色。

5 繼續撒上剩下的混合香料後，翻面繼續煎。把剩下的羊奶起司剝塊或切片，平均放在漢堡排上。蓋上鍋蓋，續煮 5 ～ 8 分鐘，或直到漢堡排確實煮熟即可。

6 可依個人喜好，將漢堡排放入烤箱炙烤，讓羊奶起司稍微焦黃。

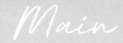

檸香培根捲干貝

一般而言，這道料理失敗率很低，除非培根太油膩。這道料理的美味關鍵，是煎至酥脆的培根和煎得恰到好處的干貝。

分量 ／ 2 人份
熱量 ／ 288 大卡
脂肪 ／ 12 公克
碳水化合物 ／ 9 公克
蛋白質 ／ 36 公克

【材料】

厚切培根……6 片
大顆干貝……12 個
（約 10 盎司；280 公克）
鹽巴和胡椒……適量
檸檬榨汁……½ 顆

【作法】

1 烤箱以華氏 400 度（攝氏 200 度）預熱。將可放入烤箱的烤網放在烤盤上，再把培根分別放在烤網上，放入烤箱烤 8 ～ 10 分鐘（依培根厚度而定）；培根呈半熟狀態即可取出備用（烤箱不要關火）。

2 干貝洗淨，用紙巾擦乾備用。

3 將培根片切半（廚房剪刀很好用）；用半片培根包裹干貝，再用牙籤固定。

4 把烤盤裡過多的培根油脂倒掉（可以留下來用在別道料理）。把包好的干貝放在同一個烤盤上，撒上鹽巴和胡椒，放入烤箱烤 12 ～ 15 分鐘，期間需要翻面，以免烤焦。

5 烤好後取出，淋上檸檬汁即可享用。

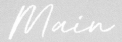

奶油洋菇鑲蟹肉

一旦學會製作洋菇內的鑲餡，你就可以自行搭配任何食材。如果不喜歡蟹肉，也可以用雞肉絲取代，一樣美味！

分量 ／ 2 人份
熱量 ／ 796 大卡
脂肪 ／ 68 公克
碳水化合物 ／ 10 公克
蛋白質 ／ 36 公克

【材料】

酪梨油
……2 大匙外加 1 茶匙（35 毫升）

波特菇……2 顆

鹽巴和胡椒……適量

奶油……2 大匙（30 公克）

紅蔥頭（切薄片）……1 顆

蟹肉……½ 磅（230 公克）

奶油起司（軟化備用）
……8 盎司（225 公克）

原始廚房美乃滋（見 P.197 註）
……¼ 杯（60 毫升）

* 或其他原始飲食許可的美乃滋

檸檬榨汁
……1 小顆（將近 2 大匙；30 毫升）

磨好的帕瑪森起司
……⅔ 杯（165 公克）

新鮮細香蔥（切細末）
……2 大匙（30 毫升）

紅甜椒粉（選用）
……¼ 茶匙（1 毫升）

【作法】

1 烤箱以華氏 400 度（攝氏 200 度）預熱。用 1 茶匙（5 毫升）酪梨油塗抹小型燉菜烤盤。洋菇的菌摺朝下放入烤盤，頂部刷上剩下的 2 大匙（30 毫升）酪梨油，撒上鹽巴和胡椒，烤 12 分鐘。

2 洋菇烘烤的同時，以小型長柄煎鍋融化奶油，再放入紅蔥頭翻炒約 3 分鐘，直至軟化。

3 把蟹肉、奶油起司、美乃滋、檸檬汁、一半的帕瑪森起司、翻炒過的紅蔥頭、細香蔥、½ 茶匙（2 毫升）鹽巴和紅甜椒粉，放入中型碗中，混合均勻。

4 從烤箱取出洋菇後，一一翻面。把步驟 3 均勻鋪整在兩片波特菇上，餡料堆高，邊緣部分輕輕抹平。接著撒上剩下的帕瑪森起司，放入烤箱再烤 10 分鐘即完成。

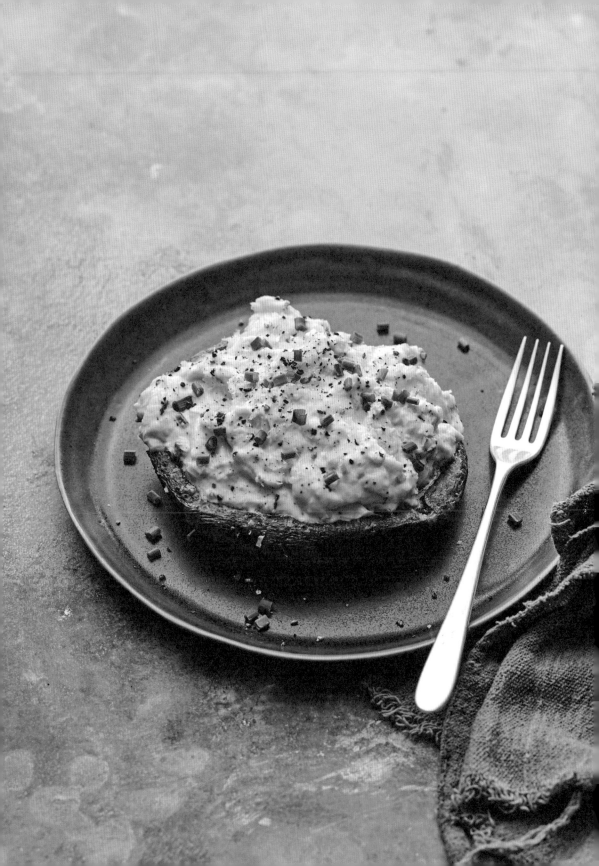

綜合百匯大沙拉

我每天午餐或晚餐,幾乎都會吃這道沙拉。當然,你可以另外添加或省略某些食材,成為你自己喜歡的風味沙拉。通常,我只會簡單淋上橄欖油補充健康脂肪,但你也可以改用百搭油醋醬(P. 242)。

分量 ／ 1 人份
熱量 ／ 843 大卡
脂肪 ／ 63 公克
碳水化合物 ／ 24 公克
蛋白質 ／ 54 公克

【材料】

萵苣或綜合綠葉蔬菜
……3 ～ 4 杯(150 ～ 200 公克)

切片蔬菜(蘑菇、甜椒、櫛瓜、胡蘿蔔、綠花椰菜、甜菜根等)
……1 ～ 2 杯(75 ～ 100 公克)

切達起司絲(選用)
……¼ 杯(30 公克)

水泡鮪魚罐頭(瀝乾備用)
……1 罐(5 盎司;142 公克)

堅果(核桃、胡桃、杏仁)
……¼ 杯(28 公克)

葵花籽或南瓜籽
……2 大匙(30 毫升)

橄欖油……2 大匙(30 毫升)

【作法】

1 把萵苣葉、其他蔬菜和起司依序放在大型沙拉碗中,最後撒上鮪魚碎。

2 享用前,可再撒上堅果和種籽,最後淋上橄欖油,即完成。

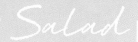

培根菠菜溫沙拉
佐油醋醬

這道簡易沙拉，是很棒的輕食午餐，也可以當作香嫩牛排晚餐的配菜，都相當不錯。

分量 ／ 1 人份
熱量 ／ 335 大卡
脂肪 ／ 30 公克
碳水化合物 ／ 9 公克
蛋白質 ／ 7 公克

【材料】

培根（煎至酥脆後剝碎，保留 2 大匙脂肪備用）……1 片

巴薩米克醋……1 大匙（15 毫升）

鹽巴和胡椒（調味用）……適量

嫩菠菜葉……2 杯（56 公克）

紫洋蔥（切片）……⅛ 杯（20 公克）

鈕扣菇（切薄片）……¼ 杯（18 公克）

櫻桃番茄（切半）……¼ 杯（37 公克）

黑胡椒粉（選用）……¼ 茶匙（1 毫升）

【作法】

1 留下的培根油脂和巴薩米克醋混合均勻，製作醬汁。試試味道，需要時以鹽巴和胡椒調味。

2 把菠菜和紫洋蔥放入中型碗中，淋上醬汁混合均勻。盛盤，撒上剝碎的培根、蘑菇和番茄。最後撒上一撮現磨黑胡椒，即完成。

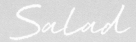

生酮高麗菜沙拉

大部分高麗菜沙拉的醬汁會加糖，因此只要省略糖這個調味料，就能做出非常完美、帶有酸味又飽足的生酮高麗菜沙拉，也能讓蔬菜的自然甜味散發出來。

分量／8 份

（每 1 份＝ ½ 杯，當成配菜可以製作 4 杯）

熱量／204 大卡

脂肪／20 公克

碳水化合物／5 公克

蛋白質／1 公克

【材料】

原始廚房美乃滋

……¾ 杯（180 毫升）

＊或其他原始飲食許可的美乃滋

酸奶油……¼ 杯（60 毫升）

蘋果醋……2 大匙（30 毫升）

茴香籽……1 茶匙（5 毫升）

芹鹽……1 茶匙（5 毫升）

乾芥末籽……½ 茶匙（2 毫升）

中型高麗菜（切絲）……1 顆

（4～5 杯；約 300 公克）

中型胡蘿蔔（刨絲）……3 顆

鹽巴和胡椒（調味用）……適量

【作法】

1　把美乃滋、酸奶油、醋、茴香籽、芹鹽和芥末醬放入大碗中，混合均勻。

2　再放入高麗菜和胡蘿蔔，混合拌勻。放入冰箱冷藏至少 1 小時，嚐嚐味道，享用前可以用鹽巴和胡椒調味。

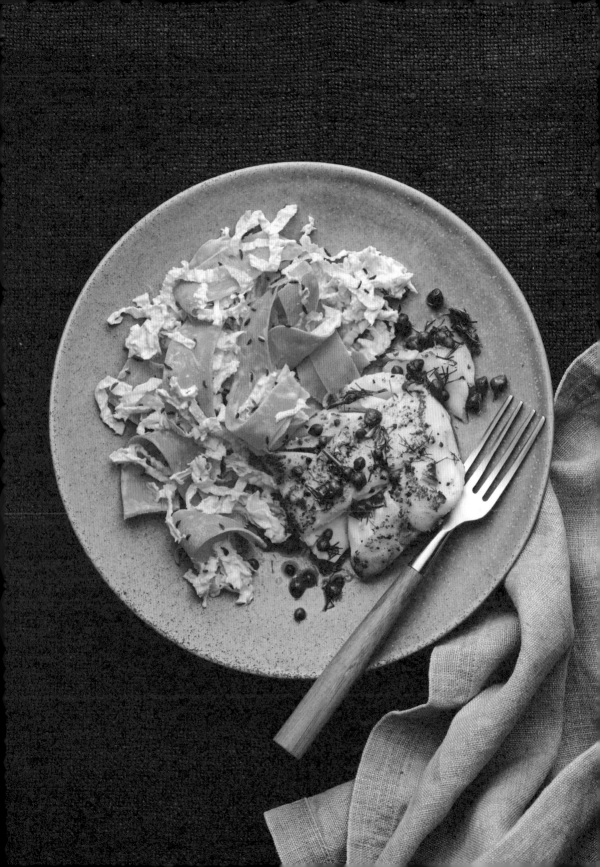

培根炒高麗菜

你會「培」著我、
「根」著支持我的，對吧？

分量 ／ 4 人份
熱量 ／ 149 大卡
脂肪 ／ 5 公克
碳水化合物 ／ 20 公克
蛋白質 ／ 8 公克

【材料】

中型高麗菜……1 顆
無加糖培根……6 片
大蔥（蔥白切片）……1 大根
洋蔥（切丁）……½ 杯（120 毫升）
大蒜（切細末）……3 瓣
猶太鹽……2 茶匙（10 毫升）
黑胡椒……1 茶匙（5 毫升）
甜味辣紅椒粉……½ 茶匙（2 毫升）

【作法】

1 把高麗菜切成 4 等份，切除中間的菜心，再把高麗菜切絲。

2 用廚房剪刀，把培根切成小塊狀。

3 以中大火燒熱大型長柄煎鍋，放入培根，煎至開始變酥脆時，放入大蔥和洋蔥，不斷翻炒，約 3 分鐘直到蔬菜上色。接著放入大蒜，續炒 1 分鐘。

4 放入高麗菜絲、鹽巴、胡椒和辣紅椒粉，攪拌烹煮約 10 分鐘，即完成。或者轉至小火，加蓋，再烹煮30 分鐘，不時攪拌一下。後面這種做法可以讓高麗菜絲更軟，培根香氣更濃厚。

羽衣甘藍
佐羊奶起司沙拉

這道料理的重點,就是「按摩」羽衣甘藍!為什麼要按摩它呢?因為按摩生的羽衣甘藍菜能讓葉片變小,吃起來較不韌口,也不會那麼苦。但如果你手上有任何傷口,請務必戴手套,不然檸檬汁和鹽巴會讓你超級痛!

分量	6 人份
熱量	402 大卡
脂肪	35 公克
碳水化合物	9 公克
蛋白質	15 公克

【材料】

羽衣甘藍(綠色或紫色)……1 把

中型檸檬……1 個

猶太鹽……1 茶匙(5 毫升)

特級初榨橄欖油
……3 大匙(45 毫升)

胡桃油……1 大匙(15 毫升)

巴薩米克醋……1 大匙(15 毫升)

現磨黑胡椒……適量

羊奶起司(剝碎備用)
……1 大條(11 盎司;320 公克)

生松子……½ 杯(60 公克)

酪梨(切丁)……1 大顆

【作法】

1 用鋒利的刀子切除每片羽衣甘藍葉上的厚梗,把葉片切小或徒手撕成方便入口的大小。接著放入大碗中,淋上檸檬榨汁,再撒上鹽巴。接著用雙手,擠壓、揉捏、滾壓甘藍菜,這動作持續約 1 分鐘。一定要夠粗魯!別擔心,你不會傷害到羽衣甘藍菜的。

2 在有蓋的小型罐中,倒入橄欖油、胡桃油、醋和一些黑胡椒;把蓋子蓋緊,用力搖晃。

3 把步驟 2 醬汁淋在甘藍菜上攪拌均勻,接著放上羊奶起司,再攪拌一次。

4 以中小火加熱小型長柄煎鍋,把松子放進乾燒的鍋內,一直攪拌翻炒,直到松子上色。

5 把溫熱過的松子放入沙拉,攪拌均勻。堅果的熱度會融化羊奶起司,最後放上酪梨後即可享用。

芝麻葉青醬櫛瓜麵

一旦你不再吃義大利麵，那真的可以考慮買一台蔬菜用螺旋切絲機，也就是螺旋刨絲器（spiralizer）來製作蔬菜麵。市面上有許多相對來說便宜的款式，如果沒有螺旋切絲機，也可以用刨絲刀（julienne peeler）把蔬菜刨成絲。這道菜是用青醬櫛瓜麵，但你也可以替換成蕪菁，甚至是想在高醣日來份地瓜麵也可以。若要把這道料理變成完整的正餐，就把1 磅（450 公克）的雞絞肉或火雞絞肉炒熟，加上去即可。

分量 ／ 4 人份
熱量 ／ 492 大卡
脂肪 ／ 48 公克
碳水化合物 ／ 10 公克
蛋白質 ／ 5 公克

【材料】

中型櫛瓜（切成櫛瓜麵）
……2 根
猶太鹽……適量
芝麻葉……2 杯（75 公克）
夏威夷豆……¼ 杯（30 公克）
大蒜（切碎）……2 瓣
小型酪梨……½ 顆
羅馬諾起司絲
……¼ 杯（60 毫升）
鹽巴……¼ 茶匙（1 毫升）
黑胡椒……¼ 茶匙（1 毫升）
特級初榨橄欖油
……½ 杯（120 毫升）
奶油……2 大匙（30 公克）

【作法】

1 把櫛瓜麵放在大型篩網裡，撒上大量的鹽任其出水；把篩網放在一個碗上，靜置 20 分鐘瀝乾。此步驟千萬不可省略，這可以讓麵體保持輕脆，不軟爛。

2 用流動的水洗淨櫛瓜麵，並瀝乾水分。把櫛瓜麵放在大塊乾淨的抹布上，捲起來，輕壓吸乾多餘的水分，再把麵放回篩網，不需包覆直接放入冰箱冷藏。

3 製作青醬：把芝麻葉、夏威夷豆和大蒜，放入食物處理機中攪打，直到所有材料混合，像是細沙般的質地，可以把器皿側面上的殘渣也刮下來。接著，放入酪梨、起司、鹽巴和胡椒，繼續打 15 秒。把側面上的殘渣刮除，繼續攪打，並在食物處理機運作時，慢慢倒入橄欖油。

4 取出冰箱裡的櫛瓜麵。如果還很濕，可以用乾淨的抹布重複吸乾水分。把奶油放入大型長柄煎鍋裡加熱融化，再放入櫛瓜麵，不須翻動烹煮 1 分鐘，之後再攪拌，續煮 1 分鐘。鍋子離火後，放入青醬，輕輕攪拌混合即可盛盤享用。可以立刻享用，也可放入冰箱冷藏，之後當作冷麵享用。

白花椰菜飯

無論是執行原始、舊石器或生酮飲食時,這道白花椰菜飯,是必學的料理!因為,幾乎任何料理中的白米或糙米都能用此完美取代,甚至還能做成壽司,白花椰菜飯作法有很多,不妨都試驗看看,找出最適合自己的作法吧!

分量 ／ 4 人份
熱量 ／ 53 大卡
脂肪 ／ 0 公克
碳水化合物 ／ 10 公克
蛋白質 ／ 4 公克

【材料】
花椰菜……1 小顆

【作法一】

料理前,先將生花椰菜放入食物處理機打成米粒狀;也可以用一般的刀切碎,分批處理。但如果想要口感吃起來更接近米飯,建議先用刀子切,再放入食物處理機中。

1 把生花椰菜切成小塊,再放入食物處理機,先以刨刀刨碎,完後取出。

2 接著把刨刀換成切碎刀,分批攪打刨好的花椰菜數次,直到花椰菜變得更小,呈現米粒狀即完成。

3 切完後可以直接烹煮。若是單純做成米飯,把白花椰菜飯放在大型長柄煎鍋裡翻炒,或是鋪在大型烤盤裡,放進烤箱炙烤數分鐘直到上色即可;可依個人喜好調味。

【作法二】

先蒸熟花椰菜後再弄成米。這種做法不會像作法一那樣狼狽，但在料理成其他食譜時，無法保留太多花椰菜原本的風味。可以把花椰菜切分成小株處理，或是不想要弄的亂七八糟，就先整顆蒸煮亦可。

1. 蒸盤放進大鍋中，倒入水，至少高2.5～5公分左右。水快滾時，把花椰菜放進蒸盤，蓋上鍋蓋，蒸煮3～5分鐘，直到用叉子輕戳花椰菜時有變軟即可。建議不要蒸得太軟，以免影響口感。

2. 把花椰菜從蒸盤取出，靜置數分鐘冷卻。如果是整顆蒸煮，冷卻後請先切成小株，再分批放入裝好切碎刀的食物處理機，攪打至呈米粒狀。如果沒有食物處理機，也可以用刀子切成細碎狀。最後，視情況調味即完成。

【作法三】

如果沒有食物處理機，也可以用食物磨碎器，把生花椰菜磨碎。不過此作法容易把廚房弄得比較髒亂，但其口感會最接近米粒。磨完之後，以作法1的步驟完成即可。

蔬食花椰米壽司

這蔬菜壽司捲是非常棒的派對小點心；畢竟，派對上應該不會有太多生酮美食可選擇！最好多做一點，不然你最後什麼都吃不到！這道菜使用了紫紅藻（dulse），是一種帶有培根香氣的海帶乾。這道壽司捲可以包任何蔬菜，我選了一些我們家最愛的蔬菜用在這道料理上，例如甜菜根，它會讓米飯呈現出非常迷人的粉紅色。

分量	4 人份
熱量	342 大卡
脂肪	27 公克
碳水化合物	23 公克
蛋白質	11 公克

【材料】

花椰菜……1 小顆或 ½ 大顆
醋 註1……1 大匙（15 毫升）
甜菊糖漿（選用）……2 滴
碎紫紅藻乾 註2……1 大匙（15 毫升）
鹽末……1 大匙（15 毫升）
蘆筍……6 根
海苔……3 張
奶油起司（軟化備用）
……¾ 杯（168 公克）
熟酪梨（切薄片）……1 顆
甜菜根（去皮磨絲）……1 小
櫻桃蘿蔔（磨絲）……3 顆

【沾醬的材料】

溜醬油（無麩醬油）……¼ 杯（60 毫升）
偽花生醬（P. 240）……2 大匙（30 毫升）
或生杏仁醬加萊姆汁（½ 茶匙；2 毫升）
……2 大匙（30 毫升）
紅甜椒粉……⅛ 茶匙（0.5 毫升）

【作法】

1 根據 P. 300 的第二種做法準備白花椰菜飯。把醋和甜菊糖放在小碗中混勻，趁米飯還很溫熱的倒入。接著放入紫紅藻攪拌，嚐嚐味道，可以用鹽巴調味。把拌好的米飯放在大型金屬篩網裡，疊在碗上，靜置冷卻，每幾分鐘用叉子拌一下，避免米飯黏成一團。此時，若有多餘的水分跑出來，請瀝乾。

2 把全部的沾醬材料，放入小碗中拌勻。

3 挑整掉蘆筍上較老的纖維，蒸煮 4 分鐘（可以用烹煮花椰菜時的同一鍋水）。蒸完時應該還有點脆口。

4 拿一張海苔放在壽司捲簾上（若沒有捲簾可以用蠟紙或保鮮膜）。輕輕抹上 ¼ 杯（56 公克）奶油起司，海苔上下方各留至少 2.5 公分的空間。記得，奶油起司一定要從左塗抹至右。

5 把近 ¾ 杯（175 毫升）白花椰菜飯放到海苔上，
均勻壓整成長方形，上下各留至少 2.5 公分。如
果米飯鋪得太厚，可以用湯匙挖掉幾匙再鋪整。

6 放入三分之一的蘆筍、酪梨、甜菜根和櫻桃蘿蔔，
以「線條狀」分別由左至右鋪排。你可能需要把蘆
筍切平一些才能弄整齊。

7 沾點水塗抹海苔上方預留的空間，接著由底部開始
捲，扎實捲起但不要弄破海苔。捲到上方時，用沾
溼的手指確實壓緊使接縫黏合。捲好後把接縫面朝
下，放在木製砧板上，其他兩卷也以相同方式完
成。

8 用鋒利的刀將壽司捲切片，搭配步驟 2 的沾醬，
即可享用。

*註 1 如果你有椰子醋，也可以使用；或者也可以用米醋、蘋果醋，但要
確保沒有另外添加糖。
*註 2 若買不到紫紅藻，可以用其他的海帶乾或調味過的海苔取代亦可。

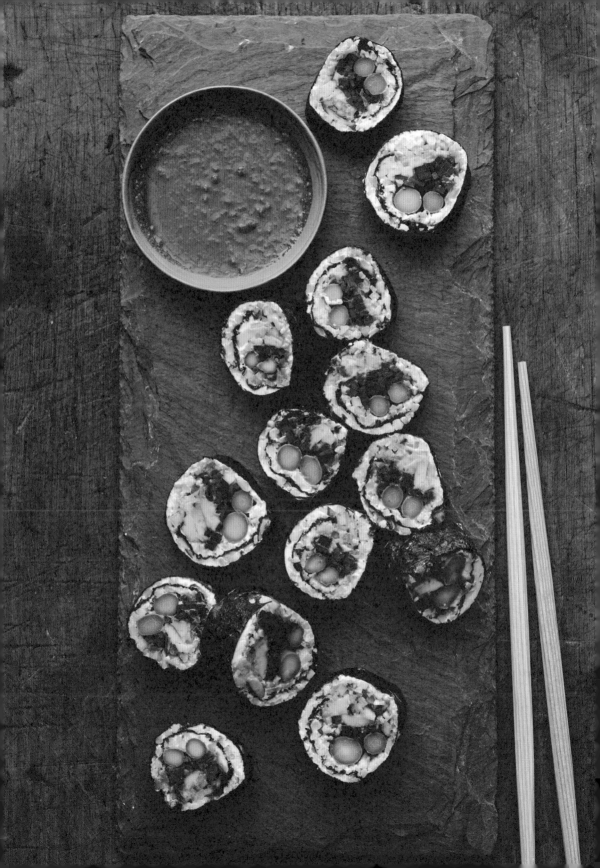

香濃起司捲心粉

若你家廚房沒有常備金絲南瓜（Spaghetti squash），那現在立刻去買一顆！它可用各種烹調方式來取代麵食，不論是義大利、泰國還是其他風格料理皆可。最簡單的烹煮方法就是放入即時壓力鍋，但也可以放在烤箱裡烘烤或蒸煮，無論用什麼方法都相當美味。金絲南瓜煮熟後，就用叉子把瓜肉撕成一絲絲，即可用來製作義大利麵。

分量 ╱ 6 人份
熱量 ╱ 407 大卡
脂肪 ╱ 34 公克
碳水化合物 ╱ 9 公克
蛋白質 ╱ 17 公克

【材料】

奶油起司（放在室溫下備用）
……4 磅（112 公克）

大顆雞蛋（稍微打散備用）……4 個

鮮奶油……½ 杯（120 毫升）

剝碎的拱佐諾拉起司……1 杯
（90 公克）

切達起司絲（建議用白色切達）
……1 杯（90 公克）

鹽巴……1 茶匙（5 毫升）

黑胡椒……1 茶匙（5 毫升）

金絲南瓜（煮熟備用）
……4 杯（1 公斤）

【作法】

1　烤箱以華氏 350 度（攝氏 180 度）預熱。

2　把奶油起司放入大型玻璃碗中，微波加熱10 秒，可重複這個動作直到起司軟化。再加入雞蛋和鮮奶油，攪拌均勻，接著，放入拱佐諾拉起司和 ½ 杯切達起司，以及鹽巴和胡椒，混合均勻。

3　若金絲南瓜水分很多，請放在金屬篩網上，用木湯匙輕壓，擠出多餘水分；或是放在乾淨的廚房抹布上，捲起來輕壓吸乾。

4　把金絲南瓜放入混合好的步驟 2，攪拌均勻。

5　把步驟 4 倒入燉菜烤盤，表面整理平整，撒上剩下的切達起司。

6　放入烤箱烤 40 分鐘，或直到起司融化起泡後，即可，靜置 10 分鐘待其冷卻，即可享用。

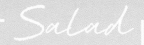

香草沙拉佐中東芝麻醬

中東芝麻醬是利用芝麻做成的膏狀醬料，是中東地區的主食之一，在許多地方料理上相當受歡迎。只要從商店買包袋裝的綜合沙拉絲，就能很快就作出這道風味十足的沙拉；但如果你有食物處理機，那也可以輕鬆做出新鮮的蔬菜絲。另外，不如保留平常會丟掉綠花椰菜梗，現在就是使用它的大好時機，只要加一小根胡蘿蔔和些許櫻桃蘿蔔，就是完美的沙拉了。

分量 ／ 4 人份
熱量 ／ 333 大卡
脂肪 ／ 29 公克
碳水化合物 ／ 12 公克
蛋白質 ／ 6 公克

【 中東芝麻醬的材料 】

中東芝麻醬……¼ 杯（60 毫升）
特級初榨橄欖油……¼ 杯（60 毫升）
溜醬油（無麩醬油）……2 大匙（30 毫升）
檸檬汁……2 大匙（30 毫升）
大蒜（壓泥或切細末）……1 瓣
薑泥……¼ 茶匙（1 毫升）

【 沙拉的材料 】

新鮮芫荽……½ 杯（75 公克）
新鮮巴西里 ½ 杯（75 公克）
綠花椰菜絲沙拉……1 小袋
（12 盎司；340 公克）
芝麻葉……2 杯（40 公克）
酪梨（切丁）……1 顆

【 作法 】

1 製作醬汁。把所有芝麻醬的材料放進高速攪拌機或食物處理機中，攪打均勻；再慢慢加入溫水，直到打出理想的醬汁稠度。醬汁最理想的狀態是濃稠，但要容易倒出來。

2 芫荽和巴西里一起切成細末，再把所有香料和綠花椰菜絲沙拉放入大碗中，混合均勻。

3 倒入淋醬後攪拌均勻，可以輕輕拌入芝麻葉，最後放上酪梨，即可享用。

烤醋味球芽甘藍

很多人都說不愛球芽甘藍，有可能是因為他們只會水煮或蒸煮。說到球芽甘藍，烘烤才是最美味的選擇。另外，挑選球芽甘藍時，請試著找大小均等的，這樣烘烤時才能均勻，味道一致喔！

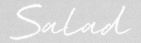

分量 ／ 4 人份
熱量 ／ 235 大卡
脂肪 ／ 20 公克
碳水化合物 ／ 4 公克
蛋白質 ／ 8 公克

【材料】

球芽甘藍（洗淨挑整好備用）
……1 磅（450 公克）

培根油脂（融化備用；若無可用酪梨油）……2 大匙（30 毫升）

巴薩米克醋……1 大匙（15 毫升）

猶太鹽……1 茶匙（5 毫升）

奶油……3 大匙（45 公克）

大蒜（切末）……2 瓣

帕瑪森起司絲……1 杯（90 公克）

【作法】

1 烤箱以華氏 425 度（攝氏 220 度）預熱。如果你選的球芽甘藍較大，請先剖半。

2 把球芽甘藍裹上培根油脂和醋，平舖在大型烤盤上，撒上鹽巴。

3 烤約 20 分鐘後攪拌，再烤 10 分鐘。如果球芽甘藍尚未全部上色，那就再烤 5 分鐘，請在烤的過程不時檢查看看。

4 把奶油放入小型深鍋裡加熱融化，再放入大蒜，翻炒數分鐘直到大蒜變軟。把烤好的球芽甘藍放在大碗裡，淋上大蒜奶油，加入帕瑪森起司，攪拌均勻，即可趁熱享用。

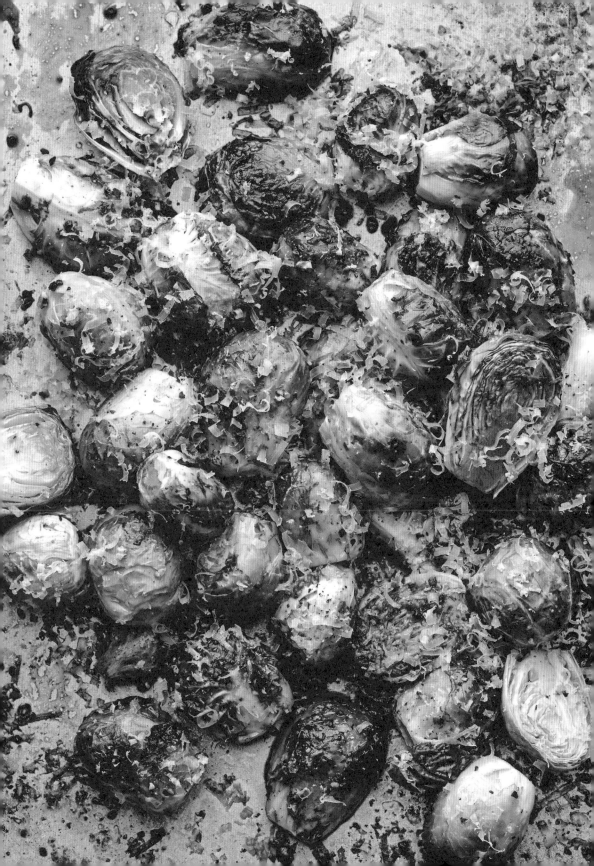

焗烤綠白花椰

許多燉菜會加上酥脆的麵包粉，但麵包粉是生酮飲食的大忌。為此，這道料理使用了驚喜的食材，不用麵包粉，依舊保有酥脆口感喔！

分量 ／ 4 人份
熱量 ／ 461 大卡
脂肪 ／ 37 公克
碳水化合物 ／ 12 公克
蛋白質 ／ 20 公克

【材料】

綠花椰菜株……4 杯（600 公克）

花椰菜株……4 杯（600 公克）

奶油……2 大匙（30 公克）

酸奶油……1 杯（250 毫升）

磨碎的格魯耶爾乾酪
……1 杯（90 公克）

第戎芥末醬……1 大匙（15 毫升）

乾百里香……1 大匙（15 毫升）

猶太鹽……1 茶匙（5 毫升）

黑胡椒……1 茶匙（5 毫升）

帕瑪森起司絲……½ 杯（45 公克）

壓碎的炸豬油渣或豬油渣碎
……2 杯（180 公克）

【作法】

1 烤箱以華氏 375 度（攝氏 190 度）預熱。

2 把綠花椰菜和白花椰菜切成小塊狀。以中大火加熱煎鍋裡的奶油，再放入綠白花椰菜，靜置約 2 分鐘，再攪拌均勻，再靜置數分鐘。當菜株開始上色後，便可盛出。

3 酸奶油、乾酪、芥末、百里香、鹽巴和胡椒放入中型碗中，混合均勻。接著放入步驟 2 的花椰菜拌勻，完成後倒進燉菜烤盤，再撒上帕瑪森起司。

4 烤 20 分鐘後取出，均勻撒上炸豬油渣後，再放回烤箱烤 10 ～ 15 分鐘，直到頂部酥脆，盤緣可見燉菜冒泡，即完成。

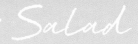
義式帕瑪森起司
火腿蘆筍卷

這道料理很受大眾歡迎，且非常容易準備。脆口的蘆筍搭配水煮蛋和鮭魚，或是牛排，就是非常完美的晚餐。

分量 ／ 4 人份
熱量 ／ 191 大卡
脂肪 ／ 10 公克
碳水化合物 ／ 7 公克
蛋白質 ／ 20 公克

【材料】

酪梨油……1 茶匙（5 毫升）

蘆筍……1 把（約 1 磅；450 公克）

義式帕瑪森火腿
……4 盎司（112 公克）

現磨黑胡椒……適量

鹽巴（調味用）……適量

帕瑪斯起司絲（選用）
……1 杯（90 公克）

【作法】

1 把酪梨油塗抹在大型烤盤上。把蘆筍較老的部分挑整掉，再切成同等大小。義式帕瑪森火腿橫切兩半，變成長條狀。

2 根據蘆筍厚度，一次抓兩或三根，尖端留在外頭，以義式帕瑪森火腿斜斜包裹起來。請包緊，但小心不要撕破火腿；如果破了，就把破口部分重疊捏緊後繼續包；包好後分別放在烤盤上。

3 預熱烤箱，把烤架放在離熱源約 10 公分處。先在蘆筍上撒上垷磨黑胡椒和鹽巴，再把蘆筍放在烤架上烤，小心觀察。大約 2 分鐘後，義式帕瑪森火腿應該會變脆，這時請把蘆筍翻面，再烤 1 分鐘。

4 烤盤取出，此時可以再撒上帕瑪森起司。靜置冷卻數分鐘，趁熱吃或放在室溫下享用亦可。

四季豆炒肉燉菜

傳統感恩節配菜會用罐頭濃湯和罐頭炸洋蔥製作，而這道料理是比較健康的版本。如果你想要完全去除乳製品，可以省略酸奶油，並把椰奶加量即可。

分量／8 人份
熱量／334 大卡
脂肪／23 公克
碳水化合物／8 公克
蛋白質／24 公克

【材料】

中型洋蔥……1 個

椰子油……4 大匙（60 毫升）

牛絞肉……1 又 ½ 磅（680 公克）

大蒜……3 瓣

鹽巴……1 茶匙（5 毫升）

黑胡椒……½ 茶匙（2 毫升）

冷凍四季豆（解凍後瀝乾）
……1 磅（450 公克）

奶油……3 大匙（45 公克）

褐色蘑菇（切片）……2 杯（300 公克）

雞高湯……¾ 杯（180 毫升）
（建議自製，見 P. 237）

椰奶……½ 杯（120 毫升）

酸奶油……½ 杯（120 毫升）

葛根粉或樹薯澱粉（視情況選用）
……1 大匙（15 毫升）

【作法】

1 烤箱以華氏 350 度（攝氏 180 度）預熱。

2 洋蔥剖半後，一半切丁，另一半備用。大型長柄煎鍋裡放入 2 大匙（30 毫升）椰子油，以中大火燒熱，放入洋蔥丁，翻炒約 3 分鐘直到洋蔥變軟，再放入牛絞肉翻炒上色，約 5 分鐘。

3 鍋中弄出一個小空間，放入大蒜翻炒約 1 分鐘，接著把周邊的絞肉拌入，放一半的鹽巴和胡椒。再放入四季豆翻炒，完成後把所有炒料放入大碗中備用。

4 轉至中火。在同一個煎鍋內融化 2 大匙（30 毫升）奶油，放入蘑菇翻炒約 5 分鐘直到變軟，再用剩下的鹽巴和胡椒調味。

5 轉回中大火。鍋中先淋上 ½ 杯（120 毫升）
  雞高湯去渣，之後倒入剩下的高湯，煮至
  小滾。拌入椰奶和酸奶油，轉成小火，續
  煮約 5 分鐘。若醬汁依舊很稀，舀 ½ 杯
  （120 毫升）的醬汁放入碗中，拌入葛根
  粉攪拌，再慢慢把混合好的拌料倒回煎鍋
  裡攪拌。

6 把做好的蘑菇醬汁淋在四季豆炒肉上，攪
  拌均勻，再全部倒入燉菜烤盤，烤 45 分
  鐘，或直到燉菜冒泡為止。

7 烤燉菜期間，把剩下一半的洋蔥切成薄片。
  在另一支乾淨的鍋子裡燒熱剩下 1 大匙
  （15 公克）奶油，洋蔥放入鍋中，不需翻
  動，靜置烹煮 1 分鐘後再輕輕拌炒，接著
  再靜置另 1 分鐘；反覆這個動作直到洋蔥
  上色為止。

8 燉菜烤好取出，灑上炒好洋蔥，即可享
  用。

泰式炒金絲南瓜河粉

熟金絲南瓜和偽花生醬，是我家冰箱中的常備食材，因為很多料理它們都派得上用場。這道料理的含醣量比其他料理高，所以我會在努力運動後的那一天吃。

分量 ／ 2 人份
熱量 ／ 685 大卡
脂肪 ／ 53 公克
碳水化合物 ／ 30 公克
蛋白質 ／ 22 公克

【材料】

奶油……1 大匙（15 公克）

大顆雞蛋……2 個

椰子油……1 大匙（15 毫升）

甜豆……1 杯（150 公克）

溜醬油（無麩醬油）……½ 大匙（7.5 毫升）

金絲南瓜絲（煮熟的）……2 杯（500 公克）

偽花生醬（P. 240）……½ 杯（120 毫升）

豆芽……½ 杯（75 公克）

生杏仁（切細碎）……¼ 杯（28 公克）

【作法】

1 把奶油放入大型炒鍋或長柄煎鍋裡加熱融化；再把蛋都打入鍋中，快速翻炒成炒蛋，取出備用。

2 鍋中放入椰子油，再放入甜豆，快炒 1 分鐘，接著倒入溜醬油拌勻後，取出放到另一個碗。

3 把金絲南瓜絲放入鍋中，翻炒直到瓜絲加熱。再倒入偽花生醬，烹煮到食材都變熱。甜豆放回鍋中，翻炒均勻。

4 把炒好的拌料分成兩碗，每一碗撒上一半炒蛋、豆芽和生杏仁，即可享用。

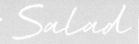

油綠花椰菜
奶油腰果沙拉

這道料理為傳統綠花椰菜沙拉提供不同吃法。料理中
不含任何蛋，若省略起司就成為無乳製品的菜餚了，
非常適合對特定食物過敏的生酮之友。

分量 ／	4 人份
熱量 ／	194 大卡
脂肪 ／	16 公克
碳水化合物 ／	6 公克
蛋白質 ／	8 公克

【材料】

綠花椰菜⋯⋯6 杯（900 公克）

原味腰果醬⋯⋯1 份

蘋果醋⋯⋯1 大匙（15 毫升）

黑胡椒⋯⋯¼ 茶匙（1 毫升）

適合生酮的甘味劑（選用；見 P. 283 註）
⋯⋯適量

調味用的鹽巴⋯⋯適量

厚切培根（煎至酥脆後剝碎）⋯⋯6 片

½ 顆紫洋蔥，切丁⋯⋯備用

切達起司（切小塊）
⋯⋯約 1 杯（4 盎司；112 公克）

杏仁片⋯⋯¾ 杯（85 公克）

* 或其他喜愛的堅果或種籽

【作法】

1 若綠花椰菜很大一個，可以先切半。煮滾
一大鍋水，放入綠花椰菜煮 1 分鐘，再立
刻把花椰菜出放入冰水中冰鎮。接著用濾
水籃瀝乾多餘水分。

2 製作沾醬。把腰果醬、醋和胡椒，放入大
碗中攪拌均勻。試試味道，依個人喜好可
加點甜味，也可再加點鹽巴。

3 將花椰菜、培根、洋蔥和起司放入碗中，
淋上醬汁，混合攪拌均勻。放冰箱冷藏至
少 1 小時，享用前撒上杏仁。

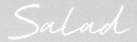

義式鯷魚培根凱薩沙拉

商店裡買的凱薩沙拉醬通常都使用的是不好的油脂,因此,若想吃凱撒沙拉醬請務必自製。這道沙拉也很適合搭配烤雞、牛排或蝦子,都是很棒的主餐。

分量 ／ 2 人份
熱量 ／ 602 大卡
脂肪 ／ 53 公克
碳水化合物 ／ 5 公克
蛋白質 ／ 28 公克

【材料】

蛋黃（放在室溫下備用）……1 顆

大蒜（切片）……2 瓣

第戎芥末醬……2 茶匙（10 毫升）

檸檬榨汁（放在室溫下備用）……1 大顆

猶太鹽……1 茶匙（5 毫升）

現磨黑胡椒……½ 茶匙（2 毫升）

橄欖油漬鯷魚……1 罐（2 盎司；56 公克）

特級初榨橄欖油……1 杯（250 毫升）

帕瑪森起司絲……1 杯（90 公克）

奶油……1 茶匙（5 公克）

義式培根丁……4 盎司（165 公克）

蘿蔓生菜（切段）……4 杯（約 400 公克）

【作法】

1 把蛋黃、大蒜、第戎芥末醬、檸檬汁、鹽巴、胡椒、一半的鯷魚和 ¼ 杯（60 毫升）的油,放入高速攪拌機中攪打 10 秒。攪拌機運作期間,慢慢倒入剩下的油,讓醬汁慢慢乳化。接著,再放入 ½ 杯（45 公克）帕瑪森起司,再按按鈕幾次使材料混合均勻。

2 把奶油放入小型煎鍋裡加熱融化,再放入義式培根,翻炒至酥脆。

3 用 ½ 杯（120 毫升）步驟 1 的醬汁,和蘿蔓生菜拌勻,再把剩下的鯷魚大致切碎後放上,撒上酥脆的義式培根。最後放上帕瑪森起司片或剩下的起司絲,再加點現磨黑胡椒即可享用（可依照個人喜好多淋一點醬汁）。

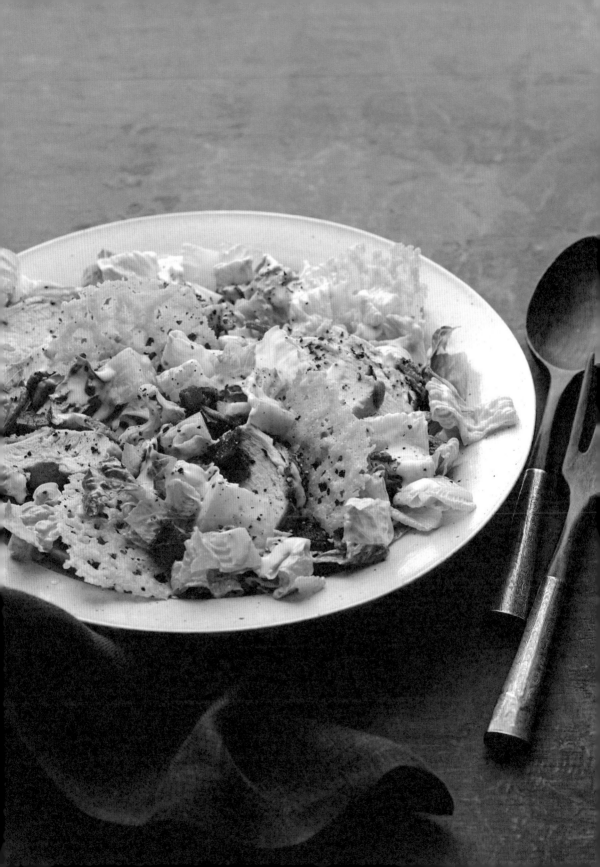

烤全顆羅馬花椰菜

這道簡單又很有美感的料理，完全展現了羅馬花椰菜的細緻風味。什麼是羅馬花椰菜？它這是一種十字花科蔬菜，看起來很像長滿刺的綠花椰菜，但仔細看會發現這些尖刺其實呈現自然幾何形狀。

分量 ／ 6 人份
熱量 ／ 148 大卡
脂肪 ／ 15 公克
碳水化合物 ／ 4 公克
蛋白質 ／ 1 公克

【材料】

羅馬花椰菜……1 大顆或 2 顆中型
奶油（融化備用）……6 大匙（90 公克）
鹽巴……適量
現磨黑胡椒……適量

【作法】

1 切除羅馬花椰菜底部的梗，但不要切成花株。把蒸盤放進大型湯鍋裡，倒入一些水。水滾後把花椰菜放在蒸盤上，蓋上鍋蓋，蒸煮 8 分鐘。

2 烤箱以華氏 400 度（攝氏 200 度）預熱。

3 羅馬花椰菜根部朝下，放進小型燉菜烤盤或鑄鐵鍋。均勻淋上融化的奶油，再用刷子塗抹，確認每一面都有抹到，最後撒上鹽巴和胡椒調味。

4 放入烤箱烤 20 分鐘。用鋒利的刀子戳一戳花椰菜，如果能輕鬆刺入中心就代表熟了；如果還沒熟，就在烤盤裡再抹上一次奶油，放回烤箱烤，5 分鐘後再試一次。

5 烤熟後，把羅馬花椰菜放在餐盤上，從頂部澆淋融化的奶油，趁熱享用。

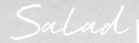

原味烤酪梨

酪梨可不只是能用來製作酪梨醬和沙拉;「烤酪梨」
能吃出截然不同的酪梨口感,你一定要試試看!

分量 ／ 4 人份
熱量 ／ 194 大卡
脂肪 ／ 16 公克
碳水化合物 ／ 6 公克
蛋白質 ／ 8 公克

【材料】

大顆熟酪梨……2 個
中型雞蛋……4 顆
猶太鹽或塔吉
……½ 茶匙（2 毫升）
黑胡椒……¼ 茶匙（1 毫升）

【作法】

1 烤箱以華氏 425 度（攝氏 220 度）預熱。
酪梨剖半去籽,用湯匙挖 1 大匙（15 毫
升）的酪梨肉,做成小碗狀。

2 把酪梨放在烤盤上,如果一直滾來滾去,
用鋁箔紙做成小型支架,固定住酪梨。

3 每一半小心打入一顆蛋,小心不要把蛋黃
弄散。撒上鹽巴和胡椒,放入烤箱烤十五
至二十分鐘,或直到雞蛋熟成理想的狀
態,趁熱吃。

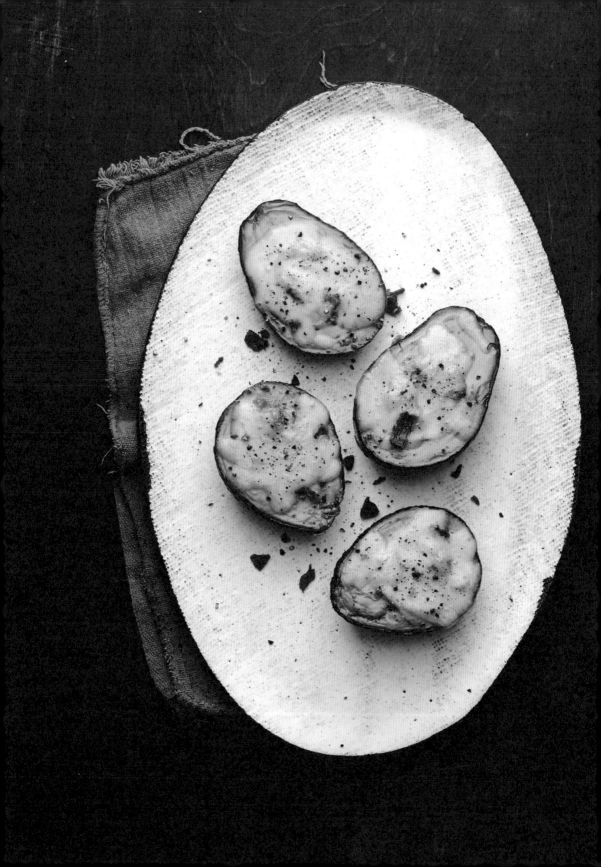

進階版：
重奶油烤酪梨

分量 ／ 4 人份
熱量 ／ 269 大卡
脂肪 ／ 23 公克
碳水化合物 ／ 7 公克
蛋白質 ／ 12 公克

【材料】

大顆熟酪梨……2 個

中型雞蛋……2 顆

鮮奶油……1 大匙（15 毫升）

培根（煎至酥脆後剝碎）……2 片

猶太鹽……½ 茶匙（2 毫升）

黑胡椒……¼ 茶匙（1 毫升）

蒙特利傑克起司絲……¾ 杯（65 公克）

【作法】

1 烤箱以華氏 425 度（攝氏 220 度）預熱。酪梨剖半去籽，用湯匙挖 1 大匙（15 毫升）的酪梨肉，做成小碗狀。

2 把酪梨放在烤盤上；如果一直滾來滾去，可用鋁箔紙做成小型支架固定。

3 把雞蛋放入小碗打散，再拌入鮮奶油、剝碎的培根、鹽巴和胡椒，攪拌均勻。再把拌料平均放到每一碗酪梨裡面。

4 放入烤箱烤 12 分鐘，或直到蛋液熟成即可取出。均勻撒上起司再放回烤箱烤 5 分鐘，直到起司呈焦黃，即完成。

朝鮮薊佐檸香蛋黃醬

雖然烘烤洋蔥很美味,但夏天時我喜歡用電子壓力鍋料理,才不會讓廚房變得太悶熱。這道洋蔥適合搭配大蒜蛋黃醬,或是直接淋上已融化的奶油,都相當美味。

分量 / 2 人份
熱量 / 257 大卡
脂肪 / 17 公克
碳水化合物 / 21 公克
蛋白質 / 5 公克

【材料】

檸檬……2 顆

大蒜(壓泥或切細末)……4 瓣

原始廚房美乃滋
……½ 杯(120 毫升)

* 或是其他符合原始飲食的美乃滋

鹽巴和胡椒……適量

洋蔥……3 小顆或 2 個中型
(約 8 盎司;225 公克)

奶油(融化備用)
……2 大匙(30 公克)

【作法】

1 製作蛋黃醬。將其中一顆檸檬刨檸檬皮後榨汁(並留下剩下的檸檬)。把檸檬皮、檸檬汁和 ½ 茶匙(2 毫升)蒜泥和美乃滋放入小碗中拌勻。試試味道,用鹽巴和胡椒調味,放進冰箱冷藏備用。

2 切除洋蔥的根部,使基座平整;把頂部的葉片挑整好,如果葉片太刺,可用廚房剪刀修整一下;以流動的水下洗淨洋蔥,輕輕剝下葉片。接著,把水分瀝乾,用步驟 1 擠剩的檸檬再擠上一些汁,淋在切面上。

3 把蒸盤放入壓力鍋或快煮鍋裡,倒入約 1 杯水,並在鍋底放入剩下的檸檬渣。洋蔥朝上放在蒸盤上,用剩下的蒜泥塗抹在葉片之間的隙縫,從頂部淋上融化的奶油,再撒上鹽巴和胡椒。

4 鎖上鍋蓋,以高壓烹煮 30 分鐘(快煮鍋設定成「手動」);若是小顆洋蔥,烹煮 20 分鐘即可。煮完後自然釋出氣體,約 10 分鐘後再開鍋蓋。先試吃看看,若洋蔥還是很硬,再蓋上鍋蓋累積壓力,再煮 10 分鐘,之後立刻釋出壓力,即完成。搭配蛋黃醬一同享用。

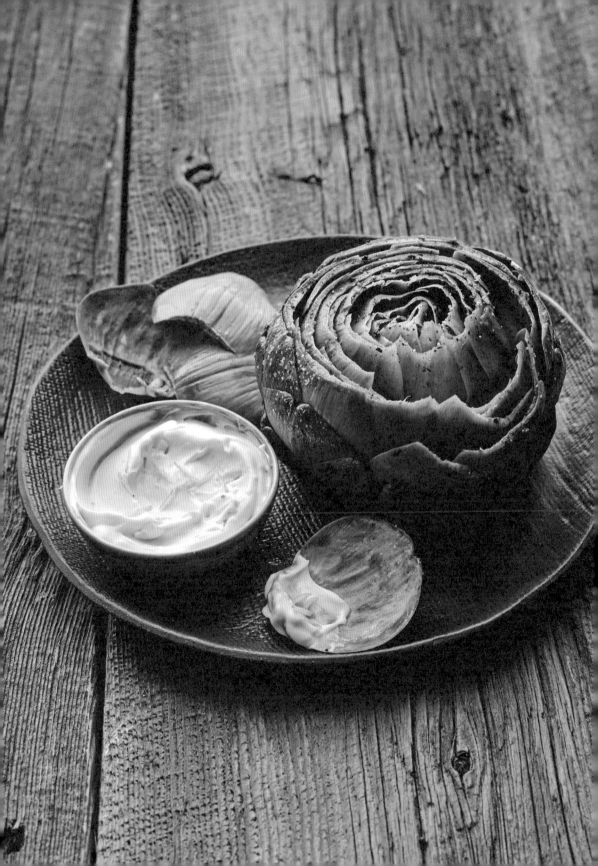

原味腰果醬

腰果醬本身就有很細緻的甜味，但喜歡更傳統綠花椰菜沙拉的人，可能會想要更甜一點。我建議可以從加入 1 大匙（15 毫升）赤蘚糖醇或是喜愛的等量甘味劑，適時調整即可。

分量 ／ ¼ 杯
熱量 ／ 143 大卡
脂肪 ／ 11 公克
碳水化合物 ／ 7 公克
蛋白質 ／ 5 公克

【材料】

生腰果……1 杯（150 公克）
飲用水……½ 杯（120 毫升）
鹽巴……¼ 茶匙（1 毫升）

【作法】

1 把腰果泡在熱水至少 4 小時或泡隔夜。

2 腰果洗淨瀝乾，再把腰果、水和鹽巴放入高速攪拌機中，攪打至滑順，把容器側面上的腰果泥也刮下來；這可能需要數分鐘的時間。如果成品很濃稠，可以加上最多 ¼ 杯（60 毫升）的水，一次加一大匙。

3 若沒有要馬上使用，可以裝入密封容器，放入冰箱冷藏保存，最多一週。

檸香奶油菠菜

這道料理非常適合搭配多汁的牛排，或者也可以把食材分量加倍，製作成感恩節的配菜。想製作更清爽、不含乳製品的版本，只要把鮮奶油換成全脂椰奶，省略起司即可。

🍴

分量 ／ 4 人份配菜
熱量 ／ 292 大卡
脂肪 ／ 21 公克
碳水化合物 ／ 11 公克
蛋白質 ／ 15 公克

【材料】

新鮮嫩菠菜……2 磅（900 公克）
奶油或印度酥油（澄清奶油）
……2 大匙（30 公克）
紅蔥頭（切薄片）……1 小顆
檸檬榨汁……½ 顆
鮮奶油……½ 杯（120 毫升）
鹽巴……1 茶匙（5 毫升）
黑胡椒……½ 茶匙（2 毫升）
肉豆蔻粉……¼ 茶匙（1 毫升）
磨碎的格魯耶爾乾酪
……1 杯（90 公克）

【作法】

1 煮滾一大鍋水，丟入波菜，烹煮約 2 分鐘直到菜葉變軟。把整鍋波菜倒入大型濾水籃或濾網，用木湯匙輕壓，擠出多餘的水分。

2 把菠菜放到砧板上，大致切段，放在乾淨的抹布或舖好很多紙巾的烤盤上，靜置瀝乾。

3 以中火加熱煎鍋裡的奶油，放入紅蔥頭，翻炒 3 分鐘；加入檸檬汁，再炒 1 分鐘。緩慢拌入鮮奶油，接著放入鹽巴、胡椒和肉豆蔻。續煮，持續攪拌，直到湯汁收乾為止。

4 再擠壓一次菠菜，與起司一起放入煎鍋中，混合均勻，烹煮到起司融化；試試味道，以鹽巴和胡椒調味即完成。

帕瑪森起司片

這些小巧起司片,是你想大口吃洋芋片時的最佳解饞小點!作法非常簡單,只要在烘烤前撒上不同香草和香料即可。帕瑪森起司非常適合做成起司片,因為融化後不至於太油膩,但也可以試試其他起司喔!

分量 ／ 5 份(每 1 份＝
　　　　5 片,共 25 片)

熱量 ／ 169 大卡

脂肪 ／ 11 公克

碳水化合物 ／ 6 公克

蛋白質 ／ 11 公克

【材料】

帕瑪森起司……2 杯(200 公克)

【作法】

1 烤箱以華氏 400 度(攝氏 200 度)預熱。

2 把矽膠墊或烘焙紙鋪在烤盤上,挖一大匙起司放在烤盤上,輕輕壓平;重複此動作直到所有起司用完,每匙之間留 2.5 公分的空間。

3 放入烤箱烤 3 ～ 5 分鐘直至酥脆,即可完成。

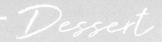

胡桃巧克力點心袋

這樣的點心組合，非常適合隨身攜帶！如果有時太忙無法吃正餐，可以吃一袋取代正餐。也很適合外出旅行時帶在身上，但可不能在夏天時留在車子內。任何可可含量 85% 以上且脂肪、醣類比例不錯的巧克力，都非常適合。選購前，請仔細檢查營養標示，有些高可可成分的黑巧克力，其實含有大量的碳水化合物。

分量 ／ 6 份
（每 1 份 = 杯，共 2 杯）

熱量 ／ 305 大卡

脂肪 ／ 27 公克

碳水化合物 ／ 9 公克

蛋白質 ／ 7 公克

【材料】

黑巧克力磚
……1 片（3.5 盎司；100 公克）

去皮胡桃……1½ 杯（180 公克）

大片的椰子粉 註（選用）
……6 大匙（30 公克）

* 註　「Next Organics 生椰肉片」、「Let's Do Organic 椰子粉」或是 healthynutfactory. com 網站上的生椰肉片或椰肉卷，都適合用在這道點心。但請注意，另外加椰子也就等於多加將近 37 卡、3 公克脂肪、1 公克碳水化合物，且每一份會多加不超過 1 公克的蛋白質。

【作法】

1 連同包裝把巧克力片剝碎。把所有巧克力碎片放入夾鏈袋中，再放入胡桃後搖晃均勻。

2 最後，再把椰子粉放入袋子中搖晃均勻，即完成。

一口番茄披薩

用這些適口大小的點心來滿足想吃披薩的欲望吧！這道小點具有豐富的披薩風味但不含餅皮，可以在烘烤前放任何喜歡的披薩配料。

分量 ／ 4份（每1份=
　　　　3個，共12個）

熱量 ／ 193 大卡

脂肪 ／ 15 公克

碳水化合物 ／ 2 公克

蛋白質 ／ 11 公克

【材料】

大片義式辣肉腸片 註
……12 片（12 盎司；84 公克）

番茄糊……2 大匙（30 毫升）

迷你莫札瑞拉起司球
……12 顆（約 8 盎司；230 公克）

新鮮羅勒葉（選用）……12 片

【作法】

1 烤箱以華氏 400 度（攝氏 200 度）預熱。

2 準備一個 12 杯份的迷你瑪芬烤盤，在每一杯中放入一片義式辣肉腸片。可以用廚房剪刀從中間切 3 ～ 4 個缺口，方便肉腸放入烤盤；不要切太深，請保持中間完整。

3 放入烤箱烘烤 5 分鐘後取出，靜置冷卻約 5 ～ 10 分鐘，呈現有點酥脆的感覺；烤箱不要關火。

4 舀 ½ 茶匙番茄糊，放入每一個辣肉腸杯，均勻塗抹底部。接著，在每一杯放入一顆莫札瑞拉球和羅勒葉（可以個人喜好選用）。最後，把瑪芬烤盤放回烤箱，烤 3 ～ 5 分鐘，直到起司融化。

5 把烤盤從烤箱中取出，靜置 5 ～ 10 分鐘即完成，趁熱享用。

* 註 在超市裡，請在「午餐肉」那一排尋找大片的義式辣肉腸片，或詢問熟食區櫃檯。若找不到，可以用 2 ～ 3 小片辣肉腸取代，放在每一格中。

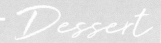

墨式脆甜椒
一口餅

在想要快速吃一些點心時，這些甜椒片是最佳選擇；甚至想要 5 分鐘內就馬上吃到，可以跳過烘烤的步驟喔！

分量 ／ 4 份（每 1 份＝6 片，共 24 片）

熱量 ／ 137 大卡

脂肪 ／ 12 公克

碳水化合物 ／ 5 公克

蛋白質 ／ 4 公克

【材料】

迷你甜椒
……12 個（約 8 盎司；230 公克）

蒙特利傑克起司絲……½ 杯（45 公克）

酪梨醬……½ 杯（120 毫升）

萊姆榨汁……1 顆

【作法】

1 烤箱以華氏 400 度（攝氏 200 度）預熱。

2 小心地把甜椒剖半、去籽。切面朝上擺在烤盤中，注意每一條保持好間隔；在每一條甜椒上放入 1 茶匙起司絲，放入烤箱烘烤 3 ～ 5 分鐘，直到起司開始融化即可。

3 從烤箱取出，再在每一個甜椒上放 1 茶匙酪梨醬、淋上萊姆汁。建議立刻享用。

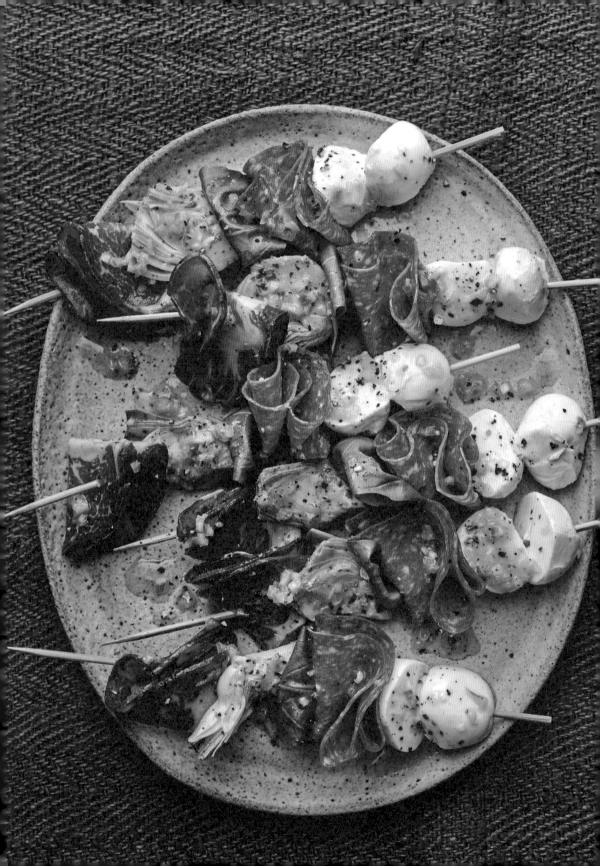

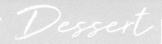

綜合開胃串

多買一些特長的雞尾酒牙籤，常備在家吧！這樣只要有朋友到家做客時，就能馬上派上用場；好吃又美觀的開胃料理，迅速就完成了。沾醬上，我推薦百搭油醋醬（P. 242），和這道料理很搭喔！

分量 ／ 8 份（每 1 份＝
　　　　 1 串，共 8 串）

熱量 ／ 200 大卡

脂肪 ／ 15 公克

碳水化合物 ／ 4 公克

蛋白質 ／ 11 公克

【材料】

新鮮整顆莫札瑞拉起司
……8 盎司（230 公克）

新鮮羅勒葉……16 片

薩拉米香腸……16 片（4 盎司；112 公克）

寇帕香腸或其他煙燻肉品
……16 片（4 盎司；112 公克）

* 例如義式帕瑪火腿

袋裝泡水的洋薊心
……8 顆（8 盎司；225 公克）

以橄欖油（或酪梨油）、蘋果醋製成
的油醋醬……¼ 杯（60 毫升）

鹽粒……適量

現磨黑胡椒……適量

【作法】

1 把莫札瑞拉起司切成 16 小塊。

2 每串依序串上 2 塊莫札瑞拉起司、羅勒葉、薩拉米香腸片、寇帕香腸片、1 個洋薊菜心。把食材串起前，可能要把羅勒葉折成一半，薩拉米和寇帕香腸切成 4 等份（根據實際用餐人數切分）。

3 把步驟 2 的開胃串放在小型淺盤上，再淋上醬汁；稍微轉動一下開胃串，讓醬汁均勻裹上。建議靜待醃製 30 分鐘以上更入味。享用前，撒上些許鹽粒和胡椒調味。

英式小黃瓜
生酮三明治

小黃瓜三明治是英式下午茶的主食。傳統上會以白吐司製作，但其實餡料本身就是很美味的點心了，且是生酮期間也可享用的美食。

分量 ／ 2 份（每 1 份＝
　　　　6 個，共 12 個）

熱量 ／ 96 大卡

脂肪 ／ 8 公克

碳水化合物 ／ 3 公克

蛋白質 ／ 3 公克

【材料】

小黃瓜（削皮）
……1 大根（約 10 盎司；285 公克）

奶油起司（軟化備用）
……4 盎司（112 公克）

新鮮蒔蘿（切末）
……2 大匙（1 公克）

現磨黑胡椒……適量

【作法】

1 先把小黃瓜切成 24 片約 6 公釐的薄片，再平鋪在紙巾上，疊上一張紙巾，把砧板壓在上頭，靜置 5 分鐘。

2 把奶油起司和蒔蘿放在碗中，混合均勻。

3 把一半的小黃瓜片，在每片抹上 2 茶匙（10 公克）奶油起司，撒上現磨黑胡椒。再將另一半的小黃瓜分別疊在抹好步驟 2 的小黃瓜片上，再用牙籤固定，即完成。

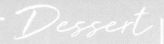

醬油醣心蛋

醬油醣心蛋是普通水煮蛋的進階版。醣心蛋的作法很多種,基本上需要的食材就是醬油(鹹)、糖(甜)和醋,或味醂、清酒。我個人喜歡蛋黃半生熟,但如果你不喜歡可以煮熟也沒問題。

分量 ／ 6 份（6 顆蛋）
熱量 ／ 94 大卡
脂肪 ／ 6 公克
碳水化合物 ／ 3 公克
蛋白質 ／ 10 公克

【材料】

糖……1 大匙（15 毫升）；
或赤藻糖醇 註
……1 又 ½ 大匙（22 毫升）
熱水……⅓ 杯（75 毫升）
溜醬油（無麩醬油）
……¾ 杯（180 毫升）
雪莉醋 註……2 大匙（30 毫升）
大顆水煮蛋……6 個

【作法】

1 把除了雞蛋以外的所有材料放在碗中,攪拌均勻。

2 水煮蛋剝完殼後放入碗中,淋上醬汁。蛋至少要被醬汁淹過一半,因此要盡量加壓,避免雞蛋浮起來。可以在上方壓個小盤子。

3 至少醃漬 2 小時,但可以靜置更久,甚至隔夜也可以(第一次製作時,可以在 2 小時後試吃看看)。

4 過濾醬汁,把蛋放在密封容器中,享用時打開取出即可。

* **註** 因為最後真正醃入味的醬料分量,其實少之又少,因此我覺得使用一點糖是沒問題的(但請使用有機蔗糖或椰糖),但若希望嚴格執行,可以使用赤藻糖醇。另外,雪莉醋是我的第一選擇,其次可用米醋取代;或者,也可換成 1 大匙(15 毫升)白酒醋和 1 大匙(15 毫升)紅酒醋。

小技巧

裡要計算最大營養含量其實很麻煩,因為你要去掉大部分的醃料醬汁。不過從營養層面來看,這些醬料的營養成分可能與普通的一顆水煮蛋無異。

堅果生酮麵包

製作原味堅果奶（P. 238）時，我會把堅果渣留下來，製作鬆餅或格子鬆餅，或是這款麵包。你可以做成無糖麵包，或是使用符合生酮條件的甘味劑；但我個人喜歡加入 1 茶匙蜂蜜，如此只在整條麵包之外多加 6 公克碳水化合物而已。

分量 ／ 8 份（每 1 份＝條＝ 2 片，每片約 1 公分厚，共 1 小條）

熱量 ／ 92 大卡

脂肪 ／ 59 公克

碳水化合物 ／ 3 公克

蛋白質 ／ 5 公克

【材料】

大顆雞蛋……3 個

堅果渣（擠掉多餘的水分 註）

……約 ¾ 杯（180 毫升）

泡打粉……¾ 茶匙（4 毫升）

猶太鹽……¼ 茶匙（1 毫升）

蜂蜜……1 茶匙（5 毫升）

蘋果醋……1 茶匙（15 毫升）

【作法】

1 烤箱以華氏 350 度（攝氏 190 度）預熱。在小型麵包烤模（約 20 x 10 公分的大小）裡鋪上烘焙紙。

2 把雞蛋打入碗中，輕輕打散，再拌入堅果渣、泡打粉和鹽巴，最後加入蜂蜜和醋，拌勻。

3 把麵糊倒入烤模，放入烤箱烤 45 ～ 55 分鐘，或直到用牙籤戳入後取出很乾淨為止。烘烤時間會依堅果渣的濕度不同。

4 取出烤模放在烤架上靜置，冷卻後脫模，待完全冷卻後即可切片享用。

*註　製作一次原味堅果奶，大約會留下約 ¾ 杯（90 公克）堅果渣。若手邊沒有堅果渣，可以用 ¾ 杯（90 公克）杏仁粉外加 1 大匙（15 毫升）或更多的原味堅果奶，做成濕潤的麵糊。

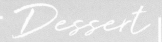

薑黃小丸子

薑黃在醫學界相當受歡迎，因為據說它有非常好的抗炎效果。薑黃也很美味，但確實有股強烈的氣味；如果你不確定自己是否喜歡，就從少量開始加。另外，千萬不要省略黑胡椒！胡椒裡的胡椒鹼能幫助揮發薑黃的益處，加乘功效。

分量 ／ 8 份（8 顆）
熱量 ／ 113 大卡
脂肪 ／ 11 公克
碳水化合物 ／ 5 公克
蛋白質 ／ 1 公克

【材料】

椰子奶油（市售或自製，P. 246）
……½ 杯（120 毫升）

椰子油……½ 大匙（7 毫升）

椰子絲（切細）註
……⅓ 杯（75 毫升）

薑黃粉……½ 茶匙（2 毫升）

肉桂粉……¼ 茶匙（1 毫升）

黑胡椒…… 茶匙（0.5 毫升）

甜菊糖漿（選用）……1～2 滴

【作法】

1 在可以微波的碗裡放入椰子奶油和椰子油，以高溫微波 15 秒後，攪拌均勻。若還是很難攪拌均勻，再微波 5 秒，反覆這個動作直到能均勻混合為止，質地應是柔軟但不會太爛。

2 混合椰子油、薑黃、肉桂、黑胡椒和甜菊糖（如果有使用的話），再拌入步驟 1 的椰子奶油混合物中。

3 把一張烘焙紙或蠟紙放在盤子裡，舀一勺約 ½ 大匙的麵糊，用手揉成球狀；再把揉好的球放在盤子上（如果麵糊太軟無法揉型，可先放入冰箱數分鐘，等稍變硬後再試一次）。反覆上述動作，直到所有麵糊完成為止。

4 放入冰箱冷藏 15 分鐘，讓麵球變硬，再放到密封容器內保存，享用前直接取出即可。小提醒，除非你家廚房真的很溫暖才須放入冰箱，一般情況下可室溫保存。

中東芝麻醬法奇軟糖

瑪麗・謝努達（Mary Shenouda，「原始飲食廚師」）有一道她稱為「絕贊法奇軟糖（Phat Fudge）」的美味餐點；是那道菜給予的靈感，讓我發想出這道以中東芝麻醬為主的甜點。我會提供我最喜歡的兩種作法，這兩種皆能發揮出芝麻醬本身的美味。如果你喜歡以芝麻為基底的哈爾瓦酥糖（halva），那這兩種你一定都會超級愛的！

分量 ／	10 份（10 塊）
熱量 ／	156 大卡
脂肪 ／	16 公克
碳水化合物 ／	3 公克
蛋白質 ／	2 公克

【材料】

中東芝麻醬……½ 杯（120 毫升）

奶油……½ 杯（1 條；125 公克）

香草精……½ 茶匙（2 毫升）

肉桂粉……1 茶匙（5 毫升）

薑黃粉……1 茶匙（5 毫升）

黑胡椒……¼ 茶匙（1 毫升）

赤藻糖醇（調味用）註
……1 大匙（15 毫升）

瑪卡粉（maca powder，選用）註
……1 茶匙（5 毫升）

【作法】

1 把所有材料放入食物處理機中，攪打至滑順。把混合好的材料放進矽膠製的迷你瑪芬烤模，或矽膠製冰模中。或者，也可以把烘焙紙鋪在小型長方形麵包烤模，再倒入所有混合材料。

2 放入冰箱冷凍定型。定型後取出脫模，再切成適口大小的方塊，放進密封容器中，並放進冷凍庫保存。享用前直接取出即可。

*註 粉狀的赤藻糖醇會使成品帶點烤脆穀的口感，增添風味。但如果想單純點，也可以使用糖漿。瑪卡粉取自瑪卡根部，因具有抗氧化效果，且能強化生殖荷爾蒙，因此有「超級食物」之稱，充滿堅果香氣的粉末可以增添風味，但亦可省略不用。

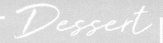

一口抹茶法奇軟糖

綠茶是營養又健康的食材，不如多加運用製作生酮甜點吧！

分量 ／ 10 份（10 個）
熱量 ／ 155 大卡
脂肪 ／ 16 公克
碳水化合物 ／ 3 公克
蛋白質 ／ 3 公克

【材料】

中東芝麻醬……½ 杯（120 毫升）
奶油……½ 杯（120 公克）
香草精……½ 茶匙（2 毫升）
香草甜菊糖（調味用）……5 滴
抹茶粉……1 茶匙（5 毫升）

【作法】

1 把所有材料放入食物處理機中，攪打至滑順。再把混合好的材料倒入矽膠製的迷你瑪芬烤模，或矽膠製冰模中；或者也可以把烘焙紙鋪在小型長方形麵包烤模，再倒入所有混合材料。

2 放入冰箱冷凍定型。定型後取出脱模，再切成適口大小的方塊，放進密封容器中，並放進凍庫保存。享用前直接取出即可。

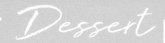

香草蛋白法奇軟糖

這道容易上癮的甜點，含有豐富的健康脂肪和蛋白質，
一塊引人墮落的軟糖應該足以滿足了。

分量 ／ 36 份（36 塊）
熱量 ／ 72 大卡
脂肪 ／ 7 公克
碳水化合物 ／ 1 公克
蛋白質 ／ 2 公克

【材料】

奶油起司（放在室溫下備用）
……8 盎司（225 公克）

奶油（放在室溫下備用）
……½ 杯（120 公克）

生杏仁醬（滑順不要有結塊）
……½ 杯（120 毫升）

赤藻糖醇……2 又 ½ 大匙（40 毫升）

香草精……1 茶匙（5 毫升）

原始廚房香草椰子原始能量粉或
其他蛋白粉 註……2 勺（42 公克）

*註　若沒有原始廚房能量粉，可以用 ½ 杯
　　（120 毫升）其他的乳清蛋白粉取代，
　　適時調整甜度。也可以用甜菊糖粉，
　　或其他粉狀甘味劑與適量的赤藻糖醇
　　組合。

【作法】

1　把奶油起司、奶油和杏仁醬放入小型深鍋
　裡，以小火融化，持續攪拌混合。也可以
　用微波爐完成這一步驟：把所有材料放進
　可以微波的碗中，加熱 20 秒後攪拌；如
　果還沒融化，可以再微波 10 秒。

2　把步驟 1 放入碗中，再放入赤藻糖醇、香
　草精和蛋白粉。以手持攪拌棒或攪拌機攪
　打至滑順。別跳過這一步！你會發現大概
　30 秒左右之後，整個混合拌料的質地會變
　得更滑、更像軟糖。繼續攪拌，直到拌料
　變得黏稠為止。

3　把烘焙紙鋪整在 15 公分的方形烤盤裡，或
　是直接塗抹椰子油在烤盤上。接著，把步
　驟 2 倒入烤盤裡，再用抹刀弄平整。最後
　放入冰箱冷藏至少 2 小時，使拌料變硬。

4　用鋒利的刀把步驟 3 切成方塊，再繼續放
　入冰箱冷藏。享用時直接取出即可。

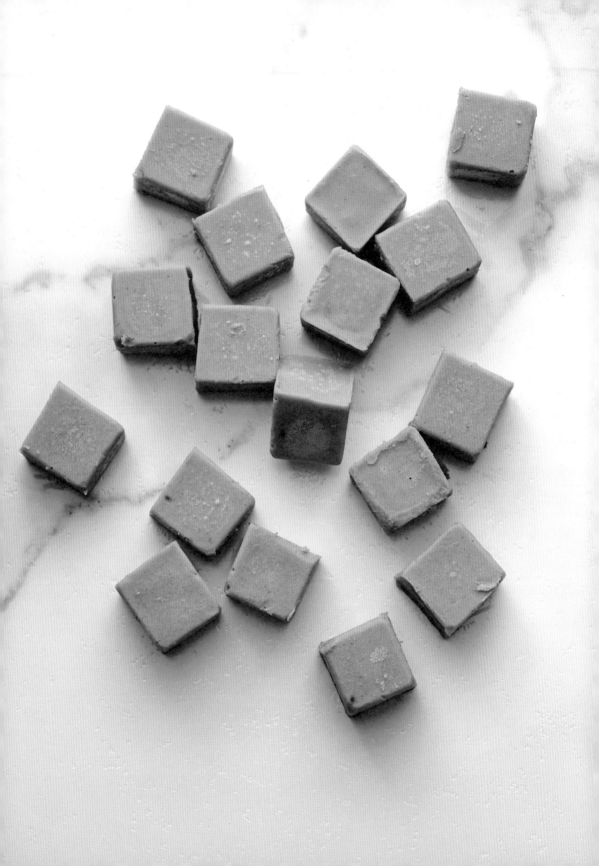

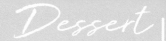

脂肪炸彈球

脂肪炸彈球，是一種可以在飲食中多添加健康油脂的美味方法。這個小點的特色，是可以用各種口味客製；盡情發揮你的想像力吧！如果想要更甜的脂肪炸彈球，可添加符合生酮條件的甘味劑，例如：甜菊糖或赤藻糖醇。但還是請先試試不加甜的口味，因為一旦採行生酮飲食一段時間後，你可能會覺得椰子本身的自然甜味就足夠了。

🍴

分量 ╱	10 份（10 顆）
熱量 ╱	123 大卡
脂肪 ╱	14 公克
碳水化合物 ╱	2 公克
蛋白質 ╱	1 公克

【材料】

椰子奶油（市售或自製的皆可，
見 P. 246）……⅓ 杯（75 毫升）
椰子油……⅓ 杯（75 毫升）
不同配料（見下方）
……依個人喜好選擇

【作法】

1 在雙層蒸鍋或把玻璃碗中，放入裝有滾水的鍋子，融化椰子奶油和椰子油。

2 把個人喜愛的配料，放入步驟 1 中（若有使用甘味劑，一併在此時加入）。把混合好的材料倒入矽膠製的迷你瑪芬烤模，放入冰箱冷藏或冷凍至少 10 分鐘至定型。最後，把脂肪炸彈球從烤模中取出，放入密封容器再放進冰箱保存。享用前無須解凍，可直接吃。

---

*註 因為最後真正醃入味的醬料分量，其實少
之又少，因此我覺得使用一點糖是沒問題
的（但請使用有機蔗糖或椰糖），但若希
望嚴格執行，可以使用赤藻糖醇。另外，
雪莉醋是我的第一選擇，其次可用米醋取
代；或者，也可換成 1 大匙（15 毫升）
白酒醋和 1 大匙（15 毫升）紅酒醋。

巧克力夏威夷豆

【熱量】149 大卡、脂肪：16 公克、碳水化合物：3 公克、蛋白質：1 公克
【材料】黑可可粉…2 茶匙（4 公克）、夏威夷豆（壓碎）…3 大匙（22 公克）

肉桂捲

【熱量】143 大卡、脂肪 14 公克、碳水化合物 3 公克、蛋白質 1 公克
【材料】肉桂粉…1 又 ½ 茶匙（7.5 毫升）、杏仁醬…2 大匙（30 毫升）、
香草精…½ 茶匙（2 毫升）

辣味薑汁檸檬

【熱量】123 大卡、脂肪 14 公克、碳水化合物 2 公克、蛋白質 1 公克
【材料】卡宴辣椒粉…1 小撮、薑泥…¼ 茶匙（1 毫升）、現磨檸檬皮…2 茶匙（10
毫升）、新鮮檸檬汁 …2 大匙（30 毫升）（註：省略卡宴辣椒和薑泥，即是原味檸
檬脂肪炸彈球。）

奶油胡桃

【熱量】147 大卡、脂肪 16 公克、碳水化合物 2 公克、蛋白質 1 公克
【材料】乾烤胡桃（切末）…¼ 杯（28 公克）、無鹽奶油…1 大匙（15 毫升）

草莓奶油

【熱量】128 大卡、脂肪 14 公克、碳水化合物 2 公克、蛋白質 1 公克
【材料】中型草莓（切小塊）…2 個（3～4 大匙；45～60 毫升）、鮮奶油…1 大匙（15
毫升）

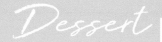

椰子堅果巧克力磚

這道甜點健康到可以當做早餐！一條生產線團隊，可以做出能供全北美洲 PrimalCon 大會上 150 人享用的分量，每次剛從廚房出爐就馬上要換新的一盤！

分量 ／ 24 份（24 塊）
熱量 ／ 236 大卡
脂肪 ／ 22 公克
碳水化合物 ／ 9 公克
蛋白質 ／ 3 公克

【材料】

優質黑巧克力（可可含量至少 80%）
……5 塊（1 磅或 500 公克左右）

椰子油……3 大匙（45 毫升）

夏威夷豆或綜合堅果（壓成小碎塊）
……2 杯（240 公克）

生杏仁醬……3 大匙（45 毫升）

切細的椰子絲（選用，見 P. 226）
……¼ 至 ½ 杯（25 至 50 公克）

椰子奶油（選用）
……2 大匙（30 毫升）

海鹽或喜馬拉雅粉鹽
……適量（最後撒上用）

【作法】

1　用手把巧克力掰成小塊。一半的巧克力放在雙層蒸鍋或隔著一鍋燙水的玻璃碗裡，加熱融化。巧克力融化後放入椰子油，攪拌均勻。

2　把堅果和剩下的黑巧克力碎片放入大型攪拌碗裡，混合均勻；再倒入步驟 1 的巧克力，攪拌均勻。

3　在大型的玻璃盤（38 x 26 公分）上，把一半的步驟 2 均勻鋪好一層，淋上薄薄一層的杏仁醬，小心塗抹均勻，確認沒有厚薄不均（如果杏仁醬太濃稠無法用倒的，可以微波 20 秒）。

4　再把剩下的步驟 2 倒在步驟 3 的杏仁醬上，撒上椰子粉或椰子奶油。最後再輕輕撒上鹽巴。

5　放入冰箱冷凍至少 1 小時，或是更久一點（一定要變得很硬）。從冰箱取出後靜置 5 分鐘，再切成方塊（你需要割紋刀或刮刀，或是非常大把的廚師刀才能切得漂亮；小心，有時會很難切）。

6　把切好的巧克力方磚放入密封容器，再放進冰箱冷藏或冷凍。吃的時候要冰（但不至於冰凍），室溫下很容易巧克力很容易融化，建議盡快享用完畢。

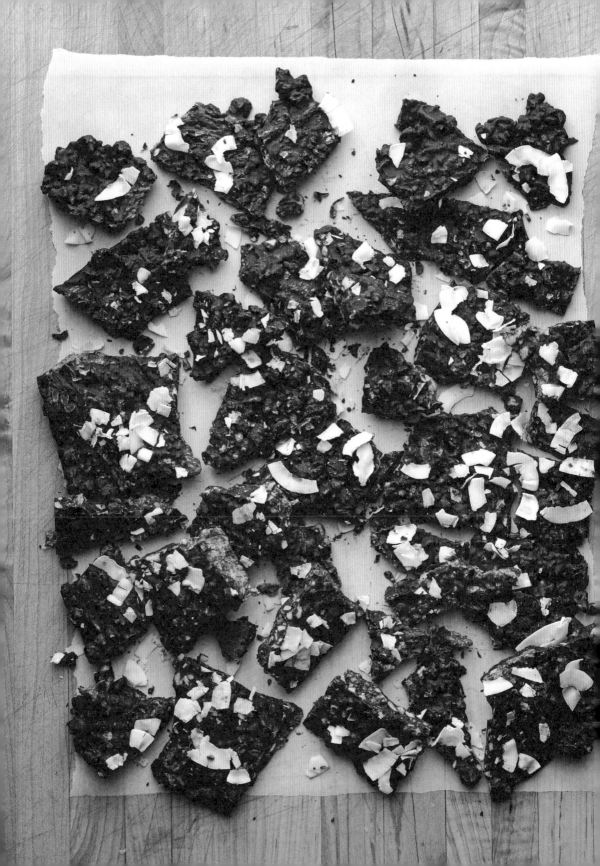

藍莓佐奶油

有時，簡單就很美好。來試試吧！

分量 ／ 24 份（24 塊）
熱量 ／ 236 大卡
脂肪 ／ 22 公克
碳水化合物 ／ 9 公克
蛋白質 ／ 3 公克

分量：1 人份

搭配鮮奶油

熱量 ／ 122 大卡
脂肪 ／ 11 公克
碳水化合物 ／ 6 公克
蛋白質 ／ 0 公克

搭配椰奶

熱量 ／ 131 大卡
脂肪 ／ 12 公克
碳水化合物 ／ 6 公克
蛋白質 ／ 1 公克

【材料】

冷凍有機藍莓……¼ 杯（35 公克）
鮮奶油或全脂椰奶……¼ 杯（60 毫升）

【作法】

把冷凍藍莓放入小碗中，再淋上鮮奶油或椰奶，快速攪拌。靜置 1 分鐘，此時沾上冷凍藍莓的鮮奶油或椰奶也會結凍，吃起來像冰品一樣。

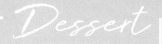

布萊德的堅果棒

這道點心有點類似「椰子堅果巧克力磚」，但主角不是黑巧克力而是堅果。如果想要更脆口，可以加更多堅果。這是一道如果「喬氏超市」的巧克力用完時可以嘗試的點心，我就是這樣想出來的！

分量 ／ 24 份（24 塊）

熱量 ／ 251 大卡

脂肪 ／ 23 公克

碳水化合物 ／ 8 公克

蛋白質 ／ 6 公克

【材料】

夏威夷豆或綜合堅果（壓成小碎塊）
……2 杯（240 公克）

黑巧克力磚（可可含量 85 ～ 90%，
剝成小碎塊）……1 ～ 2 片
（每片 3.5 盎司重；105 公克）

盒裝杏仁醬……16 盎司（454 公克）

切細的椰子絲（選用；見 P. 226 的
註）……¼ ～ ½ 杯（60 ～ 120 毫升）

椰子奶油（選用）
……2 大匙（30 毫升）

【作法】

1 把堅果和黑巧克力放進高速攪拌機或是食物處理機中，打成膏狀。完成後倒入大碗中，再加入杏仁醬，攪拌均勻。

2 把步驟 1 鋪在大型的玻璃盤（38 x 26 公分）裡，撒上椰子粉。若有要用椰子奶油，請在此時加入。

3 放入冰箱冷凍至少 1 小時，或是更久一點（一定要變得很硬）。從冰箱取出後靜置 5 分鐘，再切成方塊（你需要割紋刀或刮刀，或是非常大把的廚師刀才能切得漂亮；小心，有時會很難切）。

4 把切好的巧克力方磚放入密封容器，再放進冰箱冷藏或冷凍。吃的時候要冰（但不至於冰凍），室溫下很容易巧克力很容易融化，建議盡快享用完畢。

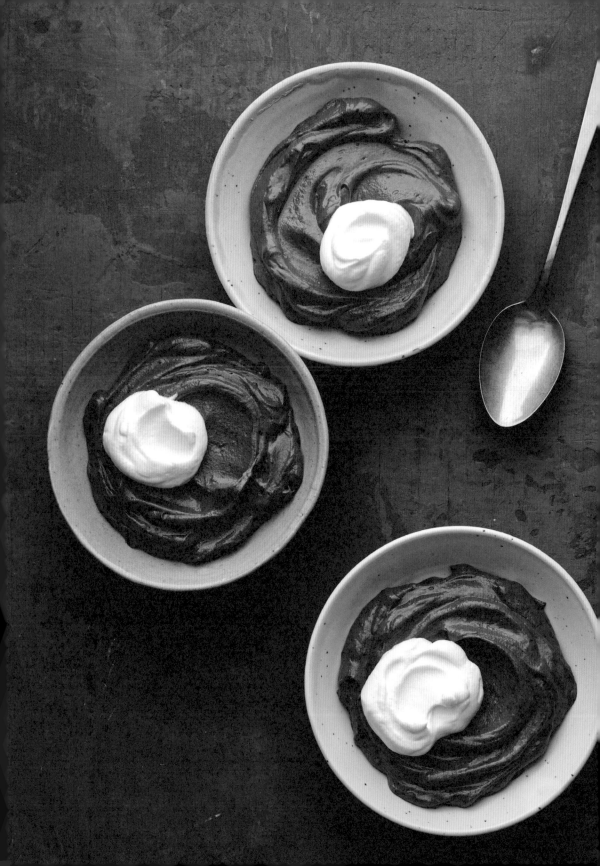

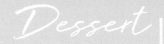

巧克力酪梨慕斯

酪梨慕斯食譜的作法五花八門，但我最推薦這個作法！因為這裡使用了黑巧克力而非可可粉，且只用了一點奶油起司，做出來的慕斯的口感就非常滑順、香濃。最後，只要放上新鮮打發的鮮奶油和黑巧克力碎，更完美。若改用椰奶就是不含乳製品的甜點了。

分量 ／ 4 人份
熱量 ／ 211 大卡
脂肪 ／ 20 公克
碳水化合物 ／ 7 公克
蛋白質 ／ 2 公克

【材料】

黑巧克力（可可含量要 85%以上）
……2 盎司（60 公克）
奶油起司……1 盎司（28 公克）
香草精……1 茶匙（5 毫升）
鮮奶油……¼ 杯（60 毫升）
酪梨……1 顆（125 公克）
符合生酮條件的自選甘味劑（選用；液態的比較適合）……適量

【作法】

1 在雙層蒸鍋或裝有滾水的煎鍋內，放上玻璃碗，把黑巧克力融化。巧克力融化後，再加入奶油起司攪拌均勻，最後拌入香草精，離開熱源。

2 把奶油放到中型碗中打發，打到軟性發泡（手動攪拌機或攪拌棒非常好用）。

3 取另一個碗，把酪梨放到裡面用叉子壓成泥，分量應該有 ¾ 杯。接著放入步驟 1 攪拌均勻（如果有手持攪拌棒或手動攪拌機可以使用）；最後加入步驟 2，混合均勻。

4 試試味道，若想要甜一些，就一次加一點甘味劑，調整至喜愛的甜度。把混合好的材料分裝在 4 個小碟子（這道甜點味道很濃郁，所以分量小一點比較好！）放入冰箱冷藏，享用時直接取出即可。

椰奶鮮奶油

若想暫時遠離乳製品，或是單純就愛椰奶的淡淡甜味，可以試試這道椰奶鮮奶油，作為任何生酮甜點的配料；這道甜點也能取代糖霜。我自己不喜歡太甜，但你可以加符合生酮的甘味劑（液態比粉狀好）。請確保自己買的是全脂椰奶，千萬不要減脂啊！

分量 ／ 8 人份
熱量 ／ 106 大卡
脂肪 ／ 10 公克
碳水化合物 ／ 3 公克
蛋白質 ／ 0 公克

【材料】

全脂椰奶……1 罐
（13.5 盎司；398 毫升）

香草精（選用）……½ ～ 1 茶匙
（2 ～ 5 毫升）

甜菊糖糖漿或其他符合生酮的甘味劑（調味用）……適量

【作法】

1 把罐頭椰奶放入冰箱冷藏一晚，或至少 8 小時。

2 準備要製作鮮奶油時，把玻璃或金屬碗和攪拌器的旋轉頭，放入冷凍庫冰上 10 分鐘（見「小技巧」）。輕輕打開椰奶罐頭，挖出濃稠的奶油，湯汁先留著（可以用來製作果昔或冰咖啡）。

3 把奶油放入冰鎮過的碗，以中速打 30 秒至 1 分鐘（如果有用香草精和甘味劑此時請加入），然後以高速攪打至喜愛的稠度，大約 1 ～ 3 分鐘即完成。

小技巧

可以用手動攪拌器或桌上型攪拌機來打發椰奶。使用高速攪拌機或手動攪拌棒也可以，但成品可能無法非常澎鬆。

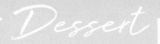

優格冰淇淋磚

這當然不是真正的優格冰淇淋，但口感和甜度十分相近。我喜歡製作成方便享用的一口大小，但你也可以把分量加倍，裝在單盒中冷凍。準備要吃時，先把盒子擺在桌上幾分鐘，再像冰淇淋一樣挖來吃即可。

分量 ／ 8 份（8 塊）
熱量 ／ 84 大卡
脂肪 ／ 8 公克
碳水化合物 ／ 1 公克
蛋白質 ／ 1 公克

【材料】

奶油起司……4 盎司（112 公克）
香草精……1 茶匙（5 毫升）
鮮奶油……⅓ 杯（75 毫升）
甜菊糖粉……1½ 茶匙（7.5 毫升）

【作法】

1 把所有材料放入在食物處理機中，攪打至滑順。再把混合好的材料倒入矽膠製迷你瑪芬烤模，或是矽膠製冰模中。或者可以把烘焙紙鋪在小型長方形麵包烤模，再倒入所有混合材料。

2 放入冰箱冷凍定型。定型後脫模，放在密封容器中，放進冷凍庫保存。享用前，先從冷凍庫取出靜置數分鐘。

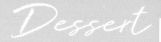

生酮起司蛋糕

有哪個甜點會比起司蛋糕更邪惡？但執行生酮期間還是可以吃！這款蛋糕使用椰糖，外加一點甜菊糖，來提升甜度。其實甜度只增加一點，但也可以用更多甜菊糖或其他符合生酮條件的甘味劑取代椰糖。真正的享受，是夏天時再加上新鮮草莓或蔓越莓，超美味！

分量	／	10 人份
熱量	／	455 大卡
脂肪	／	42 公克
碳水化合物	／	11 公克
蛋白質	／	10 公克

【塔皮的材料】

杏仁粉……1 杯（120 公克）
生胡桃碎……1 杯（112 公克）
奶油……4 大匙（½ 條；60 公克）
甜菊糖粉……¾ 茶匙（4 毫升）

【起司餡的材料】

奶油起司（軟化備用）
……2 又 ½ 杯（560 公克）
原味希臘優格……¾ 杯（175 毫升）
椰糖……¼ 杯（60 毫升）
甜菊糖粉……½ 大匙（7.5 毫升）
香草精……1 茶匙（5 毫升）
大顆雞蛋……3 個
蛋黃……3 顆

【巧克力醬的材料】

黑巧克力（可可含量 80%以上）
……1 盎司（25 公克）
椰子油……½ 茶匙（5 毫升）
打發鮮奶油（選用；見 P. 305 作法）
……適量

【作法】

1 烤箱以華氏 350 度（攝氏 180 度）預熱。

2 把所有塔皮的材料放入食物處理機，均勻攪打直到質地呈沙子般。把混合好的麵糊倒入直徑 9 吋（23 公分）的活動烤模好好壓實。

3 把烤模放在烤盤上，放入烤箱烤 13 ～ 15 分鐘。當邊緣開始焦黃時取出，即便中間看起來還沒熟也沒關係。靜置至完全冷卻。

4 烤箱仍維持華氏 350 度（攝氏 180 度）。把烤架放在最低位置，烤盤裡倒入約 3 公分高的水，把另一個烤架放在中間位置。

5 使用桌上型攪拌機，攪拌奶油起司和優格；再放入椰糖、甜菊糖和香草精，攪打至滑順。嚐嚐味道，適時調整甜度。

6 加入雞蛋和蛋黃，以中速攪打約 30 秒，直到所有材料完全混合均勻。

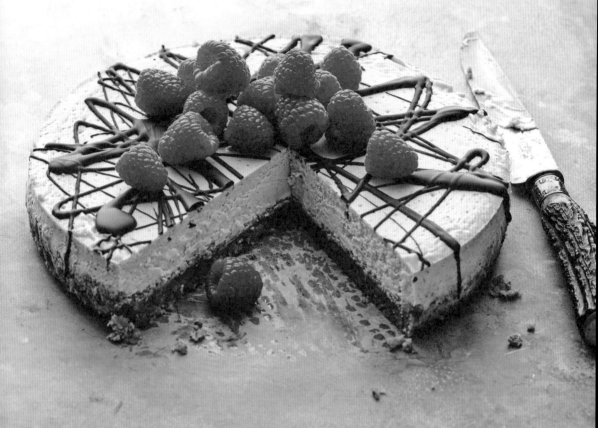

7   把步驟 6 倒入準備好的塔皮（步驟 3）。放入烤箱中間
的烤架上，烘烤 35 ～ 40 分鐘，直到中間定型，但仍
呈軟嫩的狀態。關火，把起司蛋糕留在烤箱裡約 30 分
鐘。

8   把起司蛋糕從烤箱中取出，用刀沿著烤模邊緣畫一圈後，
連烤盤一起放在流理台上靜置冷卻。接著，把烤模放入
冰箱，冷藏至少 4 小時左右。

9   準備享用前，先把巧克力和椰子油放入可微波的小碗或
雙層蒸鍋裡，加熱融化，用湯匙舀融化的巧克力淋在蛋
糕上，靜置幾分鐘讓巧克力變硬，即完成；也可以搭配
大量自製的打發鮮奶油，一同享用。

檸檬奶油優格磚

這道甜點的概念與前一道「優格冰淇淋磚」一樣，只是多加了點檸檬變化。

分量 ／ 8 份（8 塊）
熱量 ／ 84 大卡
脂肪 ／ 8 公克
碳水化合物 ／ 1 公克
蛋白質 ／ 1 公克

【材料】

奶油起司……4 盎司（112 公克）

香草精……1 茶匙（5 毫升）

鮮奶油…… 杯（75 毫升）

甜菊糖粉……1 又 ½ 茶匙（7.5 毫升）

現磨檸檬皮……1 茶匙（5 毫升）

新鮮檸檬汁……2 茶匙（10 毫升）

【作法】

1 把所有材料放入在食物處理機中，攪打至滑順。再把混合好的材料倒入矽膠製迷你瑪芬烤模，或是矽膠製冰模中。或者可以把烘焙紙鋪在小型長方形麵包烤模，再倒入所有混合材料。

2 放入冰箱冷凍定型。定型後脫模，放在密封容器中，放進冷凍庫保存。享用前，先從冷凍庫取出靜置數分鐘。

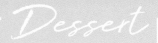

杏仁布丁塔

除了是甜點，也以可是早餐！製作方法簡單，僅使用蛋黃、全脂椰奶和杏仁醬，營養非常豐富。

分量 ／ 8 人份
熱量 ／ 379 大卡
脂肪 ／ 34 公克
碳水化合物 ／ 10 公克
蛋白質 ／ 11 公克

【材料】

全脂椰奶……2 罐
（13.5 盎司；每罐 398 毫升）
大顆雞蛋……8 個
杏仁醬……5 大匙（75 毫升）
香草精……2 大匙（30 毫升）
肉桂粉……1 大匙（15 毫升）
純楓糖糖漿或符合生酮條件的
甘味劑……1 大匙（15 毫升）
打發鮮奶油……適量

【作法】

1　烤箱以華氏 325 度（攝氏 160 度）預熱。

2　把所有材料放入大型深鍋中，攪拌均勻直到滑順；再以中火加熱數分鐘，仔細攪拌，確保杏仁醬融化。

3　把 8 個小烤模放在大型烤盤上，烤盤裡倒入 2/3 高的熱水，再把步驟 1 倒入烤模中。

4　放入烤箱烤 30 分鐘，或直到其定型；不會很硬，會呈現像是布丁的質地。可以趁熱吃，也可以放入冰箱冷藏後再吃；也可以搭配大量自製的打發鮮奶油，一同享用。

打發鮮奶油

【分量】8 人份、熱量 104 大卡 、脂肪 11 公克、碳水化合物 1 公克、蛋白質 0 公克
【材料】鮮奶油…1 品脫（475 毫升）、香草精…1 茶匙（5 毫升）、甜菊糖糖漿…2～3 滴
【作法】用手動攪拌器或手動攪拌棒，把所有材料攪打均勻，直到硬性發泡。如果先把攪拌碗放進冷凍庫數分鐘，會更容易成功打發。建議立刻食用。

生酮馬卡龍

這道快速又容易製作的點心比傳統馬卡龍更硬一些，因為是用杏仁粉來取代麵粉，但風味還是很棒。若你想要給孩子一些甜點驚喜，可以放幾顆在孩子的午餐盒，這些甜食更健康。你也可以在長途健行或騎自行車時帶在身上，作為能量補充的食物。只要不另外加巧克力醬，就能保存在背袋裡。

分量 ／ 10 份（10 顆）
熱量 ／ 59 大卡
脂肪 ／ 5 公克
碳水化合物 ／ 2 公克
蛋白質 ／ 2 公克

【材料】

大顆雞蛋蛋白……3 個
鹽巴……¼ 茶匙（1 毫升）
杏仁醬……4 大匙（60 毫升）
甜菊糖粉……½ 茶匙（2 毫升）
香草精……1 茶匙（5 毫升）
無糖椰子片（若太大可切碎）
……2 杯（50 公克）
黑巧克力（可可含量 80% 以上，選用）
……½ 盎司（25 公克）
椰子油（選用）
……¼ 茶匙（1 毫升）

【作法】

1 烤箱以華氏 350 度（攝氏 180 度）預熱；烘焙紙鋪在烤盤上。

2 把蛋白打到軟性發泡。準備另一個碗，倒入鹽巴、杏仁醬、甜菊糖、香草精和椰子粉，混合均勻。最後，輕輕把蛋白倒入上述混合好的拌料中。

3 舀幾匙步驟 2 放在烤盤上。試著讓每一份大小一致。用餅乾麵糊勺最理想，但圓形量匙也不錯。

4 烤 20 分鐘，或直到邊緣呈金黃色，即可取出；靜置任其完全冷卻。

5 可以直接享用，或把巧克力和椰子油放入可微波的小碗或雙層蒸鍋裡，加熱融化，用湯匙舀融化的巧克力，以劃線方式快速淋在每顆馬卡龍上，待巧克力冷卻後再享用。

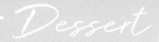

生酮脆皮塔

一般的塔皮絕對不適用，因此請自製吧！方法非常簡單：只要用堅果、奶油和一點甘味劑，就能做出美味的替代品。當然口感若有不同，但是美味不減。另外，想找可以取代一般塔皮所使用的全麥消化餅乾，請參考生酮起司蛋糕（P.348），或生酮萊姆塔（P.354）。

分量 ／ 8 份（每 1 份＝塔皮，以直徑 9 吋〔23 公分〕的塔皮為主）

熱量 ／ 197 大卡

脂肪 ／ 19 公克

碳水化合物 ／ 3 公克

蛋白質 ／ 4 公克

【材料】

核桃或胡桃

……1 又 ½ 杯（180 公克）

加鹽奶油（切小塊）

……3 大匙（45 毫升）

赤藻糖醇……2 大匙（30 毫升）

小技巧

可以用任何尺寸的派皮和塔皮的烤盤來估測食材分量，只要沿用同樣的 ½ 杯堅果兌 1 大匙奶油比例即可。

【作法】

1 烤箱以華氏 325 度（攝氏 190 度）預熱。在直徑 23 公分的派皮或塔皮的烤盤裡鋪上烘焙紙，只要剪出跟盤底一樣的圓形即可。

2 把所有材料放入食物處理機裡中，攪打均勻質地呈現如沙子般的滑順。

3 把步驟 2 倒入烤盤，好好壓實，確保側面的厚度均等。放入烤箱烤 13～15 分鐘，直到邊緣呈金黃色。小心不要烤過頭，因為堅果很容易烤焦。一但聞到烤堅果的味道，就請取出。中間的餅皮可能看起來沒熟也沒關係。

4 待塔皮完全冷卻後，即可放入喜歡的餡料再放入烤箱烤，或是放入不需要烤的餡料也可以。若要再繼續烤，請使用派皮保護罩（crust shield）或用鋁箔紙保護餅皮邊緣，以防烤焦。

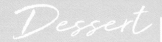

生酮萊姆塔

這道酸甜的甜點,是你對黑巧克力感到厭倦時的最佳選擇!另外,加了祕密食材酪梨,因此亦是一個富含大量健康脂肪的甜點。由於酪梨接觸到空氣就容易變黑,所以這道甜點最好一做完馬上享用。

分量 ／ 16 份(16 塊)
熱量 ／ 128 大卡
脂肪 ／ 12 公克
碳水化合物 ／ 5 公克
蛋白質 ／ 2 公克

【塔皮的材料】

生胡桃碎……¾ 杯(84 公克)

杏仁醬……¾ 杯(90 公克)

加鹽奶油……3 大匙(45 毫升)

赤藻糖醇……2 大匙(30 毫升)

【內餡的材料】

萊姆磨皮……3 顆
（2 又 ½ 大匙；37 毫升）

萊姆汁
……¼ 杯外加 1 大匙(90 毫升)

香草精……1 茶匙(5 毫升)

酪梨肉(用叉子壓成泥)……3 顆
（每顆 12 盎司；350 公克）

椰糖……2 大匙(30 毫升)

甜菊糖漿……4 滴

鮮奶油……¼ 杯(60 毫升)

【作法】

1 烤箱以華氏 350 度(攝氏 180 度)預熱。在 8 吋(20 公分)的正方形烤盤上,鋪上烘焙紙;也可以用長方形的烘焙紙 8x12 吋(20 x 30 公分)。

2 把所有塔皮的材料放入食物處理機中,混合攪打,直到呈現如沙子般的質地即可。把混合物倒入烤盤上,好好壓實,確保各角落都有壓到。放入烤箱烘烤 13 ～ 15 分鐘,直到邊緣呈金黃色時就可取出。

3 除了 1 大匙(15 毫升)的萊姆汁外,把所有內餡的材料放入大型攪拌碗中,攪拌至非常滑順。

4 把步驟 3 倒入步驟 2 冷卻的塔皮上,再用抹刀弄平整,撒上剩下 1 大匙(15 毫升)萊姆汁,轉動烤盤讓萊姆汁均勻。

5 放入冰箱冷藏至少 1 小時,建議數小時以上更好,即可享用。

附錄

關於生酮的基本原理： 從科學層面、補充品、問題測試與 解決方法討論

✕

第十一章最後提到的重要假設，是在成功達到生酮狀態最需要知道的重要事項。本篇附錄的用意是想深入探究任何能幫助各位更加了解生酮的主題，並幫你在這段旅程中做出最好的抉擇。我們會探討到欲採行生酮的運動員、檢視生酮補充品的優點和最佳使用方法，包括各種市面上能找到的相關產品，並詳細解說最大營養素及其相關科學研究，並回顧獨特群體所擁有的標靶性優勢、了解檢測血酮和血糖的特殊設備，以及詳解各種生酮之旅最常碰到的疑難雜症。

運動員們執行生酮時，特別需要留意的地方

達古斯提諾醫師特別指出，菁英級運動員可能需要至少六週的調適期，還可能有最多六個月期間運動表現會低於往常水準。當中的原因，很有可能是部分粒線體對全新的能量來源做出反應，在短期內生成更多活性氧物

質（reactive oxygen species）。反之，運動量不大的人可能不會注意到這一點，因為他的代謝需求不用如此嚴苛。但對運動員來說，這種荷爾蒙壓力源最終會刺激粒線體予以調整，最後在增加體能方面，會因為取自乾淨的脂肪和酮類來源，而比以往更有效率。當你完全調適好轉型時，根據第三章提到生酮帶來的絕佳運動效益，就能準備做出重大的運動突破表現。

另一個運動員與生酮之間有趣的特殊關係，在於調適較好的人身上，經常會出現比較低的血酮值指數。這很有可能是因為身體已經擅長製造並燃燒酮類（其中另一個原因是酵素活動量與不運動的人相比增加了），導致身體不需要生成大量血酮也能順利燃燒。就如先前討論的，完全適應脂肪和酮類，就代表肌肉燃燒了大部分的脂肪，而酮類則是主要供應大腦使用的能源。非尼與沃雷克的研究指出，適應期初期因為肌肉和大腦都會應用酮類，所以會出現較高的血酮值，而適應期進階階段中，肌肉會偏好應用脂肪酸、而大腦則燃燒大部分的酮類，因此血酮值較低。

這個現象正是凱特・莎納漢醫師所說的「酮類流變（ketone flux）」：身體會快速生成、燃燒酮類，而非積累在血液中。凱特表示：「如果你本身是具有高效代謝的健康者，那身體就會非常擅長生成你需要的東西；不論是我們所說的荷爾蒙或代謝媒介。這也是之所以健康的運動員為什麼需留意低血酮值，來思考真實生活中如何提高代謝效率。你是否能跳過一兩餐沒吃，還能數小時繼續維持體力良好、集中注意力呢？你能否在斷食期間持續有好的運動表現：不論是短時間、高強度的訓練，還是長時間的耐力訓練？如果上述所說的都能成功，不論數值為何，都代表身體已經適應脂肪和酮類。此外，簡單來說，每個人之所以有明顯不同的血酮值指數，很有可能就是基因使然。」

這些觀察有更多特質出現，許多運動員即便沒有繼續斷食、遵守生酮

的最大營養指南、努力訓練，他們還是有高血糖值。與我合作的作者布萊德和我為了本書的「R&D 」，在高密度量測血糖上也有相同的經歷。這很有可能是因為運動員體內會生成葡萄糖來收縮代謝肌肉，而不是在訓練後或針對斷食或生酮飲食有所反應的影響。相比之下，運動量不大，且尚未完全調適代謝的人反而能量儲藏不足，更有可能想要大口吃甜食，或因為低血糖而昏倒。

最後，有一定比例且較無身體脂肪疑慮或疾病風險因子的健康運動者，可能在採行生酮飲食時不會有很漂亮的最大營養量數據。這有可能是因為方法錯誤，我們會在「解決問題」的部分再討論。

生酮補充品

越來越多人對燃酮效益感興趣，因此出現了一大堆科學研究和實驗發現。今天，我們終於可以攝取粉狀或液態的體外酮類來源；事實上，這與身體很努力要生成的成分一樣。攝取生酮補充品會讓你在吃下的三十分鐘內進入酮症狀態。在你因短時間內服用生酮補充品（一般的補充品所含分量是 50 至 150 的 β- 羥基丁酸「beta-hydroxybutyrate」熱量），得以燃燒由此得來的適量熱量時，若搭配斷食、生酮飲食或至少低醣飲食，則補充品有機會幫助體內的酮類製造。另外，攝取中鏈三酸甘油脂（MCT）時，就算這些並非酮類，也可能加速肝臟裡脂肪氧化的速度，增加體內酮類製造。椰子油本身含有大量 MCT，而市面上也有許多油類或粉類的 MCT 補充品。

達古斯提諾醫師是研究生酮補充品的先驅，他指出「生酮補充品能提

供類似藥物的抗氧化、抗炎成分，以及獨立於代謝影響『燃燒乾淨的熱量來源』外，能向分子發送信號的效果。各大藥廠公司也對酮類的抗炎特性和可能為數種疾病病學加以利用而非常興奮。」生酮向分子發送信號的影響可以防禦疾病發作，或是抵禦癌症腫瘤的成長，減緩發炎，或者還比許多處方用抗炎藥更有效。生酮補充品也能提供運動表現上的益處，也能幫你在適應脂肪和生酮的任務上度過難關。

生酮補充品裡的活性成分是 β-羥基丁酸。這是人體體內製造生酮時會出現的其中一種型態；另一個是乙醯乙酸（acetoacetate），補充品裡會有 β-羥基丁酸是因為這種成分比較穩定。大部分市面上的產品實際上都是所謂「生酮鹽（ketone salts）」或 β-羥基丁酸的合成物質；這是由鈉、鉀和 β-羥基丁酸組成，有的產品則純粹就是生酮鹽，其他可能還包含其他支持物質，例如電解質（electrolytes）和胺基酸。

當你在思考生酮補充品是如何在飲食限制之下達到事半功倍並完成酮症狀態時，可以把補充品想像成是一種老舊手法，讓我們省去計算熱量的困擾，或者甚至是一個能在你大嗑醣類後快速校正的靈丹。牛津大學甚至有份研究就指出，攝取體外酮類能調節吃完一餐後的糖原反應，達到真正「解宿醉」的效果。達古斯提諾醫師也曾在二〇一七年初在自己的實驗室裡做所謂的「杯子蛋糕研究」，以驗證此點。

儘管生酮補充品顯然真的能提供驚人的填補效益，但最好還是把補充品當作能有效影響為了達到生酮所做的飲食努力，或是為了達到目標表現或疾病防護作用的工具。此外，據說長期營養生酮會刺激粒線體生源論，而非僅暫時提供補充品益處而已。

我認為運動員服用生酮補充品是非常有趣的事，這可能會出現其他運動營養補充品所沒有的成果。當我在做最困難的體能訓練（兩小時終極飛

盤比賽需要耐力和重複性衝刺）前服用生酮補充品，我發現自己的短跑和跳躍更有爆發力，且肌肉也比較不緊繃，還能在比賽後期依舊維持良好專注力。這很有可能是因為肌肉的代謝影響，以及我的中樞統治系統也能獲得更多氧氣。比賽之後的數小時，我發現自己並沒有那麼累也沒有發炎，隔天的肌肉痠痛也有所舒緩。這些優點是真實而非想像的，因為我有非常多賽前賽後服用生酮補充品的經驗可以相比。這些優勢是積累出來的，因為體內有了能輸送更多氧氣的能量來源，比起醣類更不容易造成發炎和肌肉分解。另外，適當服用生酮補充品，有以下四大好處：

（1）消除午後的疲累感

這是營養生酮早期可能最難以克服的感受，肌肉和大腦會渴望以往的葡萄糖能量，相互競爭搶奪珍貴的酮類。此時身體會感到腦霧或體力低下，而生酮補充品可能讓你感覺體力大增，擊退對碳水化合物的渴望。

（2）提升運動表現

在高強度訓練的三十分鐘前服用一顆生酮補充品，可以給你乾淨的能量燃燒來源，降低訓練時對大腦和身體造成的壓力和衝擊。我認為耐力運動員若長時間訓練期間攝取穩定的酮類補充，再搭配脂肪能源和高科技超級澱粉性醣類補充品，就可能有更驚人的運動表現。

（3）抵禦疾病

生酮補充品顯然有非常好的優點，就如癌症治療的附帶療程，也能擊退抗藥性疾病發作；這正是羅素・懷爾德醫生於一九二四年在梅約診所最早使用的生酮飲食治療法。

（4） 幫助早晨斷食成功

早晨準備一杯添有 MCT 油或生酮補充品的熱飲，可以幫助你更容易不吃早餐，提供更沉靜的心境準備迎接忙碌、需有工作效能的早晨。

另外，你可以從含有 β-羥基丁酸的產品，或是攝取中鏈三酸甘油脂產品（液態或粉狀）直接取得酮類，以上這些有助於刺激肝臟酮類生成；若你遵守營養生酮指南的話，效果會更好。β-羥基丁酸的配方能直接校正或提供有益媒介，像是胺基酸（保護肌肉不會因為糖質新生分解）、礦物質（鈣、鎂、鉀和鈉）、纖維（讓你不會在攝取 β-羥基丁酸時有消化道不是）、咖啡因（有些人認為這能幫助搬運游離脂肪酸，這當然也能刺激運動表現），或者 MCT 油。常見品牌包括 Kegenix、KetoCaNa、KetoForce、Keto//OS、Nutricost 和 Perfect Keto Base。

MCT 油脂補充品也是能加入咖啡的常見產品，提供類似鮮奶油般的口感，是可以在你覺得很難遵守營養指南時，維持驅動力的絕佳催化劑。MCT 油對於酮類生成有非常大的效果，一九七一年小兒神經元學家彼特·哈騰洛赫爾醫師（Dr. Peter Huttenlocher）設計了一種飲食法，60％的熱量皆來自 MCT 油。而這種方法讓他的患者不容易受限於醣類攝取，亦能獲得酮症的療效。

有不少人抱怨液態 MCT 油會引發嚴重的腸道不適（需要趕緊衝進廁所的那種），因此粉狀或膠囊的產品是偏好的補充品型態。不過，粉狀產品之所以不會對消化道產生壓力，很可能是因為許多粉狀產品捨棄了能減少消化不適的成分，雖然這些成分對不少純粹主義者來說是不好的。舉例來說，Quest Nutrition 的 MCY 油（達古斯提諾醫師說他用的是這個牌子，布萊德和我也是）便含有益生菌，有助消化，但在產品標示上它也有可溶性玉米纖維、酪蛋白鈉（sodium caseinate）、葵花卵磷脂（sunflower lecithin）和二氧化矽（silicon dioxide）。就我個人而言，在成為 MCT 油的短跑訓練受害者後，我建議在直接選擇油類產品之前，嘗試 Quest 或其他粉狀產品來試試使用 MCT，並且從小劑量開始以建立耐受度，再慢慢增加。

眾多 MCT 產品的脂肪酸各有不同的碳鏈長度，MCT 油補充品含有一組不同碳鏈長度的脂肪酸，混合了 C8（辛脂肪酸）、C10（癸脂肪酸）和 C12（月桂酸）。C12 在生物學上比較類似長鏈脂肪酸而非中鏈脂肪酸，而且也不如 C8 和 C10 那樣能提供很大的生成酮類效果（不過 C12 有其他健康益處）。

有些知名的 MCT 油類補充品牌，包括：Brain Octane Oil、CapTri、Keto8、KetoMCT Oil、MiCkey T Eight、XCT Oil；至於能提供百分之百 MCT 油粉狀產品的品牌，則有 AMRAP、NutraBio 和 Perfect Keto。其他能提供 MCT 油粉狀複合品的品牌，是：KetoSports、Phat Fibre、True Nutrition、Quest Nutrition 和 Pruvit。

三大營養素的相關科學解說

肝臟的酮類生成

肝臟的酮類生成需要特殊條件：膳食醣類攝取稀少、胰島素稀少時，則肝糖的儲存就少。在這些情況下，酮類就會從脂肪酸製造，也會從所謂生酮胺基酸轉化而來。有趣的是，葡萄糖一直都會與酮類結伴生成，它們也會同時被釋放到血液中。葡萄糖會從所謂「糖質新生胺基酸」轉化而來，也會從脂肪酸代謝得來，這期間糖原分子就會從三酸甘油脂分裂，轉化成葡萄糖。

肝臟將脂肪轉化酮類的速率，取決於血液中有多少葡萄糖，而肝臟荷爾蒙「FGF21」負責把肝臟中氧化的脂肪酸轉成酮類。葡萄糖數量很大時，酮類生成會被抑制；身體會認為不需要自找麻煩製造酮類，因為已經有大量能快速燃燒的葡萄糖。雖然每個人早上起床時體內或多或少會製造些許酮類；這是因為前一晚沒有大吃，只要攝取吸收一份高醣點心或餐點，就會中斷脆弱的酮類組裝線，使葡萄糖取得主導權。

在處於完全飢餓，或完全適應脂肪酮類時，肌肉會燃燒多數的脂肪酸，好讓體內生成的所有酮類全都能坐上快線火車，迅速抵達需求量很大的大腦。與脂肪酸不同的是，酮類是水溶性，所以它們能輕鬆穿越血液和大腦間的界限，成為能乾淨燃燒的能量來源，讓大腦加以利用。在執行生酮幾天後，大腦便學會要從酮類取得 25％的能量，而且還能非常快速的發揮至估算的最大能量；如果是完全適應酮類，可能是 66 至 80％不等。既然大腦會燃燒每日熱量的 25％，以我個人估算每天需 2700 大卡熱量來計算的話，在完全適應酮類的大腦中，我的最低葡萄糖需求量僅僅不過每天 42 公克（每天大腦需要 675 大卡熱量 x 25％葡萄糖＝ 42 克 =169 大卡葡萄糖熱量）。要知道，燃糖者的大腦需要百分之百的葡萄糖，用我的範例計算，就是 169 公克！

生酮飲食的三大營養素比例

多明尼克・達古斯提諾醫師指出，一般現代生酮飲食是 65 至 75％的脂肪、15 至 25％的蛋白質，以及 5 至 10％的醣；事實上，所有專家們都舉出了類似的三大營養素比例。菲尼和沃樂克建議蛋白質攝取約是每天每磅肌肉攝取 0.6 至 1 公克；維拉先諾則引述有研究表示每天每磅肌肉攝取 0.82 克才能達到最大運動效益，但這不是非得如此。他也提倡如果是運動員或

年紀大的人，最好攝取至少 0.8 公克。就算你自行計算出約是每磅肌肉 1 公克也無妨，以每日總熱量來說這還是適當分量。

特殊族群該如何調整生酮飲食

以下是幾個獨特的個人觀點或運動表現、生活目標，以及如何自行調整生酮飲食：

（1） 患有特殊疾病者

如果你已經確診患有癌症、認知性症狀，例如：阿茲海默症、失智症、ADHD 或自閉症等，事實上，**生酮飲食已經證實能對這些症狀和其他健康問題提供如藥物般的深遠效益**。要省略任何可能被視為是醫學建議的訊息，不該是本書能做決定的範疇。但生酮飲食確實是現今醫學和藥學界非常熱門的議題，它也可能幫你進一步探究當前許多確診疾病的最佳應對方法。你也可以和自己的醫生或專業人員討論，能否將生酮飲食整合在自己的治療和管理方法中。

（2） 耐力運動員

生酮可以讓耐力運動表現有所突破，這確實令人驚奇。想像自己已經「防累」，就算是終極距離訓練也沒關係；把需要隨身準備的熱量降到最低或完全消除，這樣就能避免實際上讓所有人都很痛苦的微小或重大消化問題；利用中樞神經系統讓所有訓練都變得更簡單，讓自己在長期、努力的運動訓練下不會容易發炎或精疲力盡，因為你的高辛烷能源能產生的發炎情況較少，自由基也不多。任何嚴謹的耐力運動員都能嘗試生酮，不只

是為了潛在能提升競爭力的優勢，也為了抑制體內因高熱量燃燒、依賴醣類招致的的氧化壓力。

（3）肌力運動員

　　早期當生酮問世時，當時只說這是對耐力運動員最好的，但其實肌力運動員在做高糖解運動時需要補充葡萄糖，有人甚至更進一步表示，如果從燃燒大量葡萄糖轉變成燃燒酮類，就會喪失最佳的爆發力；以上這些，如今都已證實是錯誤的說法。事實上，最需要爆發力、高強度的訓練課都能搭配生酮補充，取得佳績。多明尼克・達古斯提諾醫師更親自驗證此懷疑論，他在七天斷食之後，硬舉 500 磅（約 226 公斤）十次！請上網站搜索路易・維拉先諾（Luis Villasenor）的照片，你就能看到生酮並沒有損害他的絕佳體態維持。

（4）減重者

　　進入生酮可以一次就解決任何在減脂上遇到的挫敗感。解決這個沮喪謎題的祕訣，其實根本不是熱量進、熱量出（雖然從熱力學觀點來說這是正確的）。事實上要長期減肥和維持理想身體組成，就是要完全避開依賴碳水化合物模式，成為適應脂肪酮類的體質。這能校正食慾、代謝和儲藏脂肪的荷爾蒙，這樣一來就能在吃完所有食物點心後感到完全飽足感，因為他們皆是含有豐富營養的全食，而非快速補充體力的垃圾食物；身體將不會再想要大吃大喝或嗜吃糖分，也不需要為了計算熱量、瘋狂運動或分量控制而苦，還能讓身體成為任何時候都能燃燒儲藏脂肪、酮類和糖原的專家。你的代謝適性狀態能讓你快速採行間歇斷食、營養生酮和酮類補充品，找出並解決任何體脂超標的問題，再把船導回正軌，在永遠不用擔心

飲食或體脂的情況下下享受人生。

　　如果你還是不敢置信的搖著頭，爭辯著自己曾經有來自父母的「肥胖基因」，還想怎麼可能剷除已經存在十或二十年的 5 公斤或 10 公斤的肉，首先你要知道，任何多餘的體脂肪，都是依賴碳水化合物飲食、長期生成過量胰島素引起的作用，加上任何家族基因影響脂肪儲藏。要決定自己是否有易胖體質，你可以做基因檢測，找出自己有多少對的 AMY1 基因（能分解澱粉的一種唾液酵素；有越多唾液酵素，你就不可能會積累脂肪）；或者只需要看看鏡子就好。無論如何，只要變成生酮體質，你的儲藏脂肪基因傾向其實並不相關，因為你將隨時隨地都在燃燒脂肪和酮類。

　　如果你已經減去一些體重，打造好迎接挑戰的代謝機器，那你就能使用像是間歇斷食、營養生酮和體外酮類補充品來快速完成目標（而且根本不需在減重時感到痛苦）；你可以每天放鬆，享受美食，穩定食欲、體力、心情和專注力，以此度過餘生。

(5) 青少年、還在成長的族群

　　如果你尚處在相對較短的成長期，剛從孩童開始要長到最高身高，限制營養醣類攝取來達到生酮狀態，可能不是必要或建議之舉。青少年比起成年人更容易有胰島素敏感，因此他們能處理更多的醣類攝取，而不會有我們常常說的反效果。如果你落入其他「成長期」類別，生酮也不是好的建議，例如懷孕和正在哺乳的母親，以及健美運動員或是為了特殊目標想達到、維持更多肌肉量的運動員，請嘗試循環式生酮（CKD）、而不要做完全生酮飲食。當你想要達到細胞或肌肉增長時，胰島素就是你的朋友，因為它能用醣類、蛋白質和需要的脂肪來餵養細胞。

　　成長期族群可以適用醣類，但這當然是指含有大量營養的醣類。絕對

不包含攝取精製穀物和糖分。想想那些不斷增加，被歸類為過重或肥胖的青少年人數比例吧！這顯然表明了他們攝取了過量醣類，刺激了不健康的成長因子 IGF-1（像胰島素的成長因子第一型）和 mTOR（雷帕黴素）。成長因子任何時間過度活躍就會損害健康，長時間下來會增加癌症和其他代謝疾病風險。同樣的，胰島素阻抗或肥胖的母親也可能會把胰島素阻抗遺傳給孩子，讓他們終身都有更高的肥胖和疾病風險。

營養生酮飲食已經明確能幫你保留、建立肌肉量，甚至還能符合孩子的營養需求（就如祖先們也都這樣做）。不過，這些你還在關注成長（和不要過胖）的人生短期變化，不是嘗試進入完全生酮的最好時機。

檢測血酮值

就如我們在第一章的專欄曾提到，以可攜帶的血液或呼吸測量計來檢測血糖和血酮，將有助於評估有多少遍因影響到你的讀取數據。我在進行一系列斷食、密集運動訓練或服用酮類補充品後，會特別想知道自己的數值有何變化。一旦你搭配營養生酮養成習慣，你的血酮值就能容易預測得到，大部分的人都會落在每公升 0.5 至 1.5 毫摩爾，這數據是普通營養生酮的狀態。有獨特基因或非常致力於生酮的人，血酮值可能落在每公升 1.5 至 3.0 摩爾的範圍內。如果你服用了一次建議量的酮類補充品，並在十五至三十分鐘後檢測，你可能會獲得雙倍的數值（容易升到 0.5 以上），即便你在服用補充品前完全沒接觸酮類也是。此外，若你完全適應脂肪但還沒適應酮類，你很有可能會得到超過每公升 0.2 毫摩爾的數值。

當你攝取一次適量至大量的醣類餐點，你的血酮值會很快降到 0.5 以

下。我發現只要一次延長空腹，就足以讓我的血酮值返回 1.0 以上，其他人可能需要更久的時間才能真的回到 0.5 以上。就如前面曾說，運動員可能反而會有很低的數值。布萊德就表示，即便他已經很認真做到營養性酮症，還延長斷食時間，他通常得到的數值也是低於 0.5 ──這可能是因為前面凱特・莎納漢醫師說的「酮類流變」，這也是為什麼主觀檢測或許會比所有血酮值數據庫都來得更重要的原因。你是否能在淡定的狀況下跳過一餐不吃呢？你能否在空腹的狀態下，做出有品質的運動訓練，到下一次進食前還能不暈倒的再撐一下？如果你可以，那表示你已處在適應脂肪、酮類的階段了，如此而已。

理論上來說，**理想的適應脂肪酮類應該是適中的空腹血糖值搭配高血酮值**，這代表你限制了膳食醣類攝取，降低了葡萄糖代謝的需要。儘管這是邏輯思考，但早上的第一件事可能不是取得低血糖值和高血酮值的最好時機。早上的血酮值可以很低，因為脂肪氧化率在早上也很低（畢竟你有數小時都沒有燃燒熱量）。早上的葡萄糖值可以高（就算是隔夜空腹）因為你會希望出現例常的交感神經系統／皮質醇反應，讓你能充滿活力、警覺的甦醒。早上的荷爾蒙運作有部分是皮質醇增加刺激糖質新生，因此使葡萄糖值大增。你也可能在一早會有點缺水，這也會提高血糖值，因為血液濃度較高。

測試血酮值時，最重要的是要在每天相似的情況下檢測。達古斯提諾醫師建議在下午測試，不論是空腹期間或在吃完生酮餐點的數小時之後都可以。一般來說，多數人都會在下午出現最高值，若你早上做了高強度或時間頗久的訓練，接著維持不動數小時，就會更明顯。在這種狀況下，你的身體會回應運動刺激，調節酮類生成，好讓你準備繼續再久的訓練。不過，運動結束了，然後你完全沒活動使燃酮減少，最後就產生高血酮值了。

葡萄糖的話，則會讓事情變得更複雜、更難懂。葡萄糖指數會因應醣類點心餐點而大幅變動，運動也會使血糖值出現大變化。如果你是燃糖者，做了一次歷劫的運動，此時根本不需要量計就能知道葡萄糖肯定暴跌。另一方面，布萊德和我都曾經有過出現血糖值超高（超過一百，傳統血糖測試就會認為這是糖尿病前期）的經驗，儘管我們已經延長空腹或者配合生酮飲食，這可能是因為進階調適脂肪和酮類導致生理上胰島素阻抗。此時肌肉太擅長燃燒脂肪，所以它們抵抗胰島素想要傳送葡萄糖，使更多葡萄糖流入血液中。

如果是出現彼得・阿提亞醫師提議的適量空腹血糖（低於一百），且餐後出現更小標準誤差，最好是經常量測血糖值，來決定你是否真的狀態不錯，只是偶爾出現奇怪的數值，或者說你可能真的有葡萄糖調節的困擾。還好血糖試紙並不貴，不像某些貴的可怕的酮類試紙。另外，凱特・莎納漢醫師對於這些量計（或者是你檢測時的條件）的推測也很重要，她認為這些數據也很有可能完全不精確。達古斯提諾醫師推測，Precision Xtra 的機種可能會比實際上實驗室測量的血糖值多出五％。如果你很介意自己的血糖健康，請嘗試羅伯・渥夫建議的敏感測試，一次攝取 50 公克醣類，然後兩小時後檢測血糖值，看看自己是否低於 150mg／dL。

你可能也聽過稱為 Ketostix 的尿液試紙，通常也是用來檢測酮值的方法。Ketostix 試紙接觸到尿液時，一段時間後它就會變色，與尿中丙酮（酮體的一種）相關的色譜可以用來估算身體燃酮的情況。這種方法與測量血酮相比當然比較不精確，例如 Ketostix 試紙可能會顯示低數值，因為測試者已經調適成適應生酮的體質，酮類會被燃燒而非分泌至尿液中；這樣一來 Ketostix 試紙就是假陰性了。Ketostix 試紙的數值也會因為喝了大量水份變得不精確。最終，Ketostix 只能用來量測酮體之一、乙醯乙酸，其他的酮

體 β - 羥基丁酸實際上是主要的酮體成分，一旦適應酮類後，就會在血液中被燃燒補充成能量。

各種疑難雜症解答

多明尼克‧達古斯提諾醫師引述了一份數據，20 至 30％的健康狂熱者，其實不會對生酮飲食有正向回應。以人類在過去二百五十萬年來，大都是燃脂生酮狀態來看，這個數據其實高得不太好。這很有可能是因為那些無法正向呼應的人多半都做錯了。達古斯提諾醫師猜想，很多的健康狂熱者、特別是女性，可能面臨了過度運動和其他高壓生活行為造成的負面影響，加上在他們想要低醣或生酮時又對脂肪恐懼。「恐懼脂肪」很有可能是我們很多人的潛意識殘留，這是因為數十年文化宣導上告訴我們吃脂肪就會變胖的結果。

把醣類、蛋白質和脂肪減量，導致最後的總熱量和總體營養不足，就是不好的作法。人類的基因本來就對過度運動反感，經常性的疲累和疲乏，在遠古時期可是被視為生死交關。因此，食欲和繁殖荷爾蒙都會在我們不只飲食過量，還會在我們要將這些熱量當作脂肪儲藏而非燃燒時發怒。這時，如果又加入睡眠不足、高壓生活模式下沒有充足休息，你就採行了高壓作法，身體整體運作系統就會面臨失能的風險：甲狀腺暴漲、腎上腺疲乏，或出現一般西方醫學診斷不出的其他健康問題。

其他沒那麼極端的痛苦，可能是因為各種原因，或是方法用錯；以下這些都是最敏銳的醫學該有所反省的：

* 過去有嚴重的代謝受損史，加上太急著想進入限醣的階段。

- 因為沒有追蹤紀錄食物攝取或沒有精準估算或靠憑空想像，導致沒能真正的遵照最大營養含量指南。
- 即便符合了三大營養素比例且符合生酮，但還是選擇了營養價值較低的食物。人類可不能只靠生酮咖啡和豬油渣過生活啊！
- 無法有效代謝特定脂肪酸，需要加強不同的脂肪來源（例如：少一點培根和起司，多一點酪梨和椰子）。
- 因為生酮飲食反而出現不好的腸道菌叢影響，需要增加各種的高纖植物攝取。
- 礦物質和電解質失衡。細胞發炎和緩和補充水分是好事，但特別是轉型至生酮期間，這會變成大量攝取水、鈉、鉀和鎂。

有一小部分的健康狂熱者，可能對於 65 至 75％脂肪、5 至 25％的蛋白質，以及 5 至 10％的醣類三大營養素含量範例，完全適應不良，他們可能想要自行調整這種比例，但又想要同時加強健康的動物性產品和食物來源。就現階段來看，請對這些以演化論危機主的飲食和燃酮作法有信心一點，小心閱讀本章節的內容，找出是否有任何矯正辦法，來強化自己目前做的努力。以下是常見問題的解決方法：

（1）熱量不足

對脂肪恐懼造成總熱量攝取不足，使遵守飲食法更加困難，還會增加營養不良的風險，這些都可能讓人大啖醣類。這裡的**快速解決方法，就是吃更多天然有營養的脂肪**。如果你早餐打算做雞蛋和培根，那就把分量加倍，在蒸煮的蔬菜上加更多的奶油或在沙拉裡加更多酪梨油，或是吃點心時多準備一把夏威夷豆。總之，請確保自己每一餐都有達到總飲食法飽足感，同時遵守了醣類和蛋白質攝取指南。請尊重嚴苛的醣類和蛋白質指南，

但可以盡情攝取各種含有豐富營養、高纖的蔬菜，以及優質的蛋白質，最好是盡可能接近原食樣貌最好（例如選擇雞蛋而非大豆漢堡排）。一旦養成適應脂肪和酮類的體質，就會發現自己需要的脂肪熱量變少，也能感覺良好，展現出很好的表現和恢復力。此時，你也可以利用酮類當作祕密武器，變得比以往更瘦、更強壯、更健康。

（2） 便祕或腸道不適

大部分的人在採行低醣或生酮飲食時，會有很明顯的消化道問題，例如放屁和脹氣，有的人則會有便祕或是其他腸道不適的問題。**這裡要做的就是補充水分、電解質和礦物質**（我們很快會討論這個部分），**並且請大量攝取各種高纖蔬菜**。當你捨棄穀物時，纖維攝取量會大幅減少。有些人建議可以服用纖維補充品來抗衡限醣，這會影響便祕，但也有些人建議增加鈉，可能更有效。

（3） 脂肪酸的顧慮

因為你正轉型至高脂飲食，更重要的就是要加強健康天然脂肪，才能完全消除不健康精製植物油，確保自己從各種天然脂肪取得平衡。這意味著你得加強含有飽和、單一不飽和以及／或者 omega-3 脂肪的食物。**執行生酮時可能的失誤之一，就是毫無差別的提升脂肪攝取量，以至於精製的大量多元不飽和脂肪酸滲透**；這可能是從烹飪其他食物的時候出現的，或攝取以植物油烘烤的堅果，經常外出用餐，或是把肉類煮老了，特別是取自傳統飼育動物的肉品。此外，據說有些特定人士的遺傳基因會導致代謝飽和脂肪不足，這種情況下他們可能要刪減培根和起司，增加更多酪梨、椰子和橄欖產品。

如果你在提升脂肪攝取量時，覺得消化不適或出現自體免疫性反應，還是你認為自己身體不適應飽和脂肪，那可以嘗試檢測一些重要的皮質指數，來追蹤自己是否在轉型生酮飲食時會有反向變化。莎納漢醫師就指出了一種三酸甘油酯：HDL 比例，可能是可追蹤的重要心臟病風險指標。理想狀態下，你應該能取得 1：1 的比例，讓比例最後低於 3：5：1，就能調整罹患心臟病風險，三酸甘油脂總指數低於 150 mg ／ dL 也可以。大多數採行生酮的人，三酸甘油脂指數實際上會因為胰島素減量，使過度運作的皮質處理系統緩和，因此下降。現在的你，身體會燃燒以脂肪酸型態出現的脂肪，而非將脂肪以三酸甘油脂的型態儲藏起來。更甚的是，HDL 指數很有可能因為攝取更多飽和脂肪而增加。

你的總 LDL 數值可能也會在採行生酮飲食時增加，因為你增加了脂肪攝取量。這大多不用你操心，因為近幾年科學已經驗證，總 LDL 指數並非心臟病風險的精確預測指標。有趣的是，UCLA 的後設研究（針對特定主題在許多相關小型研究做觀察的集合性研究）表示，75％因心臟病發作的住院患者，其 LDL 指數都低於 130 mg/dl（即「安全」範圍），其中有一半的人 LDL 低於 100，也就是「理想」狀態。

測試 LDL 分子大小、比總 LDL 指數更與心臟病風險有關。迷你、密集的 LDL 分子其實是麻煩的媒介，他們夠小、密度夠高，因此容易囤積在冠狀血管壁上，進而氧化，造成動脈硬化（atherosclerosis）；而大顆、鬆散的 LDL 分子一般都是無害分子，因此在增加脂肪攝取時也無妨。即便你在血液檢測時，沒辦法做專門且可能很昂貴的分子大小分解測試，還是可以在三酸甘油脂偏低時知道自己風險很低，因為這就代表了你體內沒有太多小顆、濃密的 LDL，不論你有多少 LDL 分子，大多是大顆且鬆散的。請注意，這是對於心臟病過程變化和數據的概述，不該視為專業醫學建議。如

果你的三酸甘油脂指數在你採行生酮時大增，請諮詢醫師，或許還要詢問其他健康醫學專業人員。

（4）女性的顧慮

　　原始／石器飲食圈已經有很多關於女性比起男性，可能更難嚴格控管醣類的說法。畢竟，女性的基因本來就是設定為了終極的演化目標、也就是「繁殖」而定，快速減去多餘身體脂肪與這種論述相悖。如果你是女性，可能無法像其他同時採行生酮的男性夥伴更快看到進步。除此之外，如果你過去曾因為溜溜球減肥、荷爾蒙失調（特別是甲狀腺或者腎上腺失能）、因為飲食而情緒不穩而有代謝受損歷史，或者單純難以減去多餘身體脂肪，或很難克制嗜糖，那你可能要採取更緩慢的限醣方法，慢慢進入生酮狀態。

　　有些健康專家甚至表示，敏感的女性若採取激進的限醣方法，可能會危害腎上腺、甲狀腺和其他荷爾蒙功能。根據《原始飲食甲狀腺解疑》（*The Paleo Thyroid Solution*）的作者艾兒・洛斯（Elle Russ）表示：「採取生酮飲食會抑制食欲，使甲狀腺荷爾蒙代謝痛苦，產生所謂的飢餓感。維持健全攝取充滿營養的蔬菜，達到蛋白質攝取最低量，享受充分的天然、營養脂肪，就能支持性慾荷爾蒙和甲狀腺荷爾蒙的均衡。」洛斯也主張，如果在採行生酮的同時，正處於甲狀腺荷爾蒙替代治療時，你應該經常檢測，確保自己的甲狀腺指數適中。經觀察，已經有些甲狀腺患者採行生酮飲食後，代謝效率更好，改善了甲狀腺機能，因此也減少了對藥物的依賴！洛斯總結道，「生酮的效益可能會連帶減少甲狀腺藥物劑量，以防成為甲狀腺亢進或使 T3 組織逆向運作。」

　　雖然生酮飲食可能會干擾敏感的甲狀腺或腎上腺，特別是如果你已經有看醫生處理相關問題，我還是覺得，認為女性很難採取低醣和生酮的說

法言過其實了。那些有困難的人,有大部分可能是用錯了方法,觸犯到許多這一章提到的警告。洛斯的著作有詳細說明長期習慣性運動模式和溜溜球減肥,會如何對甲狀腺功能有破壞性的影響,而這些也是傳統醫學通常沒能認可的部分。

如果你遵照了正確的方法並嚴謹以對,最後花了三個月而非三週才完全捨棄穀物、糖類和精製的高多元不飽和脂肪植物油,那就這樣吧!我們說的是(相對之下)快速調整基因並重整數十年的代謝受損和失常、減去過多脂肪和維持體態,為餘生降低疾病風險,因此一定要有耐心才能穩定向前,獲得成功堅持下去。每一步驟之後請尊重建議的標語,這樣才不會在還沒準備好時就匆忙做下一個挑戰。

(5) 腸道健康

第六章曾提過,從高醣飲食轉型到食物選擇有所侷限的飲食法,可能會對腸道健康有不好的影響,因為很多高醣食物也富含能支持腸道健康的纖維。此外,在少數的例子中,依賴醣類的腸道細胞挨餓時就可能會死亡,而這些死亡細胞的殘餘會釋出刺激腸道發炎反應的化學物質,會引發短時間噁心感,甚至是拉稀。這些情形在持續實施生酮時就會矯正回來,在實施生酮期間,支持腸道健康最棒的方法就是大量攝取各種高纖、低醣的地上蔬菜,像是綠葉蔬菜、十字花科蔬菜、洋蔥科甚至是香草和香料。

你也可以服用補充品來補足益生菌纖維,也就是抗性澱粉。這些都是無法消化的物質,會通過小腸腸道,成為健康菌叢殘留在大腸中。最棒的益生菌來源就是生馬鈴薯澱粉(可以在優質超市的烘焙區或網路上買到;可別與馬鈴薯麵粉搞混了,這種麵粉含有大量的醣)、生香蕉,還有煮熟後冷卻的白米和白馬鈴薯。有趣的是,生香蕉尚未熟成的部分是抗性澱粉,

但熟香蕉就是完全可消化的醣類。生香蕉含有五公克的醣（在生酮飲食裡根本無關緊要），但熟香蕉含有 27 公克；吃一根熟香蕉，就足以把你踢出酮症狀態了。

當攝取熱的白米或馬鈴薯時，其實正吃下大量的高糖醣類──中型烤馬鈴薯含有 37 公克、一杯煮熟熱白米是 45 公克。同上，如果你加入生馬鈴薯澱粉或生香蕉，然後加熱，它們就會轉化成可以消化的醣類。當你攝取冷卻的白米或馬鈴薯（當然是煮熟的），它們的分子結構就會變得無法消化，某種程度上成為「抗性」澱粉。就如生香蕉，你只會取得少量醣類和大多數的抗性澱粉。雖然生馬鈴薯澱粉、生香蕉、煮熟冷卻的白米飯和馬鈴薯可以提供大量的抗性澱粉，不過有許多符合生酮的食物本來就含有少量的抗性澱粉，包括：杏仁、大骨湯、黑巧克力和開心果。

努力嘗試每天攝取 20 至 30 公克的抗性澱粉，但你要慢慢引入這些食物，才能保護腸道以免因突然增加而引發不適。例如先加 1 茶匙生馬鈴薯澱粉到果昔或全脂希臘優格中，接著慢慢加到一大匙（每一大匙含有 8 公克抗性澱粉），並不時試著加入冷飯、冷的馬鈴薯，以及生香蕉。可以用杏仁醬搭配生香蕉，或是把生香蕉做成果昔來吃，這些益生菌纖維就會透過飲食或益生菌補充品來滋養腸道。好的益生菌飲食來源包括發酵性食物（克菲爾優格、韓國泡菜、康普茶、醃菜、德國泡菜、優格）、發酵的大豆製品（味噌、天貝）、新鮮莓果、綠茶，以及可可含量高的黑巧克力；高效益生菌補充品也是能在生酮飲食期間維持腸道愉快的建議產品。

(6) 飢餓

一言以蔽之，這是許多人無法捍衛生酮、進而失敗的原因。我們已經長篇大論地討論了可以避免挨餓引起大嗑醣類的理想策略和進步方法。除

此之外，路易‧維拉先諾也明確表示：「飢餓無非是因為你厭煩，或是因為你缺少像是鎂、鈉和鐵這類營養成分的徵兆。」

(7) 水分／電解質／礦物質

當你拋棄精製醣和植物油時，身體免疫系統本來為了要對抗這些危害健康細胞功能的物質而緊繃發炎，如今可以緩和下來。因此，你會發現全身不再明顯水腫；通常在 21 天代謝重置計畫的第一週會很快就減掉 5 公斤。雖然能減少充滿廢物的細胞外液（通常因為腸漏導致——無法消化的外來分子藉由因為麩質破壞變得可滲透的小腸腸壁進入血液中）是好事，但全新、不太發炎、更瘦的身體可能沒有如往常一般，有充分的水、電解質和礦物質含量。

努力增加攝取水分，添加含有大量鈉、鉀和鎂的食物，或者想要快速從高醣狀態進入生酮，或者如果你是很常流汗的運動員，那補充品就特別重要。雖然這裡提供個人見解可能不太負責任，但下面是幾點有幫助的說明：達古斯提諾醫師建議採行生酮飲食時，每天在飲食中增加 4 至 8 公克（1茶匙）的鈉。你可以使用海鹽或喜馬拉雅粉鹽，因為它們比一般經過碘化處理的精鹽有比較多的營養成分。喜馬拉雅粉鹽含有豐富的八十四種礦物質，包括鈣、鎂、鉀、銅和鐵。 請嘗試服用來自可靠品牌或其他健康專業醫師提供的鎂補充物，大部分的膠囊或粉狀補充品可以提供 150 至 400 毫克的鎂，專業人員認為大部分的人的鎂都不足。你可以配合符合生酮的高鉀食物來增加鉀攝取量，比如酪梨（含有 1000 毫克的鉀含量——這是每日建議攝取量的五分之一，也比香蕉多一倍）、野生捕獲的鮭魚，以及各種蔬菜，像是球芽甘藍、甜菜、羽衣甘藍、蘑菇和菠菜。

所有生酮飲食狂熱者一定要更加注意補充水分，特別是那些非常努力

運動訓練的人。雖然口渴對於大部分階段是很有效的，但你也會想要在運動前後再補充水分。因為鈉在水分吸收上扮演重大角色，**最好是在每一杯要喝的水中加一點鹽，花時間慢慢啜飲完畢**。如果你毫無差別的只為了補水而大口喝純水，可能只會把大部分排泄掉而已。千萬不要強迫自己在不適後還喝更多水，你可能已經聽過水分補充太多、導致無鈉的低血鈉症（hyponatremia）。最後，如果你持續執行生酮，但無法使鈉、鉀和鎂攝取量優化，你可能也會和醣類上癮者一樣出現脹氣、疲累和發炎的症狀。

（8） 生活模式

請記得：壓力就等於糖（醣）。長期過度刺激的「打或逃」反應，經由疲累的運動或生活習慣之下，會超越適應脂肪的需求，把你逼回依賴碳水化合物的飲食模式，睡眠不足亦是如此。

（9） 代謝損害

溜溜球減肥法其實會嚴重破壞身體代謝，因為它會讓身體把脂肪儲藏預設成「打或逃」反應，讓你在依賴醣類的狀態下持續挨餓；就算多年以後，身體不再熱衷於減去過多脂肪、即便你嚴守限醣和運動，代謝受損仍不可逆。如果想要重新修復多年或甚至數十年的代謝受損，請採取更緩慢的方法，來調整飲食。42 天代謝重置可能不像 21 天那樣迷人，但你其實是在建造健康未來的基礎，遠離曾經破壞健康的摧毀性基因和荷爾蒙模式。

（10） 用餐時間

薩欽‧潘達博士是加州拉霍亞（La Jolla）沙克生物研究中心（Salk Institute for Biological Studies）的教授，他主張人體在熱量攝取和代謝上也

有生理時鐘，就如我們在睡覺和甦醒時一樣。潘達的實驗室研究指出，用餐時間可以優化肝臟功能、腸道菌叢，以及其他消化過程，促進有效的脂肪代謝、胰島素敏感性、粒線體功能、免疫功能和腸道菌叢多元化，還能降低成長因子如 IGF-1 來降低癌症風險。潘達的研究表示，**最好是每天在八至十二小時的時段內完成熱量攝取**，這能發展出好的身體組成成果，就如實驗鼠在限制時間時段內進食的成果。

有趣的是，潘達表明任何異質物（有時對身體是異物，必須要代謝掉）會啟動消化道的生理時鐘，就算這物質不含熱量亦然。因此早上喝黑咖啡（咖啡因必須由肝臟酵素和小腸代謝，也是讓消化道開始運作的方法！）、晚上喝香草茶，甚至吞服維生素，都該在這十二小時期間完成。

這個時段並非一定要與睡眠、起床循環相符，就如我們曾討論過延遲早餐有其益處。不過，晚上吃宵夜是否合理真的值得重新思考，就算是健康的食物也是。讓消化腸道維持八至十二小時的運作，別讓它超時工作。養成適應脂肪、酮類的體質後，就能輕鬆完成這點，但可能還需要搭配正念思考，在晚上合理的時段內結束飲食，特別是在你有吃早餐的那幾天。

（11）重新補充能量／失控增胖

重新補充能量是低醣生酮團體當中很受歡迎的方法，這可以讓身體在生酮飲食期間、長期壓抑胰島素時仍然維持胰島素敏感度；重新補充能量方法也被認為可以降低生理壓力，因為恪守最大營養含量，所以能有「作弊日」。我個人不喜歡這種說法，這影射了正常飲食模式期間你是不開心的。我寧願你採取生酮飲食是因為確實感恩地球上有這些能讓你滿足、充滿營養的食物，而非渴望能在作弊日時大嗑穀物和甜點，如此一來，你只是習慣性以非常營養的食物來取代沒有營養的現代食品而已。

重新補充能量的比例分配，如果你需要長時間維持低胰島素，那細胞可能會反抗胰島素發出的信號，因為他們通常不用應付大量的胰島素，就如肌肉因為沒有活動而萎縮一樣。最後，重新補充能量是為了均衡長時間限醣，因此有目的性的選擇幾天或週末攝取高醣飲食而設計，這可能會引發重大的胰島素反應，叫醒受體端，在過程中強化胰島素敏感性。重新補充能量也允許某些飲食上的誘惑，通常這在努力遵守生酮飲食時是不允許的。就如前面所說，重新補充能量很有可能對某些人來說會引起麻煩，慢慢重新引介「比生酮醣類更多」的醣類攝取，才是最好的方式。

也就是說，要長期執行生酮飲食，確實有簡單且不會危害健康的方法（記住，這可是我們史前祖先的飲食模式）。的確，永久生酮飲食對許多人來說，特別是有代謝受損的人，是最健康的飲食方法。

除此之外，路易·維拉先諾（採行生酮已有十六年且依舊越來越強健）認為，採行長期生酮可能發展出胰島素阻抗的抱怨，可能是因為搞不清楚病理上的胰島素阻抗與生理上胰島素阻抗。前者是傳統的病症定義，因長期過度增生胰島素，使細胞接受端失去敏感性，為第二型糖尿病前期；而生理上的胰島素阻抗會出現在完全適應脂肪酮類的人身上，肌肉裡累積的脂肪酸成為主要的能量來源，造成接收端不再接收葡萄糖。這會使葡萄糖偶爾大量流入血液中，出現病理上的胰島素阻抗情形，但不會有任何疾病或不好的健康影響。從先前關於運動員有低血酮值和偶爾出現高血糖值討論來看，生理上的胰島素阻抗就是很好的解釋了。

謝詞

　　我們兩位作者都非常感謝史特林羅德文學版權代理公司（Sterling Lord Literistic）的塞萊斯特・芬恩（Celeste Fine），以及哈莫尼出版社（Harmony Books）的黛安娜・巴羅尼（Diana Baroni），她們是全世界最棒的出版經紀和總編。感謝柴斯文學經紀的法利・柴斯（Farley Chase）為我們引介！史特林羅德文學版權代理公司和哈莫尼出版社的明星團隊，做出了許多努力讓這本書成型。另外，感謝凱特・莎納漢醫師、彼得・阿提亞醫師、多明尼克・達古斯提諾醫師、路易・維拉先諾和菲爾・馬費東博士大方有耐心的協助作者群，為全書提供明白、精確且有科學驗證的資訊。琳賽・蕭・泰勒（Lindsay Shaw Taylor）為料理食譜做了非常棒的前置作業，如果你確實找到了改變人生的餐點，你可以到 Instagram（@ theusefuldish）感謝她！謝謝安德魯和凱莉・波賽爾（Andrew and Carrie Purcell），感謝你們超棒的美食攝影技術。感謝大喬（Big George）和史蒂芬・E・科布林博士（Dr. Steven "E" Kobrine）為我們準備寫作點心台。

　　最重要的感謝詞要送給你們，眾位讀者，感謝你們為了健康展開心胸。從遠離穀物為主的高醣飲食到探索生酮飲食的效益，是非常大的人生轉變，你可能還要與許多重大的文化壓力抗衡，來遠離傳統的飲食智慧。祝你們好運，請為了自己的健康負起責任，每天繼續做出強大的抉擇！

馬克・西森
布萊德・柯恩
2017 年 7 月於加州馬里布

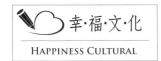
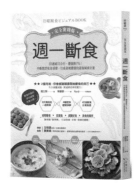

週一斷食完全實踐版

10 週減 15 公斤、體脂降 7%！
中斷肥胖飲食循環，打造易瘦體質的最強減重計畫
關口賢／著 蔡麗蓉／譯 定價 350 元

2 個月後，你會感謝願意開始斷食的自己；
不只是減重計畫，而是善待自己的決心！
【完全實踐版】的超值內容，解答週一斷食的各種疑難雜症！

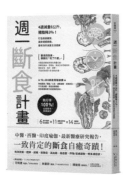

週一斷食計畫

4 週減重 6 公斤、體脂降 3%！
打造易瘦體質、讓身體重開機，最有效的減重生活提案
關口賢／著 蔡麗蓉／譯 定價 320 元

70,000 病患同聲推薦、日本亞馬遜 4 星好評！
「斷食」是讓消化系統「重開機」，
想要健康效果 100%，關鍵在斷食後「怎麼吃」！

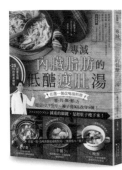

專減內臟脂肪的低醣瘦肚湯

任選一餐改喝湯料理，單月無壓力
2.5 公斤、褲子從 XL 改穿 S 號！
工藤孝文、若宮壽子／著 蔡麗蓉／譯 定價 350 元

★第一本針對減「內臟脂肪」的專門食譜書★
減重不復胖的關鍵，是先瘦肚子裡的內臟脂肪！
減重名醫的瘦身秘訣大公開：任選一餐改喝低醣瘦肚湯，
平均 1 個月減 2.5 公斤，不挨餓、瘦超快、不復胖！

國家圖書館出版品預行編目資料

21 天增肌燃脂計畫！啟動生酮與改造體態攻略 / 馬克‧西森、布萊德‧柯恩著；游卉庭翻譯 . -- 初版 . -- 新北市：幸福文化出版：遠足文化發行，2020.09

面；　公分

ISBN 978-986-5536-14-5（平裝）

1. 健康飲食　2. 減重

411.3　　　　　　　　　　　　　　　109012472

好健康 036

21 天增肌燃脂計畫！啟動生酮與改造體態攻略

打造 9% 體脂！從低醣開始，搭配間歇斷食，立刻重啟超狂燃脂代謝

The Keto Reset Diet: Reboot Your Metabolism in 21 Days and Burn Fat Forever

作　　者：馬克‧西森、布萊德‧柯恩
譯　　者：游卉庭
責任編輯：賴秉薇
封面設計：比比司設計工作室
內文設計：王氏研創藝術有限公司
內文排版：王氏研創藝術有限公司
印　　務：黃禮賢、李孟儒

出版總監：黃文慧
副　總　編：梁淑玲、林麗文
主　　編：蕭歆儀、黃佳燕、賴秉薇
行銷總監：祝子慧
行銷企劃：林彥伶、朱妍靜

社　　長：郭重興
發行人兼出版總監：曾大福
出　　版：幸福文化／遠足文化事業股份有限公司
地　　址：231 新北市新店區民權路 108-1 號 8 樓
網　　址：https://www.facebook.com/
　　　　　 happinessbookrep/
電　　話：(02) 2218-1417
傳　　真：(02) 2218-8057

發　　行：遠足文化事業股份有限公司
地　　址：231 新北市新店區民權路 108-2 號 9 樓
電　　話：(02) 2218-1417
傳　　真：(02) 2218-1142
電　　郵：service@bookrep.com.tw
郵撥帳號：19504465
客服電話：0800-221-029
網　　址：www.bookrep.com.tw

法律顧問：華洋法律事務所 蘇文生律師
印　　刷：凱林彩印股份有限公司
電　　話：(02) 2974-5797

初版一刷：西元 2020 年 9 月
定　　價：550 元

讀者回函卡

感謝您購買本公司出版的書籍，您的建議就是幸福文化前進的原動力。請撥冗填寫此卡，我們將不定期提供您最新的出版訊息與優惠活動。您的支持與鼓勵，將使我們更加努力製作出更好的作品。

讀者資料

●姓名：＿＿＿＿＿＿＿　● 性別：□男　□女　●出生年月日：民國＿＿年＿＿月＿＿日

●E-mail：＿＿＿＿＿＿＿＿＿＿＿＿＿＿＿＿＿＿＿＿＿＿＿＿＿＿＿＿＿＿＿＿＿

●地址：□□□□□ ＿＿＿＿＿＿＿＿＿＿＿＿＿＿＿＿＿＿＿＿＿＿＿＿＿＿＿＿

●電話：＿＿＿＿＿＿＿＿＿　手機：＿＿＿＿＿＿＿＿＿　傳真：＿＿＿＿＿＿＿＿＿

●職業：　□學生　　　　　□生產、製造　　　□金融、商業　　□傳播、廣告
　　　　　□軍人、公務　　□教育、文化　　　□旅遊、運輸　　□醫療、保健
　　　　　□仲介、服務　　□自由、家管　　　□其他

購書資料

1. 您如何購買本書？□一般書店（　　　縣市　　　書店）
　　　　　　　　　□網路書店（　　　書店）　　□量販店　□郵購　　□其他
2. 您從何處知道本書？□一般書店　□網路書店（　　　書店）　□量販店　□報紙
　　　　　　　　　□廣播　　　□電視　　　□朋友推薦　　□其他
3. 您購買本書的原因？□喜歡作者　□對內容感興趣　□工作需要　□其他
4. 您對本書的評價：（請填代號 1.非常滿意 2.滿意 3.尚可 4.待改進）
　　　　　　　　　□定價　□內容　□版面編排　□印刷　□整體評價
5. 您的閱讀習慣：□生活風格　□休閒旅遊　□健康醫療　□美容造型　□兩性
　　　　　　　　□文史哲　　□藝術　　　□百科　　　□圖鑑　　　□其他
6. 您是否願意加入幸福文化 Facebook：□是　□否
7. 您最喜歡作者在本書中的哪一個單元：＿＿＿＿＿＿＿＿＿＿＿＿＿＿＿＿＿
8. 您對本書或本公司的建議：＿＿＿＿＿＿＿＿＿＿＿＿＿＿＿＿＿＿＿＿＿＿

＿＿＿＿＿＿＿＿＿＿＿＿＿＿＿＿＿＿＿＿＿＿＿＿＿＿＿＿＿＿＿＿＿＿＿＿＿

＿＿＿＿＿＿＿＿＿＿＿＿＿＿＿＿＿＿＿＿＿＿＿＿＿＿＿＿＿＿＿＿＿＿＿＿＿

＿＿＿＿＿＿＿＿＿＿＿＿＿＿＿＿＿＿＿＿＿＿＿＿＿＿＿＿＿＿＿＿＿＿＿＿＿

＿＿＿＿＿＿＿＿＿＿＿＿＿＿＿＿＿＿＿＿＿＿＿＿＿＿＿＿＿＿＿＿＿＿＿＿＿

＿＿＿＿＿＿＿＿＿＿＿＿＿＿＿＿＿＿＿＿＿＿＿＿＿＿＿＿＿＿＿＿＿＿＿＿＿

＿＿＿＿＿＿＿＿＿＿＿＿＿＿＿＿＿＿＿＿＿＿＿＿＿＿＿＿＿＿＿＿＿＿＿＿＿

請沿虛線剪下，黏貼好後，直接投入郵筒寄回

21天增肌燃脂計畫！

啟動生酮與改造體態攻略

The Keto Reset Diet：打造9%體脂！

Reboot Your Metabolism in 21 Days and Burn Fat Forever　從低醣開始，搭配間歇斷食，立刻重啟超狂燃脂代謝

 幸福文化　書名 21天增肌燃脂計畫！啟動生酮與改造體態攻略　書號 好健康036